SÉMÉÏOLOGIE

GÉNÉRALE.

TOME SECOND.

DE L'IMPRIMERIE DE LEBÉGUE, RUE DES RATS, Nº 14.

SÉMÉÏOLOGIE

GÉNÉRALE,

OU

TRAITÉ DES SIGNES

ET

DE LEUR VALEUR DANS LES MALADIES;

PAR F. J. DOUBLE.

TOME SECOND,

CONTENANT LES SIGNES FOURNIS PAR LA CONSIDÉRATION DES FONCTIONS ET DES FACULTÉS.

Agamus bonum patrem familiæ : faciamus ampliora quæ accepimus : major ista hæreditas à me ad posteros transeat.

SENECA, Ep. LXIV.

PARIS,

CROULLEBOIS, Libraire de la Société de Médecine et de la Direction-générale des Mines, rue des Mathurins, N° 17.

1817.

AVERTISSEMENT.

Le premier volume de cet Ouvrage embrasse les signes fournis par la considération de l'habitude extérieure du corps; le second renferme les signes déduits des fonctions et des facultés; le troisième comprend les signes tirés de l'examen des sécrétions; et, comme je l'ai déjà dit (1), chacun de ces trois volumes forme en quelque sorte un traité distinct.

Le tome premier a été mis en vente en 1811; le second paraît en 1817. On aurait tort d'appréhender la même lenteur pour le troisième : celui-ci sera sûrement livré au Public dans le cours de l'année qui commence.

Chercherai-je à me justifier du long délai que j'ai mis entre la publication du premier volume et l'impression des volumes suivans? Raconterai-je mes

______

(1) Tom. I, pag. 63 de la Préface.

malheurs privés? Rappellerai-je ces terribles momens..... mon âme accablée de douleur.... toute mon existence bouleversée!!! Dirai-je que j'ai été distrait, malgré moi, de mes travaux par les calamités sans exemple qui viennent d'agiter la patrie et d'ébranler l'Europe entière? Parlerai-je des occupations de ma pratique? Citerai-je plusieurs points de mon ouvrage qui restaient à éclaircir au lit des malades, des observations nouvelles à recueillir, quelques faits à confirmer relativement à la respiration, au pouls, aux facultés de l'entendement, etc.? Mais à quoi bon tous ces efforts? Qui me demande ces justifications? Et surtout qui voudra les tenir pour légitimes? Ceux qui y croiront m'ont excusé d'avance; les autres n'en feront aucun compte. Si d'ailleurs mon livre est bon, il obtiendra aisément l'oubli de mes torts, et s'il est jugé médiocre ou mauvais, je ne me serai que trop pressé de le faire paraître.

SÉMÉÏOLOGIE GÉNÉRALE,

OU

TRAITÉ DES SIGNES

ET

DE LEUR VALEUR DANS LES MALADIES.

~~~~~~

SIGNES DÉDUITS

DES FONCTIONS ET DES FACULTÉS.

CONSIDÉRATIONS GÉNÉRALES.

Tous les êtres vivans et animés jouissent de l'activité. Chaque être a son activité propre, celle qui convient à son existence individuelle et à l'existence de tout dans l'immense univers. La sphère de cette activité a été déterminée par le rang que chacun de ces êtres devait tenir dans l'ordre de la nature. Ainsi envisagée abstracti-
~~~~~~

vement, chaque espèce a sa perfection définie ; mais considérées ensuite les unes par rapport aux autres, chacune d'elles a une perfection relative dont on peut en quelque sorte assigner la série ou la gradation.

Cette activité des êtres se lie nécessairement à certaines dispositions de la matière, à une organisation arrêtée. Cette organisation est elle-même appelée à des mouvemens fixes, à une action et à une réaction mutuelles des parties, à des fonctions. Enfin, ces fonctions s'exécutent sous la dépendance de causes ou de principes dont la nature nous est inconnue, il est vrai, mais dont on observe tous les jours plus attentivement les effets ; et ces trois choses, *l'organisation*, *les fonctions* et le principe qui les régit, sont les conditions essentielles de la vie.

La nature a sagement départi à chaque fonction les organes qui lui sont propres et à chaque être les fonctions qui lui conviennent. Le nombre, l'activité des fonctions et des facultés donnent la mesure de la perfection et les propriétés caractéristiques des êtres organisés jouissant de la vie : en sorte que l'histoire de la vie, telle que la fournit l'observation directe des faits, n'est autre chose que le tableau des fonctions et des facultés qui la constituent : c'est donc dans la réunion et dans le détail de ces fonctions et

de ces facultés qu'il faut l'étudier pour la connaître.

En étudiant ainsi la vie dans les fonctions et
les facultés qui lui appartiennent, nous trouvons
deux états divers : tantôt l'exercice libre, régulier ou normal des fonctions et des facultés ;
tantôt des dérangemens, des altérations dans ces
mêmes fonctions ou facultés. Le premier état
est la santé ; le second est la maladie.

Mais si les fonctions constituent la vie, si la
santé n'est que l'expression de l'état normal de
ces mêmes fonctions, et la maladie l'expression
d'un ou de plusieurs de leurs dérangemens, il
est aisé de sentir de quelle importance devient
pour le séméïologiste l'étude de ces mêmes fonctions, ou plutôt l'observation des modifications
qu'elles présentent.

En effet, l'état des fonctions indique l'état des
forces vitales, ou même en donne la mesure assez
exacte ; et c'est surtout sous ce rapport que les
signes tirés des fonctions deviennent importans
pour le praticien. Dans toute maladie, quelles
qu'en soient l'espèce et l'intensité, la nature conserve une mesure donnée de forces vitales, une
quantité déterminée de mouvemens et d'actions
pour fournir à l'entretien de la vie. C'est surtout
la mesure de ces forces vitales encore en action,
de ces mouvemens que la nature conserve, qu'il

importe de connaître, et dont on retrouve l'expression dans l'étude des fonctions ; c'est là la *donnée* qui nous mène à *l'inconnue*. Plus les fonctions se rapprochent de l'état normal, plus la nature conserve de forces et de ressources ; et plus les ressources de la nature sont grandes, plus les chances de la maladie se montrent favorables. C'est dans ce sens que Galien dit (1) : *Si facultas vigori morbi est sustinendo, necesse est servari hominem, atque ipsâ nequeunte mori.*

Les signes déduits des fonctions présentent au séméiologiste bien plus de difficultés, et souvent moins de certitude, que les signes dont j'ai traité jusqu'à présent, c'est-à-dire que les signes fournis par l'habitude extérieure du corps. Ceux-ci ont pour élémens des altérations qui tombent toutes sous les sens de la vue ou du toucher, et qu'il est par conséquent assez facile de saisir et d'apprécier ; tandis que les signes dérivés des fonctions ont pour bases des changemens bien moins évidens, et qui ne peuvent être saisis que par le raisonnement, d'après le rapport toujours plus ou moins vague et plus ou moins inexact du malade. C'est ainsi que les diverses altérations des traits de la face, par exemple, se pré-

____

(1) Lib. de præsag. ex pulsibus IV. 10. p. 470. t. 4. Gruner, p. 41.

sentent à nud aux yeux du médecin, tandis qu'on est obligé de juger, d'après les relations du malade, des altérations de la vue, de l'ouïe, de l'odorat et du goût.

Pour éviter, autant que possible, le vague et l'incertitude des significations déduites des signes pris des fonctions, je me suis surtout attaché à étudier cette partie difficile de la séméïotique dans les bonnes et fidèles histoires d'épidémies que nous possédons. Ces tableaux, où la nature se répète en quelque sorte à volonté, mettent à même de multiplier les observations, de les vérifier, de les comparer les unes aux autres, et de leur donner ainsi tout le degré de certitude qu'elles comportent. Ce sont comme autant d'expériences que la nature tient à notre disposition et dans lesquelles elle reproduit sous nos yeux les mêmes faits plus ou moins simples, plus ou moins composés.

Toutes les lésions, tous les dérangemens des fonctions ne fournissent pas de mauvais signes dans les maladies : c'est ainsi, par exemple, qu'un assoupissement profond est quelquefois le prélude d'une crise favorable. Cela est surtout vrai pour les maladies des enfans et des vieillards. L'assoupissement n'est alors que le résultat du travail intérieur à l'aide duquel la nature prépare ses mouvemens salutaires.

Les lésions des fonctions, quoique les mêmes, n'ont pas toutes et toujours une valeur égale. Les lésions des fonctions qui appartiennent à la maladie existante, et qui en dérivent, sont d'un pronostic bien moins grave que celles qui lui sont étrangères ; et plus ces lésions s'éloignent de la maladie, plus les signes qu'elles fournissent deviennent fâcheux. Ainsi, par exemple, les altérations de la respiration sont d'une conséquence bien moindre pour les maladies de la poitrine que pour les autres maladies ; elles sont comme naturelles aux maladies de poitrine, tandis que dans les autres maladies elles ne peuvent être que le résultat d'une lésion profonde des forces vitales.

Mais si les lésions des fonctions qui sont sous la puissance de la maladie actuelle ont peu de valeur comme mauvais signes, l'intégrité de ces mêmes fonctions dans les mêmes maladies est au contraire très-concluante comme signes favorables. Ainsi, pour ne pas changer d'exemple, la liberté de la respiration est un fort bon signe dans les maladies de poitrine. Les engourdissemens, les tremblemens, les mouvemens convulsifs des extrémités, des lèvres et des paupières, sont un signe assez peu grave dans les paralysies et en général dans les maladies nerveuses ; tandis que c'est un signe très-fâcheux dans les fièvres.

Il est cependant vrai de dire que plus les fonctions se rapprochent de l'état naturel, et plus on doit compter sur une heureuse issue de la maladie. Cela a lieu ainsi pour toutes les fonctions, mais plus spécialement encore pour les fonctions qui appartiennent davantage ou qui sont liées de plus près au siége de la maladie ou au système d'organes lésés.

Les lésions des fonctions sont si importantes, elles ont une influence telle, qu'elles changent entièrement la nature et les qualités de leurs propres produits, je veux parler des sécrétions. En effet, ne sont-ce pas des produits bien variés et bien différens que les sueurs, les urines, les selles, les crachats, etc., étudiés dans telle ou telle autre circonstance?

Les lésions des fonctions, considérées les unes par rapport aux autres, offrent de grandes différences pour l'importance des signes qui en dérivent : ainsi, par exemple, les changemens du pouls ou les lésions de la circulation, les altérations de la chaleur de la peau, que mille circonstances accidentelles peuvent faire varier, offrent des signes moins importans en général que les lésions de la respiration, par exemple, ou que les mouvemens désordonnés des facultés intellectuelles.

Les signes qui dérivent des lésions diverses des

fonctions n'ont que très-rarement une valeur absolue ; leur valeur est bien plus souvent relative, c'est - à - dire qu'elle se retire bien plus ordinairement des circonstances concomitantes. C'est ainsi qu'en arithmétique chaque chiffre n'a qu'une seule valeur par lui-même, et qu'il prend ensuite des valeurs différentes suivant la place qu'il occupe. C'est ainsi encore que les mots dans les langues ont une valeur absolue et plusieurs valeurs relatives ; une valeur qu'ils tiennent d'une convention primitive ; et plusieurs valeurs qu'ils reçoivent de leurs combinaisons avec d'autres mots qui les précèdent ou qui les suivent. En poussant plus loin cette comparaison, on peut dire qu'il en est des signes déduits des fonctions comme des chiffres et des mots (ajoutons aussi des hommes); ils n'ont de valeur qu'autant qu'ils sont à leur place.

On voit par là comment un seul et même signe peut dans quelques circonstances prendre autant de valeurs diverses , qu'il reçoit de modifications différentes par l'influence de tout ce qui l'accompagne ou le précède : donnons-en un exemple.

Le vomissement, dans le principe d'une maladie même grave, est souvent avantageux ; rarement est-il alors très-fâcheux, car il ne peut guère laisser craindre qu'une irritation plus ou moins grande; plus tard on peut soupçonner l'inflammation ou la gangrène de l'organe. Une longue habitude des vomissemens est l'indice d'une lésion organique de l'estomac, et qui tôt ou tard entraîne la mort; le vomissement continuel est au contraire peu grave et susceptible de guérison s'il tient à la dépression du cartilage xiphoïde, etc.

Les signes déduits de l'examen des fonctions vitales, quoique beaucoup plus ardus, deviennent pour le praticien une source d'instruction bien plus féconde que les signes fournis par l'examen de l'état extérieur du malade, et nous en avons indiqué plus haut la raison. Ce qu'il importe le plus au séméïologiste d'apprécier et de connaître, c'est l'état réel des forces vitales tant en puissance qu'en action, et surtout l'état comparatif de ces mêmes forces avec le degré d'intensité de la maladie. Or, ce genre de connaissances ou de notions, on le retrouve spécialement dans l'étude et dans l'examen des fonctions de l'économie.

L'étude plus attentive de l'économie animale a fait reconnaître que les fonctions, même dans l'état de santé, peuvent exister sous des rapports fort différens entre elles; ainsi il y a des sujets chez lesquels le système cérébral ou nerveux prédomine sur le système musculaire, *et vice versâ ;* dans d'autres cas , les fonctions de la digestion et de la nutrition l'emportent sur toutes les autres ; quelquefois aussi c'est la circulation qui prend cette énergie plus grande d'action et d'influence. Qu'il nous suffise d'énoncer ici cette prédominance alternative de certains organes et de certaines fonctions. Ne faisons qu'étendre cette observation générale au sujet qui nous occupe, et nous serons conduits par les faits aux conclusions qu'elle présente, savoir : que par suite de cette variété de prédominance, il doit y avoir chez les individus une différence d'importance correspondante dans la signification des signes fournis par les fonctions.

Toutes les fonctions sont liées, enchaînées l'une à l'autre, et elles forment comme un cercle dans lequel roule la vie, et qui ne souffre guère d'interruption. Un lien commun les unit pour constituer l'ensemble des actes auxquels tient la conservation de l'individu. Toutes cependant ne contribuent pas à la vie d'une manière égale ; il en est qui, par leur importance, par leur influence générale, tiennent la plupart des autres sous leur empire, et alors les signes dérivés des dérangemens de ces fonctions ont une signification bien différente.

La respiration occupe le premier rang dans l'ordre de cette dépendance réciproque, de cette influence mutuelle ; aussi ce sera par elle que nous commencerons l'étude qui va nous occuper. Remarquez qu'il en est de même en physiologie générale, comme nous allons le voir. Il est démontré que la respiration est la fonction essentielle à la constitution du corps animal, que c'est elle en quelque sorte qui l'animalise, et que les animaux exercent d'autant plus complètement leurs fonctions, qu'ils jouissent d'une respiration plus complète (1).

----

(1) Cuvier, Règne animal, t. 1, p. 24, introduction.

SIGNES FOURNIS

PAR LA RESPIRATION.

La respiration est, dans la série des actes de la vitalité, l'un des plus importans, un de ceux qui entraînent plus sûrement avec lui la nécessité de modifications analogues dans les principales fonctions de l'économie. Son influence s'exerce spécialement sur les forces musculaires, sur les facultés digestives, sur la circulation, et sur la sensibilité.

L'intégrité et la prédominance de la respiration produisent un état analogue de l'irritabilité, qui dépend, en grande partie, de la quantité d'oxigène absorbé et assimilé; et c'est dans l'irritabilité que les forces motrices ou musculaires prennent naissance. L'histoire des rapports qu'on observe dans les divers animaux, entre le développement de leur respiration et l'énergie de leurs forces motrices, en fournit une belle démonstration.

Les forces motrices, à leur tour, supposent une

activité proportionnée des facultés digestives. On trouve, en parcourant les differentes espèces d'animaux, et même les divers individus de chaque espèce, que le développement des facultés digestives et assimilatrices est en raison de la prédominance d'action de la force musculaire.

La respiration ét la circulation sont si étroitement liées l'une à l'autre, qu'il est inutile d'insister sur leur dépendance commune et réciproque. L'anatomie comparée, la physiologie et la pathologie générales, fourmillent de faits à l'appui de cette vérité que personne ne conteste.

La respiration n'est pas moins nécessaire à l'entretien de l'énergie du système nerveux. Dans l'asphyxie, l'action du cerveau et des nerfs est totalement suspendue; et, d'un autre côté, dans la syncope et dans toutes les violentes commotions du système nerveux, la respiration est suspendue, difficile, ou plus ou moins fortement altérée.

C'est par suite de cette influence de la respiration sur les autres fonctions, que l'on voit presque toutes les maladies, et même les lésions d'organes les plus étrangères aux poumons, modifier de mille manières les divers actes respiratoires. Ainsi la respiration est altérée, changée de nature, dans les maladies du foie portées à un certain degré, dans les lésions de la matrice, dans toutes les douleurs fortes, dans les fièvres, etc.

Il suffira sans doute de ces considérations rapides, pour faire préjuger toute l'importance des signes déduits de la respiration. La circulation est, sous ce rapport, la seule fonction qui lui soit comparable; et cependant, la respiration, dans ce rapprochement comparatif, conserve de grands avantages. Les signes fournis par la respiration sont plus nombreux et plus certains (1); les altérations de cette fonction sont bien autrement sensibles que celles du pouls; elles sont plus durables; et nous avons des moyens bien plus sûrs de les saisir et de les apprécier : aussi, la doctrine séméïologique de la respiration a-t-elle toujours été bien plus riche que celle du pouls? *Cum ambiguus tibi sit pulsus et contractio ipsius , scias ex anhelitu* (2).

J'ai vu plusieurs fois, dans des fièvres malignes et putrides, dont tous les symptômes étaient portés au plus haut degré, le malade éviter la mort que j'avais fortement redoutée, ou même hautement annoncée, d'après la face hippocratique, le délire, la carpologie et l'extinction du pouls ; la respiration restant presque absolument naturelle.

Le nombre et la variété des organes qui con-

---

(1) V. Mac. Neven, probl. simiot. utrùm in diagnosticis certiora sint quæ a pulsu quàm quæ a respiratione desumuntur signa.

(2) Avicennæ opera s, 4 , tract. 1 , c. 6.

courent à la respiration, ne contribuent pas peu
à donner de l'importance aux signes déduits de
l'altération de cette fonction. Nous verrons que
les signes qui en dérivent, se rapportent bien plus
à la lésion générale des facultés vitales, qu'à la
lésion même de l'organe pulmonaire : *nulla ope-
ratio spectatur quæ robur et infirmitatem facultatis vitalis prœclarè magis manifestat quàm
pulsus et ipsa respiratio* (1). Nous verrons aussi
que ces signes se rapportent plus à l'issue présumée de la maladie, qu'à l'ensemble des caractères
qui en constatent la nature. Nous verrons enfin
que les altérations de la respiration, qui appartiennent à une maladie dont le siége est dans la
poitrine même, ou dans un organe lié étroitement
avec elle par voie de sympathie, fournissent des
indices bien moins graves et bien moins significa-
tifs que ces mêmes altérations de la respiration
qui surviennent dans des maladies plus ou moins
étrangères aux organes respiratoires.

Hippocrate a exprimé dans ses Coaques toute
l'importance qu'il avait reconnue à l'étude de la
respiration. Après avoir présenté dans un tableau
rapide, mais plein de vérité, les signes fâcheux
liés aux altérations de la respiration, il ajoute :
*bona autem spiratio in omnibus morbis qui cum
febre acutâ sunt, et in 40 diebus judicantur, ma-*

____

(1) Prosp. Alpin. de præsag. vitâ et morte, lib. IV,
cap. 1, p. 227.

gnum momentum ad salutem habet (1). Il est rare que dans les observations particulières de maladies que le père de la médecine nous a transmises, il ait négligé de noter l'état de la respiration : et l'on trouve tous les jours au lit des malades la confirmation des annotations d'Hippocrate à cet égard, et là preuve de la solidité des jugemens qu'il en a portés.

Toutefois, quelle que soit la grande utilité de la considération de la respiration, et la force aussi bien que la quantité des signes qu'on en peut déduire, la valeur et la vérité des pronostics qui en résultent, sont, encore plus que toutes les autres sources de signes, soumises à l'ensemble de la maladie, et à la signification des autres symptômes. La liaison, la dépendance que la respiration conserve avec les autres fonctions ; l'influence qu'elle exerce sur elles, et celle qu'elle en reçoit ; le nombre et la variété d'organes qui concourent à l'exécution de ses divers actes, expliquent sans doute assez pourquoi il faut d'une manière si absolue la coïncidence des autres signes, et leur concordance pour venir à l'appui des inductions déduites des altérations de la respiration.

La respiration se compose de deux mouvemens, l'inspiration, l'expiration, et d'un intervalle à peine sensible qui suit chacun d'eux, et qui les

---

(1) Hipp. Coacæ prænot.

sépare. Dans l'état de santé, ces mouvemens s'exécutent presque exclusivement par le diaphragme. Ils sont tels, qu'ils ne se manifestent, qu'on ne les aperçoit guère que par les alternatives d'élévation et d'abaissement des parois abdominales. Ils se succèdent avec régularité de quinze à vingt fois par minute; le premier, l'inspiration, ayant une durée un peu plus prolongée que l'autre. Dans l'état de santé parfaite, la respiration se fait sans bruit, sans obstacle, et d'une manière uniforme, modérée et douce.

Mais, même dans l'état de santé, une foule de circonstances peuvent modifier accidentellement la respiration, et l'altérer de plusieurs manières.

Et d'abord, par suite de dispositions individuelles, une respiration mauvaise peut constituer la respiration naturelle ou habituelle, et par conséquent changer beaucoup la valeur de ce signe. J'ai connu un homme qui, toute sa vie, avait eu la respiration comme entrecoupée, sans avoir jamais été malade.

L'âge apporte ensuite des modifications sensibles dans la respiration. Ainsi, elle est très-fréquente chez les enfans; plus grande et moins fréquente dans la jeunesse; plus rare encore dans l'adolescence; petite et fréquente dans la vieillesse; difficile, lente et courte dans la décrépitude.

La force de la constitution, le développement

Tome II.

de la vitalité donnent à la respiration une énergie d'action proportionnée. Il faut dire cependant que chez les individus athlétiques et chargés d'embonpoint, la respiration est ordinairement forte, fréquente, courte et sonore.

De grandes courses, de violens exercices du corps, le chant et le parler excessifs, la colère et toutes les passions vives et gaies, rendent la respiration forte, fréquente et grande. Chez les individus violemment épris d'amour, la respiration devient souvent rare ; elle se suspend pour ainsi dire par instans, et puis recommence avec force après de plus ou moins profonds soupirs.

Les femmes, celles surtout qui se serrent beaucoup la taille, ont la respiration petite, élevée et fréquente. Il semble que toujours chez elles les muscles intercostaux aient plus de part à cette fonction que les muscles abdominaux et le diaphragme. Leur respiration est aussi plus sensible que celle des hommes, même en tenant compte de la part que l'affectation y prend trop souvent.

L'air vif des hautes montagnes et l'air frais ou froid rendent la respiration plus grande et plus entière.

Toutes les professions dont le résultat est de déterminer des lésions plus ou moins profondes de l'organe pulmonaire, ont pour premier effet des altérations plus ou moins promptes de la respiration.

La position du corps influe aussi beaucoup sur l'état de la respiration : on respire mieux debout qu'assis , et mieux assis que couché. J'ai cependant vu des phthisiques respirer librement tant qu'ils étaient couchés, et au contraire avoir la respiration très-difficile lorsqu'ils se tenaient sur leur séant. En général toute position gênée dans le lit change la respiration. Ces considérations sommaires doivent servir de guide au médecin pour l'étude de la respiration chez ses malades, auxquels il devra faire prendre successivement les attitudes les plus favorables à l'observation de cette fonction.

La respiration est ordinairement plus lente et plus difficile durant le sommeil que pendant la veille. Plus le sommeil est doux et naturel , moins la respiration se trouve altérée.

Une préoccupation forte rend la respiration rare et lente : cela est encore plus vrai des préoccupations désagréables , pénibles et qui affectent l'âme douloureusement.

Enfin , les compressions exercées sur le cou, sur le thorax ou sur l'abdomen , donnent lieu à des dérangemens divers de la respiration.

Il y a de grands rapprochemens à faire, de nombreuses analogies à établir entre les lésions de la respiration et les altérations du pouls.

Cela se conçoit facilement d'après la dépendance connue, la liaison intime et l'influence réciproque de ces deux fonctions. Non-seulement la forme et l'expression de leurs altérations mutuelles sont les mêmes, mais souvent aussi leurs significations séméïologiques restent identiques. Ainsi le pouls fort, grand, vite et fréquent, et la respiration grande, vite et fréquente, fournissent des signes à peu près semblables.

Les modifications infinies dont la respiration est susceptible, les expressions très-variées par lesquelles on a essayé de rendre ces modifications et les valeurs diverses, souvent même opposées, qu'on a attribuées à ces expressions, ont répandu sur la séméïotique de la respiration une obscurité telle qu'il nous a fallu un travail fort long et fort pénible pour débrouiller ce chaos dans les ouvrages de séméïotique. Ici la nature nous a surtout servi de guide dans le dédale des écrits des médecins, et nous aurons peut-être répandu sur ce sujet une clarté qui n'avait pas encore existé.

Les altérations de la respiration, ramenées à leurs divisions naturelles et à leurs modifications essentielles, peuvent être formées en trois ordres suivant qu'elles appartiennent:

1° Aux changemens qui intéressent les actes eux-mêmes d'inspiration et d'expiration.

2° Aux lésions organiques ou vitales des puissances inspiratrices ou expiratrices.

3° A l'altération des qualités de l'air inspiré ou expiré.

Les changemens de la respiration, considérés dans les mouvemens d'inspiration et d'expiration, sont très-nombreux, si l'on s'en rapporte aux auteurs de séméïologie; ils le sont moins si l'on se borne à l'observation clinique. Les suivans sont ceux que la nature indique. Ainsi la respiration peut-être :

> A. Facile ou difficile.
> B. Égale ou inégale.
> C. Fréquente ou rare.
> D. Vite ou lente.
> E. Grande ou petite.

DE LA RESPIRATION FACILE OU DIFFICILE.

La respiration est réputée facile quand elle se fait sans bruit, sans peine, sans douleur, et lorsque toutes les parties qui concourent à cette fonction y contribuent d'une manière régulière ou normale. Dans les cas contraires, la respiration est difficile; l'inspiration ne se fait qu'avec peine; la poitrine semble comme accablée sous des poids énormes, etc.

La respiration facile est toujours d'un bon signe, puisqu'elle est l'indice d'un état propice

des organes respiratoires, et l'indice aussi d'une
heúreuse situation des forces vitales. Elle est
surtout d'un augure favorable dans tous les cas
où l'on peut avoir à craindre une métastase
sur la poitrine ; dans les maladies éruptives,
aiguës en général, et plus spécialement dans la
petite vérole, ainsi que l'avait observé Baglivi.
*Bona respiratio in variolis est unum ex optimis
signis ; licet alia sint gravia ut centies obser-
vavi* (1).

La respiration facile dans les maladies aiguës,
en général, et dans celles de la poitrine en particulier, a un grand avantage sur les divers signes
de mauvaise nature qu'on peut observer ; elle
en infirme singulièrement les fâcheuses significations.

J'ai vu la respiration devenir subitement et
sans motif aucun, de difficile et pénible, facile et
sans douleur, dans le cas où la pneumonie se
terminait promptement par le sphacèle ; la mort
ne tardait pas à arriver.

Dans le croup, assez ordinairement la respiration devient naturelle aux approches de la
mort (2).

Ce changement de la respiration qui, de dif-

____

(1) Baglivi, praxis, lib. I, p. 90.

(2) Voyez mon Traité du Croup, spécialement aux
pages 97 et 470.

ficile devient tout à coup aisée, se remarque encore dans les phthisies au moment où la suppuration s'établit largement, et cependant la maladie fait toujours les funestes progrès qui tiennent à sa nature.

Au surplus, rien n'est plus variable que les lésions de la respiration dans la phthisie : aussi dans cette maladie, ce signe n'a-t-il guère de valeur que par son rapprochement avec d'autres.

C'est un fort mauvais signe que la respiration devienne brusquement difficile, de facile qu'elle était.

La difficulté de respirer, quels qu'en soient le mode et le degré, est toujours d'un augure défavorable. Il faut cependant que le praticien ait sans cesse présent à la mémoire qu'une mauvaise position, des vêtemens trop serrés, l'ossification des cartilages des côtes, une conformation vicieuse, d'anciennes adhérences de la plèvre, un polype des narines, la peur, un amour malheureux, la colère concentrée, etc., peuvent rendre la respiration difficile, sans qu'on doive, pour cela, attacher à cet état aucun pronostic fâcheux.

Il faut aussi ne pas oublier qu'aux approches d'une crise salutaire, et pendant la crise elle-même, la respiration difficile est un des symptômes de la perturbation critique générale qui a lieu alors. On se tromperait grossièrement si l'on

considérait comme un mauvais signe, cette difficulté de la respiration.

On ne doit rien conclure non plus de la difficulté de respirer avant que la maladie ne soit bien
établie. Cet état de la respiration se lie assez souvent à la période d'irritation de toutes les affections, et sans ajouter rien de grave au pronostic.
Quelquefois aussi, alors, la difficulté de respirer
n'est que symptômatique d'un simple embarras
gastrique.

Le praticien cherchera très-soigneusement à
établir si la difficulté de respirer qu'il observe tient
à un embarras, à un obstacle matériel du poumon, dans lequel le sang circule difficilement,
dans lequel toutes les ramifications bronchiques
sont comme engouées de mucosités, etc. ; ou
bien si elle dépend soit de l'épuisement des forces
vitales, soit d'une lésion profonde du système nerveux ; enfin, si elle provient d'une faiblesse naturelle ou acquise de l'organe lui-même. Le
pronostic est bien différent dans chacun de ces
cas, que la pathologie générale apprend suffisamment à distinguer.

Sarcone range la respiration pénible au nombre
des signes douteux offerts par l'issue calculée d'un
grand nombre de cas de la maladie qu'il a décrite (1).

---

(1) Sarcone, § 435.

La difficulté de respirer n'est que momentanée et caractéristique des accès dans certaines maladies, telles que l'asthme, l'histéricie, la mélancolie, l'hypocondrie, la manie, les fièvres intermittentes simples (1), les fièvres pernicieuses (2).

Lorsque la difficulté de respirer est poussée au point que les malades sont obligés de se tenir dans le lit, sur leur séant, ou même d'être entièrement de bout, on doit craindre une mort prochaine, à moins que la rupture et l'évacuation d'une vomique ne fassent cesser ces accidens extrêmes, ainsi que je l'ai vu dans deux circonstances différentes : *Quod si dùm morbus viget, œgrotus velit residere, hoc in omnibus acutis malum, in pulmoniis verò pessimum* (3). *Spirationes, quœ non nisi erectâ cervice ducuntur, dirum hydropem faciunt* (4).

La difficulté de respirer, qui se manifeste quand le malade est couché sur l'un ou l'autre côté, laisse craindre l'inflammation, le spasme, l'abcès ou l'épanchement, soit du pus, soit de la sérosité dans l'un des côtés de la poitrine.

------

(1) Kirchvogl. diar. med. pract. Vindob. 1771, p. 11 et seq.

(2) Alibert, Fièvres pernicieuses, p. 118.

(3) Hipp. in prænot.

(4) Hipp. in coac.

Dans la pleurésie et dans la péripneumonie, le plus ou moins de difficulté de respirer répond assez ordinairement au degré de violence de la maladie.

Durant le cours de la fièvre inflammatoire générale dont Kloekhof nous a laissé l'histoire, le principal symptôme était la difficulté de respirer, accompagnée comme de la sensation d'un poids sur la poitrine, et même de douleur en respirant. La plupart des malades ont présenté ce symptôme, et la maladie a eu des issues différentes chez les divers individus (1).

La difficulté de respirer durant le cours des maladies des femmes en couches, est toujours fâcheuse : *Puerperis febre continuâ correptis, si superveniat dyspnœa, sive difficilis respiratio, semper periculosa; nam magná ex parte moriuntúr* (2).

La difficulté de respirer, qui se manifeste dès les premiers momens du sommeil, et qui l'interrompt jusqu'aux approches du jour, est un signe assez certain d'hydro-thorax (3).

La difficulté de respirer, qui survient dans le

---

(1) Historia febris epidemiæ Culenburgensium, anni 1741, cap. 1, p. 4; cap. 3, p. 44 et seq.

(2) Baglivi praxis. lib. 1, p. 140.

(3) Lazar. Riverii, prax. lib. 7, cap. 5.

Carol. piso. de morbis a colluvie serosâ. p. 3. cap. 7.

Histor. morb. Wratislav. p. 433.

cours de l'hydropisie, est d'un fâcheux pronostic, soit que la lésion de la respiration tienne seulement à une infiltration extrême de l'abdomen, soit qu'elle provienne d'un commencement d'épanchement dans la cavité pectorale.

Il est une sorte de difficulté de respirer qui appartient aux personnes mélancoliques et aux individus qui s'occupent sans cesse de leur santé, et des craintes qu'elle leur inspire. Il semble que ces gens-là n'osent pas respirer; ce qui imprime à cette fonction un caractère tout particulier, et facilement reconnaissable. Cet état de la respiration n'a d'autre signification que celle qui résulte de l'ensemble de la maladie, ou plutôt de la situation générale du malade.

L'embonpoint extrême du malade donne lieu à une difficulté de respirer, habituelle, constante, et qui, sans devenir promptement mortelle, n'en est pas moins fâcheuse.

La difficulté de respirer, devenue telle qu'elle rend la parole brève ou entrecoupée, ou le discours précipité, précède de très-près le délire, et souvent aussi l'accompagne.

La difficulté de respirer est toujours un mauvais signe dans les fièvres éruptives, même l'éruption persistant. Dans la fièvre pétéchiale qui régna à Vienne en 1757 et 59, et dont Hasenœhrl nous a laissé une si belle description, la difficulté de respirer se manifestait dès le principe de la ma-

ladie ; elle disparaissait peu de jours après, quand
la maladie devait avoir une heureuse issue ; et au
contraire, elle empirait quand la maladie devait
prendre une terminaison fâcheuse. L'auteur a exprimé plusieurs fois cette pensée générale ; et on
en retrouve l'application dans toutes les histoires
particulières de maladies qu'il a tracées (1).

La difficulté de respirer, accompagnée de suffocation menaçante, *respiratio suffocans*, *suffo-
cativa*, est un des signes des angines grâves. C'est
là l'état le plus général de la respiration dans le
croup, et spécialement dans la troisième période
de la maladie.

Cet état de la respiration, la suffocation, a une
signification différente, suivant les causes qui la
déterminent. Chez les personnes histériques, hypocondriaques ou même asthmatiques, la suffocation est symptômatique de l'affection nerveuse,
et cesse avec elle : aussi n'y a -t-il aucun danger (2).

____

(1) Hasenöhrl , historia medica febris petechialis ab
anno 1757 usque ad 1759, grassante : in Sandifort thesaur.
med. t. 1. — V. le même résultat d'observation clinique dans L. C. Althof, Observationes de febre petechiali :
in Frank. delect. opusculor. t. 4, p. 351 et seq. æger. 1ᵘˢ.

(2) Boherhaave, instit. med. de Signis morb. aphor.
778.

Rega Semeiotices, cap. 4, aphor. 512, p. 233. Lova-
nii, 1737.

La suffocation qui est causée par une phlegmasie des organes de la respiration, est de mauvais augure. Celle qui tient à une obstruction, à un embarras mécanique des bronches, est bien moins fâcheuse.

Lorsque la douleur s'unit à la difficulté de respirer, on peut assurer qu'il y a inflammation, ou tout au moins un spasme considérable dans un des points des organes respiratoires : *In respiratione difficili et dolorificâ, si partes quœ in respiratione commoventur non sint inflammatœ, saltem organa respiratoria spasmadicè sunt affecta, ità ut sub inspiratione extendi sine doloris sensu non possint* (1).

La respiration difficile avec douleur, est peu à craindre lorsque le spasme ou l'inflammation a son siége dans les muscles; elle l'est bien autrement, si la maladie se trouve fixée sur l'une des deux plèvres; enfin, elle l'est beaucoup plus encore, quand la lésion atteint le poumon même.

Si la douleur que la respiration fait naître, n'est pas constante; si elle est vague; si le siége en est plus superficiel; si elle cède, même momentanément, soit à la compression, soit à des frictions; si elle s'exaspère par un de ces moyens mécaniques, on peut assurer que le spasme ou l'inflammation a fixé son siége sur les muscles in-

---

(1) Rega. l. c. aphor. 512, p. 232.

tercostaux, et plus généralement sur les muscles de la paroi thorachique.

La respiration qui développe une douleur interne fixe et très-aiguë, avec une prompte et insurmontable interception de l'acte même de respirer, est l'indice de l'inflammation ou du spasme porté sur l'une des plèvres.

La respiration pénible et difficile avec douleur obtuse, plus profonde encore que dans le cas précédent, mais arrêtant moins sûrement et moins vivement l'inspiration ou l'expiration, particulièrement la première, annonce que l'inflammation ou le spasme réside essentiellement dans la propre substance du poumon, surtout si le pouls se montre en même temps vite et faible.

Dans les deux derniers cas, c'est-à-dire lorsque la maladie attaque, soit les plèvres, soit le poumon, on voit souvent les engourdissemens, les crampes, les engorgemens nerveux des extrémités supérieures, se joindre à la respiration difficile et douloureuse.

Du reste, c'est toujours un mauvais signe que la respiration accompagnée de douleurs; c'est ainsi qu'il faut entendre l'aphorisme suivant d'Hippocrate : *In febribus spiritus offensans malo est, convulsionem namque indicat* (1).

La difficulté de respirer peut encore se manifester d'une manière plus sensible et être carac-

______

(1) S. 4, aphor. 68.

térisée par des bruits de diverse nature, d'intensité différente, et dont les signes ont aussi des expressions variées.

Pour bien apprécier le bruit que les malades font en respirant, et pour le saisir très-clairement, même lorsqu'il semblerait d'abord ne pas exister, il faut approcher exactement l'une des deux oreilles contre la paroi thorachique et en parcourir ainsi tous les points et toutes les faces. Non-seulement on distingue fort bien ainsi la nature et l'intensté du bruit qui a lieu, mais on en fixe assez précisement le siége. J'ai retiré souvent de grands avantages de ce mode d'exploration de la respiration qui m'est propre, et auquel j'ai été naturellement conduit par le même mode d'exploration appliqué aux battemens du cœur, dont je fais aussi chaque jour de très-utiles applications cliniques.

Dans le croup, la poitrine ne laisse ordinairement entendre aucun son : tout se passe sur la région trachéale. Cependant dans deux ou trois cas de croup catarrhal, j'ai entendu un bruissement très-sensible à la poitrine même.

Il est peu de cas de coqueluche un peu forte où ce bruissement ne soit pas considérable ; il n'en est point sans ce symptôme, lorsque la maladie est ancienne et poussée à ce degré où elle détermine une sorte d'étouffement constant.

Ce bruissement est très-fort dans l'hydrothorax, ainsi que dans les anévrismes du cœur, toutes les fois que, par un mouvement extraordinaire ou même par suite d'une agitation vive de l'âme, les malades sont pris d'anhélation extrême.

Dans les pleurésies, ce bruit se fait entendre du côté où se trouve le siége de l'inflammation; et quoique je l'aie saisi tant dans les pneumonies que dans les pleurésies, je crois cependant pouvoir affirmer qu'il est infiniment plus fort et surtout plus constant dans les premières.

Dans tous les cas d'engorgement ou de suppuration du poumon, ce bruit est particulièrement sensible vers le point qui correspond au siége de la maladie. Ce bruit intérieur, si l'on peut s'exprimer ainsi, lorsqu'il est intense, annonce un amas considérable de matière et une mort prochaine, surtout si en même temps la face se décompose, si les yeux sont livides et si le regard devient trouble : *Quibus pleureticis strepitus in pectore multus, et facies tristis, oculus æruginosus et caliginosus, hi pereunt* (1).

Tous ces différens sons, très-variables quant à leur siége et quant à leur intensité, offrent la plus grande analogie sous le rapport de leur caractère. Le mot *bruissement* est celui qui me paraît exprimer plus exactement la nature du bruit produit

______

(1) Hipp. coac. prænot. § 388.

alors par la respiration que j'appellerais volontiers *respiration bruissante.*

Mais il est ensuite d'autres sons formés par la respiration dans différentes circonstances, et qu'il faut aussi exposer avec les signes qui leur appartiennent.

Dans certains cas, la respiration a lieu comme en soufflant réellement avec plus ou moins de force, ainsi que cela arrive après des courses précipitées, après de violens efforts et même dans quelques occasions, lorsqu'on est depuis long-temps pressé par une soif extrême. Ceci s'observe plus particulièrement chez les chiens pendant les chaleurs extrêmes; et c'est de là que vient l'ingénieuse expression de *sitis anhela,* soif haletante, de Lucrèce (1).

Cet état de la respiration, très-marqué dans la période du chaud des fièvres intermittentes, l'est aussi dans quelques cas de fièvres continues graves; il l'est dans l'hydropisie très-avancée, dans l'asthme, etc. Je l'ai vu plusieurs fois comme constituant un des symptômes de l'agonie, et dans deux circonstances le malade soufflait absolument de la même manière que s'il eût voulu refroidir un corps trop chaud : ces deux malades se trouvaient dans le plus haut degré d'épuisement des forces. Ajoutons que ce dernier mode

______

(1) Lucret. opera, l. 4, v. 874.

Tome II. 3

de la respiration se rencontre aussi chez certains individus bien portans qui soufflent ainsi pendant le sommeil naturel; mais presque toujours ces individus ou sont naturellement faibles, ou se reposent de quelque fatigue extrême. On peut désigner cette altération de la respiration par ces mots, respiration haletante ou soufflante.

La respiration est appelée sifflante quand elle imite plus ou moins exactement le son aigu que l'on forme en serrant les lèvres en rond et en poussant en même temps plus ou moins fortement son haleine.

Cette modification de la respiration a surtout lieu par suite de la constriction des muscles du larynx ou de l'œsophage; elle a lieu dans les cas de spasmes violens; elle précède souvent le délire.

Dans les anévrismes de l'aorte, la gêne de la respiration est telle qu'il y a un sifflement particulier assez facile à reconnaître lorsqu'on l'a observé quelquefois.

J'ai trouvé la respiration sifflante dans quelques cas de croup, et spécialement pendant la seconde période de la maladie.

Cet état de la respiration a aussi lieu fréquemment durant la première période de la phthisie : *In faucibus tenuis sibulus auditur,* dit Hippocrate dans le tableau qu'il fait de cette maladie (1).

____

(1) Lib. 2° de morbis, § 46, text. 6, p. 71, 2 vol. Van-der-Linden.

Je retrouve en outre la respiration sifflante notée dans deux cas particuliers de maladies rapportés par le père de la médecine. Ces deux faits, qui me paraissent deux exemples de pneumonie ou de pleurésie, étaient l'un très-grave, et l'autre au contraire assez peu intense. Dans le premier la malade est morte ; c'était la femme de Théodore : *Arteria vix respirans subsibilabat* (1). Dans le second le malade a guéri ; c'était Menon : *Arteria ex stertore subsibilabat* (2).

Le ronflement est un bruit particulier formé dans la bouche et les narines pendant l'inspiration ou l'expiration. Le ronflement ou la respiration ronflante diffère du rale ou de la respiration stertoreuse, en ce que dans celle-ci, le son naît de la trachée-artère et du larynx. Le bruit est d'ailleurs différent dans ces deux cas ; dans le premier, il est plus rauque, plus étouffé ; et au contraire, plus clair et plus ouvert dans le second : ensuite le ronflement n'est qu'accidentel et passager, tandis que la respiration stertoreuse est constante une fois qu'elle s'est déclarée, du moins jusqu'à ce que le malade aille mieux, ou jusqu'à ce qu'il soit mort. Enfin, le ronflement appartient le plus souvent à l'état de

____

(1) Hipp. epid. lib. 7, § XV, text. 5, p. 840. Van-der-Linden.

(2) Ibid. § XXI, text. 6, p. 846.

santé, tandis que la respiration stertoreuse ne se rencontre guère que dans les maladies graves. Presque tous les auteurs de séméïotique ont confondu ces deux altérations de la respiration : j'en avais depuis long-temps arrêté la distinction, lorsque je l'ai trouvée parfaitement établie dans la collection de dissertations de Haller (1).

Le ronflement pendant le sommeil peut être naturel ou habituel, et alors il n'a point de signification ; mais, dans le cas contraire, c'est un mauvais signe : on peut assurer qu'il existe une lésion du cerveau. C'est ce qu'on observe dans les apoplexies et dans les asphyxies, aussi bien que dans quelques cas de fièvres soporeuses.

Le ronflement qui a lieu hors du sommeil et pendant l'état de santé, est le résultat d'un embarras quelconque, d'un obstacle plus ou moins considérable à l'introduction ou à l'expulsion de l'air, et dont le siége est fixé dans la gorge ou dans les poumons. On observe ce ronflement chez les nouveaux-nés, chez les individus très-forts, très-replets, et d'un embonpoint considérable.

Le ronflement, dans les maladies aiguës, et qui a lieu le malade étant éveillé, est d'un fort mauvais augure.

La respiration est stertoreuse ou râlante, lors-

____

(1) *Disputationes ad morborum historiam et curationem*, tomus 2. Slevogt. *Rhonchus infantis.*

qu'il part de la gorge ou des bronches un bruit semblable à un liquide épais en grande ébullition.

Celle-ci est en général bien plus grave que le ronflement.

La respiration stertoreuse, dans la plupart des maladies aiguës, dans les fièvres nerveuses, dans les apoplexies fortes, précède de très-près la mort. Alors les facultés vitales sont tellement éteintes, que la nature n'a plus la force de débarrasser les bronches et la trachée-artère des matières muqueuses qui les engouent ; et l'air ne peut plus être poussé avec assez d'énergie pour traverser ces obstacles sans de grandes difficultés.

Dans les affections catarrhales, dans les pleurésies, dans les péripneumonies, dans les phthisies, cette altération de la respiration est moins grave si elle tient seulement à l'amas de la matière des crachats que la nature expulse plus tard ; mais si une extrême prostration se joint à cet état de la respiration, le danger est le même que dans les cas précédens, et par les mêmes raisons.

Dans les maladies soporeuses, la respiration stertoreuse n'a guère d'autre signification que celle qui est liée à l'intensité de la maladie.

Le râle est souvent le précurseur de la mort dans les inflammations de poitrine, dans les cas d'abcès internes de la cavité pectorale ; il dure souvent deux jours et deux nuits entières avant que la mort n'arrive. Il est plus court lorsque les inflammations de poitrine se terminent par la gangrène.

Zimmermann a vu le râle, au sixième jour des péripneumonies ; et ces inflammations se terminaient heureusement, moyennant l'usage du camphre. Il l'a même vu aux neuvième et onzième jour, l'inflammation se terminant heureusement, moyennant les vapeurs du vinaigre (1).

La respiration stertoreuse ou râlante, dans le principe des maladies, surtout chez les asthmatiques, est peu inquiétante ; elle est mortelle dans les dernières périodes de la maladie, lorsqu'elle est liée à d'autres symptômes fâcheux : on en a deux exemples dans la pleurésie catarrhale d'Antiphanes (2), et dans l'angine de la femme de Polémarque (3).

Dans les cas d'étranglement, de compression et de gêne mécaniques du conduit aérien, la respiration devient stertoreuse. M. Landré-Beauvais a observé cette altération de la respiration chez une femme morte dans le marasme, ayant une tumeur développée sur les parois internes de l'œsophage, qui empêchait le passage des alimens, et qui gênait beaucoup l'introduction de l'air (4).

_____

(1) Traité de l'expér. t. 2, p. 42.
(2) Epid. lib. 7, text. 16, p. 842. Van-der-Linden.
(3) Epid. l. 5, text. 25, p. 787.
(4) Landré-Beauvais, Séméiotique ou Traité des Signes des maladies, p. 87, § 217.

La respiration plaintive ou gémissante est celle qui se rapproche jusqu'à un certain point du bruit que font les boulangers en pétrissant. C'est de là que vient le verbe populaire *geindre*, formé du même mot substantif, qui est le nom que l'on donne dans la boulangerie à l'ouvrier chargé de pétrir.

Dans la respiration plaintive, aussi bien que dans la suspirieuse, l'inspiration paraît plus ou moins pénible, plus ou moins douloureuse, et au contraire, l'expiration semble accompagnée d'une sorte de soulagement, et comme d'une sensation de plaisir.

La respiration luctueuse est l'expression de la douleur; mais chaque malade a sa manière de sentir, comme sa manière de s'exprimer. Les uns se plaignent sans souffrir, et d'autres souffrent sans se plaindre. Aussi, la signification de ce mode de respirer est-elle très-variable.

En général, quand cet état de la respiration a lieu dès le début de la maladie, il faut s'en inquiéter peu. Il est plus grave s'il survient plus tard, et lorsque le mal a fait de grands progrès.

La respiration plaintive pendant le sommeil, avec perte de connaissance au milieu du délire, et en général dans toutes les circonstances où l'on peut croire qu'elle est indépendante de la volonté du malade, est un mauvais signe : encore même, dans ces cas, faut-il tenir compte de l'habitude

que les individus pourraient en avoir contractée
d'avance.

La respiration suspirieuse est absolument celle
des enfans qui pleurent ou qui viennent d'éprouver un violent chagrin. L'inspiration se fait en
deux ou trois temps, et comme par soubresauts.
L'intervalle qui sépare l'inspiration de l'expiration est très-prolongé, et l'expiration se fait plus
vîte qu'à l'ordinaire.

Cet état de la respiration se rencontre avec des
dangers pressans dans la fièvre lente-nerveuse,
dans les maladies ataxiques graves; et toutes les
fois qu'une maladie aiguë est accompagnée d'affections morales tristes. Dans tous ces cas, elle
laisse présager les convulsions, le délire et la
mort.

La respiration suspirieuse précède souvent le
hoquet de la mort.

C'est ordinairement par de fréquens et de profonds soupirs que cessent la lipothymie, le syncope et le vertige, et même les accès violens d'hystéricie et d'hypocondrie.

DE LA RESPIRATION ÉGALE ET INÉGALE.

On dit que la respiration est égale, ou quand
les actes respiratoires, comparés entre eux, se
font d'une manière régulière, et se succèdent
convenablement; ou lorsque chacun des deux
mouvemens d'inspiration et d'expiration, op-

posés l'un à l'autre, conserve, quant à sa durée, à sa marche et à sa force, les relations qui lui sont propres ; dans les suppositions contraires, la respiration est réputée inégale.

C'est toujours un bon signe que, dans les maladies, tous les autres signes étant d'ailleurs concordans, la respiration reste égale sous l'un et l'autre de ces deux points de vue, puisque c'est là un des caractères de la respiration dans l'état de santé. On peut présumer alors que rien ne gêne la circulation pulmonaire ; que les poumons et les organes qui servent à la respiration, n'éprouvent aucun embarras, aucun obstacle ; et que les forces vitales se trouvent dans une bonne situation.

Au contraire, l'inégalité des actes respiratoires est toujours d'un très-mauvais augure : *Et qui magnus foràs expiratur, parvus verò intrò ; et parvus foràs, magnus verò intrò, pessimus sanè est et morti propinquus. Itemque extendens, et urgens, et obscurus, et dupla intrà revocatio veluti super inspirantibus* (1). Si, cependant, par un vice de conformation, ou par toute autre cause, la respiration a ce caractère dans l'état habituel, le pronostic n'a rien de fâcheux. Il faut aussi remarquer que dans quelques circonstances accidentelles et passagères, la respiration prend ce type lors-

____

(1) Hipp. Coac. Foes. p. 159, H. s. 11.

qu'on vient de pleurer fortement, par exemple, après de grands chagrins, etc.

La respiration se montre inégale, pendant et peu de temps après des convulsions générales, durant les violentes exacerbations fébriles, aux approches des grandes crises; et cependant sans rien changer à la nature du pronostic. Il n'en est pas de même de la respiration inégale qu'on observe vers la fin des maladies aiguës en général, dans les phlegmasies de la poitrine et du bas-ventre, et plus généralement dans les maladies de ces deux cavités : il y a véritablement alors un danger évident.

La respiration inégale se manifeste surtout dans les cas de complications graves des maladies : *Respiratio inæqualis indicat morbos complicatos* (1).

Chez les agonisans, pendant les dernières luttes de la vie contre la mort, et lorsque les forces se trouvent entièrement épuisées, les mouvemens d'inspiration sont lents et prolongés, pendant que ceux d'expiration sont très-prompts et de fort courte durée. Chacun de ces mouvemens devient insensiblement plus petit, plus obscur; et bientôt le malade a cessé de respirer et de vivre.

La respiration entrecoupée, celle dans laquelle

____

(1) Rega Semeïotices, cap. 4, aphor. 111, p. 229.

l'inspiration se fait en deux ou trois fois, comme chez les enfans qu'on vient de gronder ou de battre, cette respiration, dans les maladies aiguës, est le signe des convulsions, du délire, ou de la mort. Voyez plus haut les signes déduits de la respiration suspirieuse, p. 40.

Une seule respiration, grande, et qui ne revient, avec cette qualité, qu'après de longs intervalles, annonce le délire ; si ce signe persiste long-temps, le délire est accompagné de convulsions. C'est particulièrement dans les fièvres cérébrales que l'on rencontre ce signe, qui nous a été transmis par les plus anciens observateurs, et que j'ai quelquefois remarqué dès le deuxième ou le troisième jour de ces maladies (1).

La respiration intermittente, c'est-à-dire celle dans laquelle l'un des mouvemens expiratoires ou inspiratoires manque absolument, est un fort mauvais signe.

La respiration qui se suspend pendant plus ou moins long-temps, est aussi un signe mortel. On voit souvent cet état de la respiration se joindre au délire qui précède la mort. Il semble alors que les malades oublient de respirer, ainsi que cela arrive dans les fortes contentions d'esprit, et lorsque, par exemple, l'attention est tellement absorbée,

---

(1) Landré-Beauvais, Séméiotique, p. 73, §1 83.

que l'on reste bouche béante en présence de l'objet qu'on admire.

Si l'inspiration est plus développée, plus entière, et suivie d'une sensation plus douce et plus agréable que le mouvement d'expiration, c'est l'indice d'une grande chaleur interne : *Inspirationem esse expiratione jucundiorem, signum est magni œstûs et caloris* (1).

Si, au contraire, l'inspiration est douloureuse, pénible, gênée et courte, et que le malade semble se complaire dans le mouvement d'expiration qu'il prolonge alors autant que possible, soyez sûr qu'il existe, dans l'organe expiratoire, une inflammation ou un spasme plus ou moins considérable ; à moins que cet état ne résulte d'un affaiblissement extrême, ce qui est également d'un fâcheux pronostic.

La perte de la respiration est, dans le catarrhe suffocant, le signe le plus constant, le plus alarmant et le plus fâcheux : c'est toujours sur l'intensité de cet état de la respiration, qu'il faut calculer la gravité de la maladie et ses dangers.

Dans les grandes prostrations des forces, l'inspiration est courte et pénible, et au contraire, l'expiration facile et longue.

Quoique la respiration paraisse assez libre, si le malade ne peut faire une inspiration profonde

____

(1) Thom. Fieni Simiotices pars altera, cap. VII, § 1.

et entière sans ressentir dans quelque point de la cavité pectorale, une gêne, un chatouillement, ou une douleur qui l'oblige à tousser, la poitrine n'est pas intacte.

DE LA RESPIRATION FRÉQUENTE ET RARE.

Quoique nous ayons fixé à quinze ou vingt par minute les mouvemens de la respiration, il ne faudrait cependant pas partir de là pour établir ainsi, d'après un calcul purement mathématique, la fréquence ou la rareté de cette fonction. Que les praticiens veuillent bien y réfléchir, et ils conviendront qu'ils ont dans l'esprit, et d'une manière assez précise, le type de la respiration naturelle ou normale; or, c'est d'après ce type gravé dans la mémoire, qu'ils prononcent si la respiration est ou rare ou fréquente, bien mieux sans doute qu'ils ne le feraient d'après l'ordre numérique des mouvemens d'inspiration ou d'expiration.

Il y a un moyen beaucoup plus médical que le calcul mathématique pour déterminer la fréquence de la respiration, c'est de la juger comparativement au pouls. En général, dans l'état de santé, il y a quatre pulsations artérielles par chaque respiration. On peut en toute sûreté partir de cette base, et faire, d'après cela, ses observations. On a l'avantage de fixer à la fois l'attention sur les deux sources les plus fécondes des signes, et de s'attacher plus long-temps et plus fortement à l'étude de chacune d'elles. Cette méthode m'a été infiniment utile dans un grand nombre de cas.

La fréquence de la respiration suppose un obstacle dans les poumons, une lésion quelconque de cet organe; ainsi, la respiration est fréquente dans les phlegmasies pulmonaires, soit aiguës, soit chroniques, dans les épanchemens de sérosité ou de sang de cet organe, etc., etc., et le degré de fréquence de la respiration est presque toujours l'indice de la violence de la maladie.

La respiration, fréquente ou rare, a de grands rapports avec la respiration vite ou lente : et quoique l'une, la première, se déduise du nombre d'inspirations ou d'expirations qui ont lieu dans un temps donné, tandis que l'autre, la seconde, se prend de la promptitude ou de la lenteur avec laquelle s'exécute isolément chaque mouvement d'inspiration ou d'expiration, cependant ces deux modes de la respiration se réunissent souvent, et c'est là une des causes qui les a si fréquemment fait confondre l'un avec l'autre. On peut assurer que plus leur union est sensible et forte dans les maladies aiguës, plus le danger est imminent. Cet état de la respiration se rencontre ordinairement dans l'agonie, dont il est un des caractères. Il est encore plus marqué et plus dangereux dans l'agonie des ma-

ladies , soit aiguës, soit chroniques de la poitrine.

La fréquence de la respiration , accompagnée
de douleurs violentes, annonce un état inflammatoire aigu des poumons ; si, au contraire, elle
existe avec un simple sentiment de gêne, d'embarras, de pesanteur, il y a épanchement.

La petitesse de la respiration se lie souvent à sa
fréquence, et alors le danger est encore plus
grand ; ce cas a lieu principalement dans les
phlegmasies des organes respiratoires : *Parvus
et frequens spiritus signum certum internæ
inflammationis partium spirabilium.* Hipp. avait
dit dans le même sens : *Spiratio frequens quidem et parva , aut inflammationem , aut dolorem partium principalium indicat* (1).

La respiration petite et fréquente est un symptôme fâcheux, soit qu'elle dépende uniquemen
de l'excessive faiblesse du malade, soit qu'elle
tienne à une douleur violente de la poitrine ; à
un engorgement considérable du poumon, ou
à des douleurs vives dans quelques parties du
bas-ventre.

La respiration est fréquente dans l'hydrothorax,
dans les différentes espèces d'asthmes, et souvent
aussi dans les diverses affections organiques du
cœur.

---

(1) Foes, p. 159, s. 2, coac. H, 268.

Plusieurs maladies, tant aiguës que chroniques, quoique étrangères par leur siége à la cavité pectorale, impriment ce caractère, et d'une manière assez prononcée, à la respiration. Ainsi, on l'observe bien plus fréquente que de coutume dans les maladies inflammatoires, générales ou locales ; pendant les accès de fièvres intermittentes, et durant les redoublemens de fièvres continues ; dans la période d'irritation des fièvres continues ou malignes ; dans les engorgemens considérables du foie ; dans l'ascite portée à un assez haut degré ; dans les maladies vermineuses des enfans, etc.

La respiration rare indique une faiblesse proportionnée des organes de la respiration, et une faiblesse analogue de l'ensemble du système ; elle annonce le délire dans les maladies aiguës, et les syncopes dans les affections hystériques.

Ce mode de la respiration est d'un très-mauvais augure dans les apoplexies fortes, dans les affections soporeuses ; elle devance la mort d'assez près.

La respiration très-rare, et dont les intervalles deviennent à chaque instant assez prolongés, est un avant-coureur immédiat de la mort.

Il faut que ce mode de la respiration soit porté à un assez haut degré d'intensité ; il faut surtout qu'il soit concordant avec les autres signes, pour avoir des valeurs si déterminées.

La respiration qui est à la fois rare et grande, est un signe mortel : elle accompagne ordinairement les affections soporeuses, les délires taciturnes. *Qui verò magnus exspiratur et per multum temporis intervallum, delirium indicat* (1). Si l'on parcourt ensuite les histoires de maladies recueillies par le père de la médecine, on trouve plusieurs faits à l'appui de cette sentence. Philiscus de Thasre (2) et Silenus (3) morts, l'un le sixième, et l'autre le onzième jour de la maladie, avaient eu constamment la respiration rare et grande. Il faut en dire autant de la femme de Droméade (4), de la femme de Déalcès (5), et du jeune homme de Mélibée (6), tous malades observés par Hippocrate, et atteints cependant de maladies diverses.

DE LA RESPIRATION VITE OU LENTE.

La lenteur et la vitesse de la respiration se calculent d'après la rapidité avec laquelle s'exécutent les mouvemens d'inspiration et d'expiration, en laissant plus ou moins d'intervalle entre chacun d'eux, et puis entre chaque respiration ; en sorte

---

(1) Hipp. prænot. s. 4; n° 18, p. 45. Van-der-Linden.
(2) Hipp. Epidem. lib. 1, s. 3, æger. 1.
(3) Ibidem. æger. 2.
(4) Ibid. æger. 11.
(5) Ibid. l. 3, s. 3, æger. 15.
(6) Ibid. l. 3, s. 3, æger. 16.

que la respiration peut être vite, c'est-à-dire, que les mouvemens d'inspiration et d'expiration s'exécutent promptement, sans cependant que la respiration soit fréquente, parce que les intervalles entre chacun des mouvemens se prolongeant davantage, il ne se fait pas pour cela un plus grand nombre de respirations dans un temps donné. Par la raison contraire, la respiration peut être lente sans être rare, et nous verrons que l'observation nous en fournira plusieurs exemples.

Dans les maladies aiguës, pendant le délire, et aux approches de la mort, on trouve fréquemment la respiration vite et rare : les deux mouvemens d'inspiration et d'expiration occupent un intervalle de temps très-court, et le repos est, au contraire, très-prolongé. Cette prolongation de repos a lieu de deux manières, ou elle se fait entre chacun des mouveméns, soit l'inspiration, soit l'expiration ; ou bien elle se fait entre chaque respiration, et après les deux mouvemens qui la constituent. Dans ce dernier cas, le danger m'a toujours paru plus pressant et plus grave.

La respiration est accélérée dans les affections, tant inflammatoires que nerveuses du diaphragme et dans la première période des fièvres intermittentes.

L'accélération de la respiration qui survient subitement aux fiévreux est l'indice des convulsions prochaines, si la maladie est grave d'ailleurs.

La lenteur de la respiration est presque toujours un bon signe, ce caractère est un de ceux qui se trouvent le plus généralement liés à la respiration en santé.

Unie cependant à d'autres mauvais signes, la lenteur de la respiration peut devenir d'un augure assez fâcheux; c'est ainsi que la respiration très-lente, jointe au refroidissement des extrémités inférieures après une longue syncope, laisse craindre une mort prochaine.

La lenteur extrême de la respiration est presque toujours jointe à la chute et à la perte des forces vitales.

DE LA RESPIRATION GRANDE ET PETITE.

La respiration, grande ou petite, est de toutes les altérations de cette fonction celle que les auteurs ont le moins éclaircie, parce qu'ils en ont eu des idées tout-à-fait différentes. Les uns ont voulu prendre la nature de cette lésion dans le degré de développement de la cavité thorachique; les autres dans la plus ou moins grande quantité d'air respiré. Quelques-uns l'ont calculée d'après l'élévation de la partie supérieure de la poitrine. Certains enfin l'ont considérée en ce sens, que le malade ne peut respirer que lorsqu'il a la tête, le cou et le tronc dans une situation presque perpendiculaire. On a ainsi confondu des modifications diverses de la respiration , et par suite, on a confondu aussi trop souvent les signes qui appartiennent à chacune d'elles.

La médecine n'a aucun moyen pour calculer, au lit du malade, la quantité d'air qui est introduite à chaque mouvement inspiratoire , et ce moyen supposé connu, ses avantages ne sauraient être d'une grande instruction pour le séméiologiste. Les expériences des physiologistes et des chimistes à ce sujet sont elles-mêmes si vagues, si insuffisantes, et leurs résultats si fortement variables, qu'on ne saurait leur accorder la moindre confiance ; aussi les expérimentateurs diffèrent-ils beaucoup dans le calcul, même approximatif, de la quantité d'air respiré.

Il faut donc renoncer à prendre les bases de cette altération de la respiration dans la quantité d'air inspiré et expiré, si l'on ne veut pas s'exposer à toutes les erreurs qu'entraîneraient des bases incertaines ou mêmes fausses.

L'élévation ou l'abaissement de la cavité thorachique constitue une toute autre altération de la respiration. Elle a été désignée sous les noms de sublime ou élevée : *Sublimis*, *Alta*, et sous ceux de basse ou obscure : *Humilis*, *Obscura* ; le pronostic en est bien déterminé (1).

---

(1) V. plus bas les signes tirés des organes qui concourent à la respiration, p. 55.

Enfin, la respiration qui ne peut avoir lieu que quand le malade est assis ou debout, rentre nécessairement dans la respiration difficile, et il ne doit pas en être question ici.

Il ne nous reste donc, pour constituer la respiration grande et petite, que la dilatation considérable ou bornée des parois thorachiques, suivie de l'expansion proportionnée de l'organe pulmonaire.

La respiration grande, ainsi considérée, suppose un assez haut degré d'activité vitale dans l'organe pulmonaire, une liberté telle du poumon lui-même, que la circulation de l'air et du sang s'y fasse aisément, et une grande énergie dans les parties qui opèrent la dilatation et la contraction de la poitrine, ou du moins qui y concourent, ce qui est, dans tous les cas, un signe avantageux.

Le contraire a naturellement lieu pour la respiration petite, aussi est-elle toujours d'un fâcheux pronostic; et lorsqu'elle est petite au point de devenir à peine sensible, on peut assurer que la mort est prochaine, à moins que cet état ne soit produit par une syncope.

La respiration grande et rare a lieu dans les violentes affections du cerveau et des méninges; elle se lie aux maladies soporeuses, aux convulsions et au délire. *Magnus spiritus et per multum tempus, delirium aut convulsionem significat* (1).

-----

(1) Hipp. coac. art. 260, prognost. § 4, art. 7, Foes.

La respiration est grande dans les maladies inflammatoires, et le degré de la lésion de la respiration indique la gravité de la maladie.

La respiration petite nous annonce l'épuisement des forces. Elle s'observe chez les phthisiques peu de temps avant l'extinction de la vie ; et en général aux approches de la mort qui termine les maladies longues, les grandes souffrances, les suppurations abondantes, etc.

La respiration courte se confond avec la petite, et cela autant par sa nature que par sa valeur ; ainsi cette respiration est d'un fort mauvais augure dans les maladies, soit catarrhales, soit nerveuses, soit inflammatoires, à la poitrine : elle est encore plus fâcheuse dans les maladies aiguës en général ; et si, dans ces maladies, cet état de la respiration se joint au délire, c'est un signe mortel. *Quando in febre non intermittente difficultas spirandi et delirium contigerit lethale* (1). C'est ainsi que Pythion de Tharse, dans le courant d'une fièvre inflammatoire, eut à plusieurs reprises, et spécialement le deuxième et le huitième jours, qui étaient aussi des jours paroxistiques, la respiration petite et courte, et qu'il mourut le dixième jour (1).

____

(1) Aphor. 50, s. 4.
(2) Epidem. lib. 3, s. 3, ægrot. 3.

SIGNES TIRÉS DE L'ACTION RESPECTIVE DES ORGANES QUI CONCOURENT A LA RESPIRATION.

Dans l'état naturel ou dans l'état de santé, tous les organes appelés à concourir au mécanisme de la respiration, y contribuent pour leur portion respective. Aucun d'eux n'attire à lui la part d'action que la nature a confiée aux autres; aucun ne laisse aux autres le soin de le suppléer en tout ou en partie. Les poumons, les bronches, la trachée-artère, le larynx, l'arrière-bouche, les fosses nazales, les narines, les ailes du nez, le diaphragme, la paroi thorachique, c'est-à-dire le sternum, les côtes, la clavicule, les épaules, les muscles intercostaux et autres de cette même paroi thorachique, enfin les muscles abdominaux et spécialement ceux de la paroi antérieure de l'abdomen, sont autant de parties qui jouent un rôle plus ou moins important dans l'acte de la respiration. Tant que chacune de ces parties jouit de sa plénitude d'action et de sa portion d'influence, la respiration est naturelle; dans le cas contraire, elle est dérangée.

La respiration qui se fait avec un grand mouvement et une extrême élévation des épaules, est mauvaise; elle annonce un affaiblissement proportionné de l'énergie vitale, et surtout l'action diminuée du diaphragme, qui est l'organe le plus influant dans le nombre de ceux qui concourent au mécanisme de la respiration.

Si, dans le courant d'une fièvre aiguë, il se manifeste des douleurs violentes vers les parties antérieure et postérieure de la poitrine, la face et les yeux étant rouges ; si le malade ne peut respirer qu'avec les narines ouvertes, outre mesure, comme les chevaux qui viennent de beaucoup courir, ou comme les chiens par les grandes chaleurs, la langue sortant de la bouche, on peut assurer qu'il existe une inflammation grave du poumon, et l'on doit s'attendre à une mort prochaine.

C'est un très-mauvais signe que la respiration se fasse presque exclusivement par le nez. La femme d'Olympias, 7ᵉ liv. des Epidem. §. XXII, p. 847, qui mourut d'une fièvre pendant laquelle elle accoucha à huit mois de grossesse, offrit ce signe de la respiration : *Sublimis per nasum trahebatur.* Il faut en dire autant de l'observation d'Aristocrate, ibid. §. XXIV, p. 849.

Dans le 6ᵉ livre des Epidémies, on trouve la description d'une épidémie de toux, de péripneumonies, d'ophtalmies et d'angines très-analogues à ce que nous avons occasion d'observer pendant presque tous les hivers à Paris. Il est dit que les malades chez lesquels la respiration devenait sublime, étaient en grand danger. : *Pessimœ verò his quibus et spiritus sublimis cœlerabatur.* Hipp. Epidem., liv. 6, S. 7, vers. 38, p. 816.

La respiration élevée, c'est-à-dire celle qui se

fait avec une grande élévation, et une agitation violente des clavicules, des épaules, du sternum, des côtes et de l'abdomen, les ailes du nez étant fortement écartées, et la bouche toujours ouverte, indique l'engouement du poumon, ou un spasme considérable de cet organe. Cela est surtout vrai si l'air entre ou sort avec bruit : il y a alors un grand épuisement des forces vitales et des forces motrices.

La respiration abdominale, celle qui se fait presque exclusivement par les muscles de l'abdomen, que l'on voit sensiblement s'élever et s'abaisser alternativement, est d'un fort mauvais pronostic.

SIGNES DÉDUITS DES QUALITÉS PHYSIQUES ET CHIMIQUES DE L'AIR DANS LA RESPIRATION.

La chimie n'a encore rien fait pour l'analyse de l'air expiré dans les diverses maladies, et dans les différentes circonstances de ces mêmes maladies. Ce genre d'analyses, qui est d'ailleurs hérissé de difficultés, quant aux procédés, semble offrir peu de dédommagemens quant aux résultats (1).

____

(1) Il suffit de jeter un coup d'œil rapide sur ces travaux chimiques, pour prouver la vérité de cette assertion.

M. Jurine, dans son Mémoire sur l'eudiométrie, couronné par la société royale de médecine, année 1789, p. 19, a consacré la première partie de son mémoire à

L'observation qui est le principal, sinon l'unique procédé à suivre, en fait de médecine clinique surtout, l'observation, dis-je, est un peu plus riche.

---

déterminer les modifications que subit l'air atmosphérique respiré, dans l'état de santé et dans l'état de maladie; et il assure que, pour l'état de maladie, ses recherches et ses expériences sont restées sans résultats (p. 47 et suiv.).

Que conclure ensuite, par exemple, des expériences de William Allen et de William Pepys (Trans. philos. 1809), qui pensent que, pendant le sommeil, il se forme par la respiration moins d'acide carbonique que lorsque toutes les facultés vitales sont en plein exercice?

Que conclure encore, en séméiotique surtout, des résultats d'expériences, presque toujours différens, souvent même opposés, obtenus successivement par MM. Dupuytren, Dumas, Blainville et Provençal, relativement à l'influence de la section ou de la ligature des nerfs de la huitième paire sur les phénomènes chimiques et vitaux de la respiration? (Journal général de Méd., t. 37, p. 52).

Que conclure enfin des expériences de M. Nysten, tendantes à établir que l'air expiré diffère dans sa composition suivant l'état des individus; que dans les maladies aiguës, par exemple, il contient plus d'acide carbonique que dans l'état de santé; que dans les maladies où les mouvemens respiratoires sont embarrassés, il sort des voies aériennes moins d'acide carbonique que dans l'état ordinaire; que dans les maladies chroniques sans fièvre et sans lésion des organes de la respiration, l'air expiré est entièrement le même que dans l'état sain? (Recherches de physiol. et de chim. pathol.)

On appelle haleine douce celle où l'air, poussé hors des poumons par l'expiration, a une température modérée, où il sort sans effort, et dans une quantité proportionnée à l'air attiré du dehors, celle enfin où l'air expiré est sans odeur, et convenablement chargé d'humidité.

La respiration est chaude, lorsque l'air, poussé au dehors, produit sur la main ou sur la figure exposée à son contact, une impression de chaleur extraordinaire. On peut compter, dans ces cas, sur une inflammation générale ou partielle plus ou moins grande.

Si l'air expiré est chaud et comme halitueux, on doit craindre l'état putride en général, ou même le sphacèle et la gangrène, soit du poumon, soit de l'estomac.

La température de l'air rendu par la respiration, augmente toutes les fois qu'il se développe une chaleur interne plus ou moins considérable.

Dans les fièvres bilieuses fortes, la respiration est comme sèche et mordicante.

Plus le poumon a perdu de son ressort et de son activité, et plus l'air expiré se trouve froid. Ainsi, si l'air rendu par la respiration est très-froid, c'est un signe mortel ; on peut assurer que les forces de la vie sont à leur dernier degré d'affaiblissement, et que la chaleur vitale est presque entièrement éteinte : *Qui frigidus ex naso et ore exspiratur spiritus , admodùm exitialis est* (1).

Dans les maladies muqueuses en général, dans les affections vermineuses , dans les aphthes, la respiration a une odeur toute particulière ; elle est à la fois un mélange de doux et d'aigre, qu'il suffit d'avoir reconnu une fois pour ne plus s'y laisser tromper ensuite.

Dans les fièvres gastriques graves, et dans les fièvres bilieuses tendantes à la putridité , l'air expiré a une odeur forte, repoussante, et qui est une indication suffisante pour l'emploi des évacuans.

La respiration fétide dans la phthisie, dans la pleurésie et dans les maladies aiguës en général, est un signe très-fâcheux.

Il ne faut cependant pas perdre de vue que l'habitude des mauvaises digestions, la vieillesse, la carie des dents, les ozènes, donnent à la respiration les mêmes caractères, sans conserver les mêmes dangers.

Dans le scorbut avancé, et chez les individus qui ont pris beaucoup de mercure, l'haleine a un caractère particulier, et qu'il est plus aisé de distinguer qu'il n'est facile de l'exprimer.

Il n'est pas rare, pendant l'agonie, de reconnaître une odeur cadavéreuse bien marquée dans

____

(1) Hipp. in prognost.

l'air expiré des malades, indépendamment même de l'odeur semblable que dégage l'insensible trans-piration.

Il n'y a pas toujours de rapport entre la masse d'air introduite dans le poumon et la capacité qu'a l'organe pour l'assimiliation de cet aliment de la vie. Quelquefois l'inspiration n'en amène pas assez, comme on l'observe dans certains cas d'atshme et de maladie organique du cœur. Alors les malades éprouvent ce genre d'oppression dans laquelle les vains efforts qu'ils font pour multiplier et agran-dir leurs inspirations deviennent si sensibles. D'autres fois, la quantité d'air introduite est trop considérable, ainsi que je l'ai observé dans des cas de phthisie avancée. Alors les malades font des tentatives inutiles pour diminuer les inspira-tions qui leur sont si pénibles, et pour étendre et augmenter au contraire les expirations toujours accompagnées d'un bien-être marqué. A l'ouver-ture des cadavres des personnes mortes à la suite de circonstances semblables, j'ai trouvé le pou-mon sain, et seulement parsemé, à sa surface, de longues bulles remplies d'air (1).

Le défaut d'air ou l'altération, la viciation de

____

(1) V. des faits analogues d'anatomie pathologique dans Stork. Annus medicus passsim et præcipuè annus medicus 2dus, p. 239, cadav. 4°.

sa composition, rendent la respiration difficile et pénible, avec un sentiment de suffocation.

Dans les maladies inflammatoires générales, dans les fièvres, les malades se plaisent à respirer un air froid; au contraire, l'air froid détermine une sensation douloureuse, quand il existe des points d'irritation ou d'ulcération, soit dans la trachée-artère, soit dans les bronches : *Lœdi inspiratione aeris frigidi, est etiam signum aliquandò asperœ arteriœ exulceratœ* (1).

Une longue abstinence, la voracité et la polyphagie, donnent naissance à une haleine forte et fétide. Cela s'observe également dans les maladies aiguës. Sarcone dit que les malades atteints de l'épidémie qu'il décrit passaient à peu près une semaine, tantôt se privant entièrement d'alimens, tantôt en dévorant inconsidérément une grande quantité, et que dans l'un et l'autre cas leur haleine devenait très-puante.

ALTÉRATIONS COMBINÉES DE LA RESPIRATION.

On a trop accordé, dans les livres de séméïologie, à la considération des altérations simples de la respiration; et on ne s'est presque pas occupé des complications. C'est cependant de ces altérations composées, que ressortent les pronostics les plus essentiels dans les maladies. Les altérations

______

(1) Thom. Fieni Simiotice, pars altera, cap. 7, § I.

simples, ordinairement communes à plusieurs circonstances, et par cela même peu importantes d'ailleurs, se rapportent bien davantage au diagnostic. Gallien, qui a le mérite d'avoir deviné bien des choses en médecine pratique, avait pressenti cette vérité, sans en avoir fourni un exemple utile : *Ad solas illas compositas respirandi difficultates animum intendere nos oportet, in quibus simplices quidem communes sunt plurium affectionum, et ob id nihil certi indicant ; conjugatæ verò aliis quibusdam, ad certum ne minimè fallax discrimen veniunt* (1).

Il arrive fort souvent, en effet, que les altérations de la respiration que nous avons indiquées, se trouvent réunies, combinées deux à deux, trois à trois, etc., et alors elles offrent une toute autre signification que celle qui appartient à chacun des élémens simples de la combinaison ; presque toujours les signes résultans de cette complication sont bien plus graves.

Nous avons eu déjà occasion de noter plusieurs fois ces complications des altérations de la respiration : indiquons ici les principales de ces combinaisons dont nous n'avons pas encore parlé.

La respiration grande et rare est un signe de délire prochain ; souvent même cet état de la

---

(1) Gal. opera, tom. 2, cap. 3°, de difficultat. respir. lib. I, cap. 22, p. 62. Venetiis apud juntas.

respiration se joint au délire même ; en général , elle est de mauvais augure.

La respiration grande et vite est d'un bon augure : elle précède assez ordinairement les crises favorables.

Dans la fièvre muqueuse observée par Vagler et Rœderer , lorsque la respiration naturelle , pendant le cours de la maladie, devenait ensuite courte, sonore, pénible, profonde , intermittente, avec faiblesse et fréquence, il fallait désespérer du malade (1). On voit, au contraire, en méditant attentivement cette épidémie, dont la lecture est si riche , si remplie d'instruction clinique, on voit, dis-je, que la respiration n'était nullement altérée lorsque la maladie était bénigne, ou même peu grave.

Une fièvre intense rend la respiration plus grande et plus forte que dans l'état naturel : le pronostic de cette espèce de respiration n'est autre que celui de la fièvre.

Une respiration faible et obscure, suivie d'une expiration difficile, rare, entrecoupée, et comme recommencée avant que de finir, est un signe mortel , et ne se rencontre guère que chez les agonisans : *Obscura atque debilis inspiratio cum rarâ , difficile interruptâ et aliquoties resonatâ*

____

(1) De morbo mucoso, p. 9.

exspiratione lethale est indicium atque ut plu-
rimum in agonisantibus observatur (1).

La respiration difficile, douloureuse, petite, vite, inégale, suffocante, élevée et exécutée péniblement avec le secours de tous les muscles qui s'insèrent aux côtes, est sûrement mortelle, et d'autant plus, qu'elle réunit à un plus haut degré l'ensemble de ces fâcheuses circonstances (2).

Les tumeurs qui se développent dans le bas-ventre, les épanchemens de sérosité dans cette cavité, la grossesse et même les excès de boire ou de manger rendent la respiration petite, vite et fréquente.

La respiration vite et difficile, accompagnée de bruit plus ou moins considérable dans la gorge, et suivie de hoquet, est un signe de mort prochaine; surtout si le malade présente d'ailleurs une faiblesse extrême, une insensibilité générale, des sueurs froides, le pouls fréquent et faible, etc.

La respiration qui est à la fois petite, précipitée et laborieuse, est très-funeste (3).

Dans les maladies aiguës, c'est un bon signe que la respiration, de difficile, vite et pénible qu'elle était, devienne facile et naturelle au mo-

____

(1) Alberti Semeiotices, p. 132.

(2) Boerhaave, aphor. 982.

(3) Leroy, du pronostic dans les malad. aiguës, p. 25, § 67.

ment où il se fait une crise quelconque. On en voit de nombreux exemples dès le début des maladies dont Storck nous a si habilement tracé l'histoire (1), et dans lesquelles des éruptions miliaires et pétéchiales servaient de terminaison heureuse à la maladie.

Dans les dilatations anévrismales du cœur et des gros vaisseaux, la respiration assez naturelle pendant le repos, devient d'abord au moindre mouvement haute, courte et difficile. Bientôt elle paraît sans cesse gênée; le malade étant obligé de se tenir constamment sur son séant, ayant même le corps courbé tantôt en avant et tantôt en arrière. Enfin la suffocation est à chaque instant plus imminente, le malade pousse trois ou quatre inspirations pour une expiration.

Dans la dyssenterie épidémique dont parle Zimmermann, la poitrine était serrée dans les cas les plus critiques, et cet état de la respiration y devenait d'un fâcheux augure.

La respiration fréquente, difficile, avec essoufflement, et comme interrompue au moindre mouvement, est un des signes du scorbut avancé.

Dans la fièvre bilieuse de Lausanne, observée par Tissot, la respiration courte et difficile, avec suffocation, était un des signes appartenans à la troisième période de la maladie, c'est-à-dire, à son

____

(1) Annus medicus primus mensis julius 1758.

plus haut degré de gravité; mais aussi, si, à cette époque, la respiration se montrait lente, facile et comme naturelle, même au milieu des signes d'ailleurs les plus fâcheux, il ne fallait pas désespérer du malade. On en voit un exemple dans le beau tableau de cette épidémie, sur une femme de trente ans dont Tissot donne l'histoire (1).

Dans les fièvres malignes avec pétéchies, décrites par Hoffmann, la respiration fréquente et petite était d'un très-fâcheux présage. *Signa ut plurimùm funesti eventûs fuere.... respiratio frequens, parva* (2).

La respiration petite et vite, de telle manière que l'inspiration et l'expiration soient de courte durée et se suivent de très-près, est un signe mortel, même lorsque tous les autres signes sont peu graves. Tant que dans les fièvres inflammatoires, dans les putrides et dans les malignes je n'ai pas observé cet état de la respiration, je conserve de l'espoir ; mais tout est désespéré pour moi lorsque cette lésion de la respiration est constatée.

Si dans la péripneumonie et la pleurésie inflammatoires, ou même dans l'inflammation de

---

(1) Tissot, historia febris epidemicæ biliosæ Lausanensis : passim et speciatim. p. 11, et p. 69 et seq.

(2) Histor. febris malignæ epidemicæ petechizantis, § II, p. 58, tom. 2, supp. opera.

tout autre viscère, la respiration devient subitement petite et vite, la mort est tres-prochaine,
surtout si le pouls paraît en même-temps lent
et mou. On trouve, dans ce cas, à l'ouverture du
cadavre, des épanchemens plus ou moins considérables qui se sont formés à l'instant même : ou
bien l'organe est gangrené; mais il n'y a plus
trace d'inflammation.

Dans quelques cas de fièvre rhumatismale, j'ai
vu les douleurs rhumatiques diminuer subitement et sans raison suffisante : alors la respiration
devenait tout-à-coup difficile, douloureuse, et
se faisant encore plus par les parois thorachiques
et par les épaules que par le diaphragme. J'ai
toujours porté un pronostic fâcheux dans ces circonstances; et la mort arrivant assez promptement, je trouvais en examinant la poitrine des
épanchemens dans le cœur, ou dans les poumons, ou même une suppuration commencée(1).

En général, quelles que soient les modifications de la respiration dans les maladies, soit
aiguës, soit chroniques, les changemens qu'elles
présentent ont d'autant plus de valeur comme
signes, qu'ils sont plus durables et plus constans,
parce qu'alors ces changemens ne tiennent à

―――――――――――

(1) V. pour des faits analogues d'observation clinique,
Storck annus medicus secundus de febre continuâ arthri-
ticâ, p. 112.

aucune circonstance fortuite, à aucun accident passager.

SIGNES TIRÉS DU BAILLEMENT.

Des considérations rapides sur le mécanisme du bâillement, laissent facilement entrevoir le degré d'influence qu'il doit avoir sur l'économie. Quelle idée ne prendra-t-on pas de son importance, si l'on réfléchit à l'état général de l'économie qui le précède et qui le termine, et par exemple à l'espèce de stupeur et d'engourdissement qui le prépare, au sentiment de lassitude et de faiblesse qui le devance, et au contraire, à la sensation agréable qui le suit, au délassement et au bien-être qu'il procure. C'est dans la méditation de ces divers objets, que l'on retrouve l'indication de la plupart des signes que l'expérience a attachés au bâillement.

Nous ne confondrons pas le bâillement avec les pandiculations, quoique ces deux mouvemens composés de l'économie, se lient souvent l'un à l'autre. Le premier, étant une respiration grande, longue et forte, qui se fait par l'ouverture extraordinaire et involontaire de la bouche, il en sera question ici : l'autre, n'étant qu'une extension en partie volontaire et en partie forcée des muscles du tronc et des extrémités, et par conséquent qu'une modification de l'irritabilité, il en sera parlé plus loin.

Il ne faudrait pas confondre le bâillement que produisent la paresse, l'ennui, la fatigue, le froid ou la chaleur, l'assoupissement, le sommeil, et même la simple vue d'un homme qui bâille, avec le bâillement qui a lieu dans les maladies. Le praticien n'oubliera cependant pas que, même durant l'état de santé, le bâillement peut être un des prodromes de la maladie en général : *Oscitatio et pandiculatio etsi sœpe pigritiœ saltem signa sunt, aut ex imaginatione proficiscuntur ; inᴛ terdûm tamen a causâ morbificâ ortum habent et morborum instantium sunt prœsagia* (1).

Le bâillement précède l'invasion des fièvres en général (2), et spécialement l'invasion de l'accès dans les fièvres intermittentes ; la fréquence, aussi bien que l'intensité de ce mouvement laissent prévoir d'avance la durée et la violence du spasme et du froid fébriles.

Les bâillemens fréquens, suivis de larmoyement et de pandiculations, sont les signes précurseurs des fièvres éruptives. *Oscitationes febrese ruptionum prœcedunt.*

J'ai observé très-souvent les bâillemens avec sternutation, aux approches des fièvres catarrhales

---

(1) Sennert, instit. med. lib. II, p. 3, s. 2°, cap. V, p. 428. Lugduni, 1656.

V. aussi ma Dissertation sur les prodromes des maladies. Montpellier, an 7.

(2) Hipp. de flatibus, p. 298. Foes.

que nous voyons régner si fréquemment d'une manière épidémique dans la capitale : *Haud raræ quoque est observationis , in iis qui in catarrhales incasuri sunt febres, frequentiorem plerumque contingere oscitationem , imminentis jam insultus febrilis prœnunciatricem* (1).

Les bâillemens ont lieu assez souvent aux approches des fièvres bilieuses , ainsi que l'a observé le docteur Alberti (2).

C'est une chose très-commune que de voir les femmes grosses éprouver des bâillemens incommodes et même douloureux , tant par leur fréquence que par leur intensité.

Les dérangemens considérables des époques menstruelles amènent aussi des bâillemens très-forts. Je trouve dans Riedlin l'observation suivante : Une demoiselle de 22 ans, à la suite d'un retard des règles, devint asthmatique, au point qu'on désespérait de sa vie. La respiration reprit son état naturel, et la malade fut atteinte de bâillemens si considérables, que la mâchoire inférieure en fut plusieurs fois luxée. Les anti-spasmodiques remèdièrent à cet accident; mais la malade ayant bu un peu de vin, il lui survint

_____

(1) V. And. El. Büchner dissertatio de oscitatione ut signo in morbis. Halæ, 1758, § XIX, p. 24.

(2) Mich. Alberti dissertatio de oscitatione. Halæ Magdeburg, 1737, § IX.

un rire convulsif qui cessa en même temps que l'excitation que le vin avait provoquée (1).

Hœchstetter, cité par Riedlin, rapporte l'observation d'une fille de 14 ans qui n'avait pas encore été réglée, et qui, tous les jours à quatre heures après midi, éprouvait des bâillemens très-fréquens, très-pénibles, et suivis de divers accidens morbifiques (2).

Dans les affections spasmodiques et nerveuses, le bâillement est l'indice de la cessation du spasme ; quelquefois, cependant, les bâillemens annoncent l'invasion de ces mêmes maladies nerveuses ou du moins de certaines. Cela est particulièrement vrai pour l'épilepsie que j'ai vue plusieurs fois sûrement annoncée par des bâillemens plus ou moins fréquens. Hoffmann en avait aussi fait la remarque dans un cas particulier : *Post quemdam languorem et brevem oscitationem protinùs æger omnium nescius concidit, etc.* (3).

Les bâillemens sont un des signes des embarras gastriques et des congestions vermineuses ; ils précèdent quelquefois l'apoplexie, très-souvent les

---

(1) Riedlini Lineæ medicæ anni 1695, mensis novembr. p. 385, ob. 16.

(2) Hoechstetteri rar. observ. med. decades sex. dec. 4. observ. 9, p. 447.

(3) Consult. et respons. med. cent. 1, s. 1, cas. 32, p. 57.

accès d'histéricie et d'hypocondrie, et presque toujours la syncope.

En général, le bâillement est un signe mortel toutes les fois qu'il existe un grand épuisement des forces dans les maladies aiguës; par exemple, chez les femmes qui sont en travail d'enfantement, et même durant les maladies aiguës des femmes en couches.

La fréquence des bâillemens chez les enfans en bas âge, est le résultat de l'accroissement rapide du corps; il est presque toujours salutaire.

Les bâillemens précèdent la syncope.

DES SIGNES DÉDUITS DE LA STERNUTATION.

Une inspiration longue et profonde, suivie d'un repos plus ou moins prolongé, et d'une expiration forte, courte et sonore, dans laquelle l'air est chassé avec effort par les narines, au lieu de sortir par la bouche : voilà ce qui constitue l'éternument.

La sternutation présente une maladie essentielle pour ainsi dire, dans le fait suivant (1) :

Un berger qui faisait sa boisson habituelle de la bière, fut attaqué d'un éternument assez violent, qui se réitérait pendant le jour dix à douze fois par heure, et qui l'incommodait aussi quel-

____

(1) Tome 7 de la collection académique, partie étrangère,

quefois durant la nuit. Au bout de dix ans, fatigué de cette indisposition qui n'avait pas cessé, il prit deux grains d'émétique. Ce moyen lui réussit parfaitement ; mais ayant continué à faire usage de la bière, il fut obligé de recourir habituellement à l'émétique tous les trois mois.

Dans ce cas-ci, et c'est aussi ce qu'il faudrait tenter dans tous les cas analogues, il s'agissait de changer le siége de l'irritation en en déterminant une plus forte ailleurs ; c'est aussi là ce qu'a fait l'émétique, et ce qu'auraient vraisemblablement opéré de même, aux avantages de la secousse près, un exutoire, l'usage habituel des frictions, etc.

La sternutation peut être cause de maladie ; elle a produit la cécité dans l'observation qui suit : Fabrice de Hilden rapporte qu'un jeune homme de seize ans, qui avait pris l'habitude de se faire éternuer à volonté, ayant un jour éternué plus de cent fois, fut totalement privé de la vue ; il la recouvra au bout de quelques jours, à la suite de l'application d'un séton à la nuque, et des ventouses entre les deux épaules.

La sternutation, trop fréquente chez les femmes grosses, produit l'avortement ; elle peut aussi déterminer les hernies chez les individus qui apportent des dispositions à ce genre de lésions. Dans tous ces cas, il est extrêmement urgent de faire cesser la sternutation par des moyens appropriés.

On retrouve la sternutation comme symptôme des maladies dans les affections catarrhales en général; dans la fièvre scarlatine, la rougeole, et quelquefois aussi dans la petite vérole; dans les affections hystériques; dans toutes les maladies qui déterminent une irritation essentielle ou symptômatique sur les poumons et le diaphragme; dans les pustules, les ulcères et les chancres du nez; dans les affections vermineuses générales, principalement lorsque les sinus frontaux renferment des vers, etc. Dans tous ces cas, le traitement méthodique de la maladie essentielle constitue le meilleur moyen à opposer à la sternutation.

Enfin, la sternutation peut devenir une source de signes dans les maladies. Considéré sous ce point de vue, il faut envisager l'éternument, et sous le rapport de l'état actuel des forces vitales dont il est un signe lumineux, et comme un des moyens d'excrétion de l'organe pulmonaire auquel la sternutation imprime une secousse souvent salutaire. Sous cette double relation, l'éternument est, suivant les circonstances, un bon ou un mauvais signe.

L'éternument est de bon augure à la fin des maladies aiguës, si d'ailleurs il ne se présente pas d'autres mauvais signes; il annonce le bon état des forces vitales ; dans les ophtalmies et les otalgies ; dans les cas de flux menstruel difficile ou retardé ; à la fin des affections catarrhales ; dans l'hystéricie et dans les accouchemens laborieux : *Mulieri ab u terinâ passione vexatœ, aut difficulter parienti, sternutatio superveniens bonum*(1).

La sternutation peut aussi procurer la sortie du placenta. Enfin, elle termine souvent d'une manière favorable les attaques de nerfs, et notamment les hoquets les plus opiniâtres. On en lit un exemple dans Forestus : le hoquet se manifesta durant le cours d'une fièvre intermittente, et des sternutations fréquentes, spontanées en firent justice (2) : *A singultu detento, sternutationes supervenientes solvunt singultum* (3).

De là ces deux vers généralement connus :

Tollere singultum sternutamenta , Platonis Conviva , est nobis testis Aristophanes.

Forestus a regardé cette action de la vie comme avantageuse dans les maladies graves ; il en excepte celles qui attaquent la poitrine. Voici comment il s'exprime à ce sujet : *Inter bona indicia in morbis exitialibus, exceptis his qui pulmones exercent recensuit Hippocrates. Securita-*

____

(1) Hipp. aphor. 35 , s. 5.
(2) Foresti opera , lib. 5 , obs. 15.
(3) Hipp. aphor, 13 , s. 6.

tem enim polliceri videtur, si præcedente morbo supervenerit; etiamsi lœtalem esse alia signa declarent (1).

Le même auteur rapporte une observation de fièvre avec céphalalgie violente guérie par l'éternument (2).

Il faut au contraire regarder la sternutation comme un pronostic fâcheux dans la phthisie, dans la phrénésie, dans la pleurésie, dans toutes les inflammations violentes qui ont leur siége sur quelqu'un des viscères abdominaux ; chez les vieillards attaqués de vertige ou de cancer ; chez les épileptiques ; chez les individus sujets aux hernies ; et enfin, toutes les fois que cet acte, la sternutation, est assez fréquent et dure assez long-temps pour laisser craindre la langueur, la syncope, de violens maux de tête, l'hémiplégie, l'apoplexie, la cécité, les convulsions, etc.

Excepté dans les cas de coryza, on doit compter les fréquens éternumens, chez les individus bien portans, parmi les prodromes généraux des maladies. Hippocrate l'a dit : *Citrà gravedinem, copiosæ in sanis sternutationes futurum morbum præsagiunt* (3).

---

(1) De Symptomatibus febrium, lib. 7, obs. 37, p. 294.

(2) L. c. p. 293.

(3) Hipp. de arte.

A l'époque de la crise dans les typhus, et plus généralement dans les fièvres putrides graves, les croûtes noires et sèches qui tapissent les cavités nazales antérieures et postérieures, ainsi que cette matière muqueuse qui, quelquefois réunie en lames compactes remplit ces cavités, se détachent au moyen d'une nouvelle humidité sécrétée. Cela se passe rarement sans exciter un éternument fréquent dont le vulgaire a tiré cette remarque, que l'éternument est souvent un signe précurseur de guérison.

Dans leur intéressante collection, les médecins de Breslaw ont noté l'éternument au nombre des accidens, qui, en 1700, se joignaient fréquemment aux maladies régnantes dont ils nous ont laissé la description. Ils remarquent que ce symptôme s'est trouvé à la fois, et chez des individus qui ont résisté à la maladie, et chez d'autres qui ont succombé : *In malignis illis febribus cum quibus nos colluctati sumus, alii sternuentes mortui, alii iterum cum sanitate in gratiam redierunt.* Ils ajoutent qu'ils ne peuvent rien décider sur les avantages ou sur les inconvéniens du hoquet; et ils désirent que des observations ultérieures prononcent sur ce point important de la séméiotique.

Depuis long-temps je me suis attaché à l'étude clinique de ce symptôme, considéré comme signe. Je me suis bien convaincu que c'est par un préjugé populaire que l'on a exagéré les avantages de l'éternument dans les maladies aiguës, et je suis parvenu à discerner les cas où il est avantageux, et ceux, au contraire, où il se montre funeste.

Lorsque l'éternument a lieu dès le principe d'une maladie aiguë, avant la crise, et sans complication d'affection catarrhale, on peut s'attendre que la fièvre sera longue et grave.

Au contraire, lorsque l'éternument se manifeste pendant ou après la crise, même avec des signes peu favorables d'ailleurs, c'est toujours d'un bon augure.

L'éternument est un bon signe dans les maladies avec prédominance de symptômes nerveux. L'éternument ne se manifeste guère que lorsque les symptômes ataxiques ont perdu de leur intensité.

En général, on voit rarement éternuer les malades qui sont près de mourir, et, au contraire, on entend souvent éternuer ceux qui sont près de guérir.

SIGNES DÉDUITS DU HOQUET.

Le hoquet est un mouvement spasmodique, une sorte de convulsion qui a lieu pendant l'acte de l'inspiration ; qui produit un bruit sonore, rauque et non articulé ; qui se communique et se propage dans toute l'étendue du canal alimentaire et de la cavité pulmonaire; et dont le principal siége paraît être dans le diaphragme et l'œsophage.

Voici comment on peut concevoir le mécanisme du hoquet : une contraction spasmodique subite, portée spécialement sur le diaphragme, détermine une inspiration convulsive et prompte, suivie d'un son rauque non articulé; et par suite des liaisons et des dépendances anatomiques qui existent entre le bas-ventre et le diaphragme, les cavités thorachique et abdominale se dilatent et entrent dans un mouvement si précipité et si violent, que l'inspiration en est interceptée.

Le son qui se produit alors dépend du rétrécissement sympathique de la glotte, et de la rapidité avec laquelle l'air est poussé dans les poumons par la contraction spasmodique qui a lieu. Ce bruit est quelquefois si considérable, qu'on l'entend dans les appartemens voisins de celui du malade, ou même dans la rue : Hoffmann, Riviere, Riedlin et Bartholin en ont rapporté des exemples.

Le hoquet se présente dans des circonstances et sous des conditions bien différentes. Il a lieu dans l'état de la santé la plus parfaite, à l'occasion d'une inspiration accidentellement interceptée par une cause quelconque; pendant les repas, pour avoir mangé trop précipitamment et des morceaux mal mâchés; enfin, dans le premier acte de la digestion par l'effet de la contraction de l'estomac sur les alimens. C'est dans ces différentes circonstances que l'on peut employer les moyens de guérison conseillés par Hollier; savoir : la compression forte et subite du doigt du milieu de la main droite pressé latéralement ; le récit d'un événement triste ou d'un accident imprévu, la frayeur, etc. *Compresso utrinque ad latera medio digito dextro, rei tristis narratione, aut insolito timore, cedit singultus.* Au surplus, un fort pinçon fait sur quelque partie du corps que ce soit, pourvu qu'elle reste sensible, et l'extrémité des doigts l'est beaucoup ; une douleur profonde, quelle qu'en soit la nature, produisent le même effet que la compression du doigt du milieu de la main droite.

Valsalva arrêtait le hoquet avec des fomentations de lait sur l'abdomen ; il a obtenu aussi de bons effets des épithèmes de thériaque.

L'action de boire lentement et pendant long-temps, une inspiration soutenue, la suspension de la respiration, ainsi que l'avait reconnu Platon d'après Hippocrate, la course, et en général toute distraction ou toute application forte font cesser le hoquet, qui, d'ailleurs, se passe aussi de lui-même et sans durer long-temps :

Spiritum diù cohibendo singultus cessat: Plato de singultu.

On a vu aussi quelquefois l'éternument, soit provoqué, soit spontané, rompre avec avantage le spasme concentré sur le diaphragme et l'œsophage et faire cesser ainsi le hoquet : *A singultu detento si sternutamenta accedant, singultum solvunt* (1). Celse, qui a si souvent copié Hippocrate, dit également, l. 2, ch. 8, *singultus sternutamento finitur.* Forestus rapporte un fait de hoquet survenu dans une fièvre intermittente pendant chaque accès, et qui céda un jour à des éternumens fréquens (2).

Il faut placer aussi sur la même ligne le hoquet qui survient chez les enfans après qu'ils ont mangé. Ce hoquet plus fréquent chez eux, en raison de la plus grande sensibilité de la tunique interne de l'estomac et de l'œsophage, cède à la boisson d'un peu de lait ou d'un peu d'eau sucrée avec addition de quelques gouttes d'eau de fleur d'orange. La grande susceptibilité des enfans pourrait rendre très-fâcheux tout moyen qui aurait pour objet de déterminer une forte impression, soit morale, soit physique.

Le hoquet n'est cependant pas toujours aussi indifférent chez les enfans. S'il dépend d'une grande quantité de lait avalée trop rapidement, ou de la présence d'acides dans l'estomac, il est

(1) Hipp. aphor. 13, s. 6.
(2) Forestus, lib. 5, obs. 15.

peu à craindre; mais il est très-grave s'il est déterminé par une inflammation partielle, par la
métastase d'une éruption quelconque.

Le hoquet existe aussi comme maladie essentielle, soit à l'état aigu, soit à l'état chronique,
et alors il se lie à un ensemble de symptômes différens suivant la cause qui le détermine.

Il se présente aussi à l'état périodique sans
fièvre ou avec fièvre, et le quinquina en est le
seul moyen curatif; après toutefois que l'on a
combattu les complications de la maladie, s'il en
existe (1). Je l'ai vu, dans une observation dont
je donnerai ailleurs l'histoire, constituer le symptôme prédominant ou pernicieux d'une fièvre
intermittente maligne ou ataxique; et cette variété des fièvres pernicieuses n'avait point été
connue par les auteurs modernes qui ont écrit
sur ces maladies. Je dis par les auteurs modernes,
parce que j'ai trouvé dans Hippocrate et dans
Pierre-Michel de Calderia des faits de fièvre rémittente pernicieuse, dont le hoquet était le
symptôme prédominant, présentés sous le titre
de fièvre singultueuse; ce qui ajoute à la pensée
que j'ai manifestée il y a long-temps, savoir :
qu'Hippocrate avait eu occasion de voir des cas
de ces fièvres pernicieuses; mais qu'il les avait

---

(1) V. sur les causes du hoquet et sur les nombreuses
maladies dans lesquelles il se déclare, la dissertation savante de M. Rouge, De Singultu. Monspelii, in-4°, 1764.

décrites sous des noms qui ne les laissent pas aisément reconnaître : ailleurs, je traiterai plus longuement ces diverses propositions qu'il me suffit d'indiquer ici.

Dans les maladies nerveuses , chroniques , graves, le hoquet alterne quelquefois avec la maladie; je l'ai vu ainsi dans l'hystéricie, dans l'hypocondrie ; Hoffmann l'a observé comme symptôme dans la catalepsie terminant l'accès : *Quid quod denique in ipsam mutaretur catalepsin , quá æger in quo erat situ ac motu subitò immobilis rigebat , aliquoties singultiebat, tumque denuò liber erat* (1).

J'ai vu dans deux circonstances le hoquet survenir tous les jours, à la même heure, chez un vieillard, d'une manière fort incommode ; il céda assez promptement au quinquina.

Enfin, le hoquet se présente à l'observation clinique comme un épiphénomène, comme un symptôme insolite dans diverses maladies aiguës ; et suivant les circonstances différentes dont il s'accompagne alors, il fournit au praticien une source plus ou moins féconde d'inductions séméïotiques ou de signes pronostics; c'est exclusivement du hoquet ainsi considéré dont je dois m'occuper ici.

Le hoquet qui survient dans les maladies ai-

____

(1) Hoffmann, consult. et respons. med. cent. 1ᵃ, sᵒ 1ᵃ, cas. 31 , p. 55.

guës, est de bien plus mauvais augure que celui qui a lieu dans les maladies chroniques; et il est d'autant plus fâcheux, dans la première de ces deux circonstances, qu'il se trouve lié à une plus grande débilité de facultés vitales.

Le hoquet qui se joint à la face hippocratique est toujours le signe d'une mort très-prochaine, à moins que la décomposition de la face ne soit accidentelle. J'ai vu, dans plusieurs cas, le hoquet et la face hippocratique dans les fièvres malignes ou ataxiques précéder de quelques heures seulement la mort du sujet.

Il n'est pas rare de voir le hoquet constituer un des symptômes nerveux des fièvres malignes, soit simples, soit compliquées; dans ce cas, la gravité des pronostics qu'il fournit, se déduit de l'état général de la maladie et de l'ensemble des symptômes auxquels il s'associe : *Si quis in laboriosâ febre singultiat, vox obstupescat, morbo laborat pessimo. Hipp. in Coac.* On trouve dans Forestus deux exemples de ce hoquet; dans l'un, le malade a été guéri, et dans l'autre il est mort.(1).

C'est sous ce rapport qu'il convient d'envisager le hoquet qui a lieu souvent dans les fièvres catarrhales malignes, si fréquentes dans la capitale. J'en ai eu il y a quelque temps un exemple

(1) Forestus, lib. 7, obs. 31.

sous les yeux; et quoique le sujet fût âgé de 73 ans, quoique la maladie fût assez grave, quoique le hoquet se trouvât joint au délire, cependant le malade entra en convalescence le quatorzième jour de la maladie, et bientôt après il fut parfaitement guéri.

Le hoquet qui se joint à l'aphonie est, en général, d'un mauvais pronostic, *aphoniæ cum singultu pessimæ*, dit Hippocrate dans ses Prorréthiques. Il faut en dire autant du hoquet qui vient après de grandes hémorragies et après des évacuations immodérées, soit spontanées, soit provoquées, et cela, toujours en raison de la faiblesse qui coïncide alors avec le hoquet : *Ex copioso sanguinis fluxu convulsio aut singultus superveniens, malum. Aphor. 3, s. 5.* Hippocrate avait exprimé la même pensée dans les Coaques, s. 3, n°. 57, où il dit, *in copiosá sanguinis fluxione aut singultus aut convulsio malum denunciant.* Hoffmann, dont l'article sur le hoquet a été entièrement copié au mot *Singultus* du dictionnaire de James, avait fait la même remarque : *Omnis ex inanitione singultus, post alvum citam, longasque vomitiones malus : post sanguinis profusionem pessimus. Med. rat., t. 4, pars 3, pag. 125. Concussiones singultuosæ,* dit Rieger, *post magnas hæmorrhagias ipsum vitæ finem, tanquam ultimi naturæ conatus, antecedere solent.*

Le pronostic du hoquet qui suit les déjections alvines abondantes, ou les vomissemens copieux, n'est pas plus satisfaisant : *Ex profusâ purgatione convulsio aut singultus succedens malum*, *Aphor. 4, s. 5*; et cette sentence se trouve également répétée dans les Coaques, s. 4, n°. 22. Hipp. s. 7, Aphor. 41, spécifie l'application de cette sentence aux vieillards sur lesquels, en effet, elle doit être particulièrement vraie : *Si senioribus, ultrà modum purgatis, singultus accidat, malum.*

Voici ce qui a été recueilli par rapport au vomissement : *Ex vomitione singultus malum*, dit Hippocrate, s. 7, Aphor. 3. Dans les Coaques, s. 2, n°. 20, il s'exprime ainsi : *Ex sinceris vomitionibus singultus malus est.* Enfin, dans les épidémies on trouve une application de cette vérité ; la femme qui demeurait sur la place des Menteurs, 12e malade, du 3e liv. des Épidémies, après avoir eu, le 11e et le 12e jour de sa maladie, de grands vomissemens, eut le hoquet le 13e, et mourut le 14e jour.

Celse a exprimé cette vérité, comme il suit : *Mali morbi signum est post vomitum singultum esse, l. 2, cap. 4.*

Ainsi, si le hoquet se présente durant le cours d'une maladie aiguë, il faut surtout considérer les symptômes qui l'ont précédé, ceux qui l'ont accompagné, et les causes qui paraissent l'exciter.

Lorsque le hoquet n'est accompagné d'aucun symptôme fâcheux, il est souvent le simple effet d'une irritation de l'estomac agacé, surchargé de matières, soit bilieuses, soit glaireuses, ou bien il est déterminé par la présence des vers; dans ces cas, le vomissement ou les déjections copieuses le font cesser.

Pendant le travail-pénible de la dentition, le hoquet est un signe de mort (1).

J'ai vu aussi le hoquet précéder fréquemment la mort dans les maladies graves des voies urinaires, et j'en trouve un exemple assez curieux dans Morgagni (2).

Si, d'après l'ensemble des symptômes, on juge que le hoquet dépende de l'inflammation de quelque viscère du bas-ventre, il est mortel ; ainsi, il est d'un pronostic très - fâcheux dans les inflammations du foie : *Ex Jecoris inflammatione singultus malo est*, a dit Hippocrate, s. 7, Aphor. 17 ; et cette sentence se trouve répétée dans l'aphorisme 58 de la s. 5: *Jecoris inflammationi singultus supervenit.* Il n'est pas moins grave dans les inflammations de la matrice, et dans les cas d'adhérence du placenta (3). Le hoquet est également d'un mauvais augure dans

---

(1) Morgagni de sed. et caus. morb. epist. 31, art. 5.
(2) Id. l. c. epist. 42, art. 2.
(3) V. entr'autres Morgagni, epist. 48, art. 28.

l'ileus ou la passion iliaque : *Ex ileo vomitio, aut singultus, aut convulsio, aut delirium malum.* Aphor. 10, s. 7. Celse, l. 2, ch. 8, a exprimé cette vérité, comme il suit : *Si in tenuiore intestino morbus est, vomitus, singultus, nervorum distentio, delirium, mala sunt.*

Dans les inflammations, soit aiguës, soit chroniques de l'estomac, mais surtout dans les premières, le hoquet annonce une mort certaine (1).

On doit encore se méfier du hoquet qui accompagne les hernies étranglées, particulièrement chez les vieillards. Ceci se trouve confirmé par la pratique journalière : *Inter mala indicia est (singultus),* dit Gruner, *ubi ab herniá alicubi inclusá et retentá* (2).

En général, le hoquet est mortel, s'il survient à la fin d'une maladie aiguë, précédé et accompagné des symptômes les plus fâcheux, les forces du malade étant épuisées ; mais si le hoquet arrive à l'époque des mouvemens critiques de la maladie ; et si la nature se montre assez forte pour que ses mouvemens soient salutaires, alors le hoquet est le signe précurseur d'un vomissement

----

(1) V. Hoffmann, dissert. de inflammatione ventriculi passim et speciatim, § VI — § XX—XXV—XXVI—XXVIII. Morgagni, de sed. et caus. morb. epist. XXX, art. 4.

(2) V. aussi Morgagni de sed. et causis morb. epist. 34, art 9.

ou d'une diarrhée salutaire. Hollier et Hoffmann en avaient fait la remarque ; et Klein a dit après eux : *Si vero (singultus) circa dies evenit criticas, reliquis signis, maximè ex urinâ, bonis, nil mali portendit ; sed criticum vomitum vel diarrhœam prœnunciat, et his excipientibus cessat spontè.*

Hoffmann a vu le hoquet presque toujours mortel durant l'épidémie de fièvres malignes avec pétéchies, qu'il a observée en 1699 (1).

Valsalva cite un fait de hoquet dans une fièvre très-grave, sans que le malade ait succombé ; mais cette observation est de peu d'importance contre l'observation d'Hippocrate (la femme qui demeurait sur la place des Menteurs), et les faits de Vallesius, épid., liv. 3, s. 2, 12ᵉ malade ; de *Mercurialis Prœlect.pisan.* sur le même malade, de Ramazzini ; constit. anno 1692 et seq., n. 22, obs. 127, etc. Ce dernier remarque que dans cette épidémie, tous les malades qui eurent le hoquet succombèrent ; et l'on trouvait après la mort l'estomac parsemé de taches noires. V. aussi Haller, *Opuscul. pathologica, obs.* 14. Ledelius, *Éphémérid. des curieux de la nat., dec.* 3, *a.* 7, *obs.* 127. Hoffmann, *de singultu, op., t.* 3, *s.* 2, *cap.* 4.

---

(1) Diss. sistens historiam epidemicæ malignæ petechizantis. Opera Supplem. t. 2, § VIII, p. 57.

Dans le narcotisme, le hoquet qui se joint aux syncopes est mortel (1).

Dans la dyssenterie épidémique dont Degner nous a transmis l'histoire, le hoquet, dès le début de la maladie, était plutôt l'indice de la complication vermineuse, que le signe d'un danger imminent; mais lorsque la maladie était plus avancée, le hoquet était toujours mortel (2).

On trouve dans plusieurs cas particuliers de maladies, la confirmation de cette assertion, et spécialement chez le jeune homme de 20 ans dont l'observation se trouve à la page 37. Chez ce jeune homme, le hoquet se manifesta les 7e et 8e jours de la maladie. Au milieu d'un mieux apparent, le 9e jour il mourut au moment où on le croyait sauvé.

Il y a une sorte de mouvement convulsif de la respiration, lequel consiste dans deux inspirations promptes et fortes, suivies d'une expiraration longue et faible, qui arrive souvent pendant l'agonie, et au moment où le malade va mourir. Ce mouvement convulsif, que le vulgaire désigne avec raison sous le nom de hoquet de la mort, est en effet une modification du hoquet, et une modification toujours mortelle.

---

(1) Hoffmann opera, t. 3, p. 276, cap. 9, ob. 7.

(2) Historia de Dyssenteriâ quæ. Neomagi, 1730. Grassata fuit, p. 24.

Quoiqu'il soit différent du hoquet en général, autant par la manière dont il s'exécute, ou par son mécanisme, que par l'extrême gravité du danger dont il s'accompagne constamment, je ne sache cependant pas qu'il ait été particulièrement signalé dans aucun traité de séméiotique ; et néanmoins il n'est pas de praticien qui ne l'ait observé, et qui n'en connaisse tous les dangers.

Cette modification du hoquet est sans doute difficile à décrire ; mais il suffit de l'avoir observée une fois pour en conserver une idée durable, et pour la reconnaître toutes les fois qu'elle se présentera.

Le hoquet, considéré dans les maladies chroniques, est d'un pronostic bien moins constant, bien moins certain que dans les maladies aiguës: ainsi, on le rencontre dans les maladies ictériques; et les signes qu'il offre, sont les mêmes que ceux qui résultent de l'intensité de la maladie elle-même et de ses causes : *Similiter solent singultus in ictericis ex tumore aut inflammatione hepatis comitari. Prosper. Alp. lib.* 3, *cap.* 9, *p.* 201 ; le même auteur rapporte à la suite un passage des Coaques, qui confirme ce précepte.

Le hoquet est aussi dans quelques cas un des symptômes des affections ictériques ou hypocondriaques; et alors il est peu fâcheux : *Non æquè periculosus (singultus) in Hypocondriacis, Ictericis.* Klein. Dans d'autres circonstances il est

produit par la dépression du cartilage xyphoïde,
par la fracture des côtes, par des plaies plus
ou moins pénétrantes de la région abdominale ,
et dans ces derniers cas, il n'a de fâcheux que
les craintes qu'il inspire pour la lésion ou l'inflammation de l'estomac : *Qui costis fractis,
distortis, luxatis accedit, imminentem inflammationem prædicit.* Klein.

SIGNES FOURNIS PAR LA SYNCOPE.

Une faiblesse générale avec perte momentanée
des sens, avec suspension momentanée des mouvemens de la respiration, etc., constitue la syncope; c'est en quelque sorte une mort instantanée ou passagère.

Tantôt elle arrive subitement, et se dissipe à
peu près de même ; d'autres fois elle est précédée
par un appareil de symptômes connus , et elle
cesse également après une série d'accidens déterminés.

Aux yeux du séméiologiste, la syncope offre
une source féconde de documens importans,
parce qu'elle se lie essentiellement à l'état actuel
des forces vitales, qu'il est si nécessaire de bien
apprécier. Elle est un des premiers indices de la
contagion des maladies fébriles et pestilentielles: on
l'a vu surtout dans l'affreuse peste de Marseille,
dans quelques cas de fièvre jaune, dans un grand
nombre de faits de fièvres intermittentes pernicieuses.

La syncope peut tenir ou à la débilité générale du système, et alors elle est d'un très-mauvais augure, ou à la faiblesse particulière d'un organe, de l'estomac p. ex., et dans ce cas elle est bien moins fâcheuse, ou enfin à une lésion organique; et ici elle suit la gravité du pronostic inséparable de la nature et de la période de là maladie à laquelle elle se trouve liée.

En général, la syncope, dans les maladies aiguës, est d'un mauvais signe; et il est d'autant plus mauvais, que la perte des sens est plus forte, plus fréquente et plus durable : cela annonce un affaiblissement extrême.

Dans toute syncope, le degré de refroidissement du corps, et sa prolongation peuvent servir de règle assez certaine pour apprécier le danger qui existe (1).

De grandes douleurs, celles surtout attachées aux nombreuses maladies des voies urinaires, donnent lieu à des syncopes qui sont toujours d'un fâcheux pronostic (2).

Pendant une épidémie de fièvres malignes pétéchiales, Hoffmann a vu plusieurs fois la syncope débuter dès le principe de la maladie, et toujours avec des dangers très-graves : *Protinùs enim*,

----

(1) Jacobus Hare Scotus. Dissertatio medica inauguralis de Syncope, 1782.

Thesaurus medicus edinensis, t. 4, p. 296, § 79.

(2) Morgagni, de sed. et caus. morb. epist. 42, art. 2.

dit-il, *vertigo vel leve animi deliquium non sine insigne vitæ discrimine suboriebatur* (1). Il a remarqué dans cette maladie et dans beaucoup d'autres, que si les malades restaient quelque temps debout ou sur leur séant, ils étaient pris d'une syncope qui ne tardait pas à être suivie de la mort : *Observatum fuit non tantum in nostro sed etiam sæpiùs in aliis malignis quod si ægrotantes diutiùs in erectâ corpus teneant positurâ, sive surgendo, sive in lecto sedendo, morbi vehementia mirificè mox adaugeatur et increscat; ita ut etiam mors brevi fuerit subsecuta. Sentiunt enim post talem posituram mox debilitatem maximam, animi quoddam deliquium. etc.* (2). Enfin, et ceci complette ce résultat important de l'observation clinique, Hoffmann a observé la même chose dans une épidémie de fièvres pétéchiales, sans que l'éruption cessât ou disparût pour cela ailleurs qu'au creux de l'estomac. Il en rapporte plusieurs faits remarquables. Il a vu également la même chose avoir lieu chez des hydropiques et des phthisiques singulièrement affaiblis par la maladie (3).

---

(1) Fr. Hoffmann, dissertatio sistens historiam febris malignæ epidemiæ petechizantis. Halæ, 1699.

Opera Supplement. t. 2, § 2, p. 56.

(2) L. c. § II, p. 58.

(3) Frid. Hoffmann, de Situ erecto in morbis periculosis valdè noxio. t. VI, p. 169 et seq.

L'habitude des syncopes légères et de longue durée dans le cours de la vie, est l'indice d'affections histériques et hypocondriaques. Ces syncopes ont également lieu souvent pendant le travail difficile de la menstruation, soit qu'elle cherche à s'établir, soit qu'elle se prépare à cesser : mais si les syncopes sont fréquentes, fortes, de courte durée et sans cause connue, on doit soupçonner l'existence d'une lésion organique du cœur ou de ses dépendances ; c'est ainsi qu'il faut entendre l'aphorisme suivant d'Hipcrate : *Qui sœpè et fortiter exsolvuntur, absquè causâ manifestâ, derepente moriuntur* (1).

La syncope histérique est quelquefois poussée au point de simuler la mort, tant à cause de sa prolongation, que par son extrême intensité.

Après des accouchemens laborieux, la syncope est, dans quelques cas, suivie de la mort.

Dans les fièvres éruptives, de violentes syncopes au moment de la fièvre de suppuration, sont mortelles. On le voyait souvent dans les petites véroles confluentes.

De violentes syncopes dans les maladies vermineuses graves, des enfans surtout, sont d'un très-facheux augure ; il n'est pas rare de voir les vers sortir en assez grande quantité, et par

______

(1) S. 2*a*, aphor. 41.

la bouche et par l'anus, peu d'instans même avant la mort (1).

Dans les maladies venteuses, maladies trop négligées par les médecins, la syncope est fréquente.

Dans les suppurations internes abondantes, la syncope est un signe promptement mortel, cela est surtout vrai pour les abcès au foie.

Il arrive quelquefois, dans les convalescences des maladies longues et graves, que les malades éprouvent un appétit déréglé. S'ils peuvent le satisfaire avec l'avidité avec laquelle ils le désirent, il n'est pas rare qu'il survienne subitement une syncope, ou même plusieurs au milieu desquelles ils succombent (2).

La syncope devance de très-près la mort chez les individus qui, ayant éprouvé un froid très-considérable, ont été gelés; à moins cependant que la syncope ne soit déterminée alors par la gangrène commençante d'une partie des extrémités du corps, accident qui, dans ce cas, devient une crise très-heureuse. Que de funestes exemples n'en a-t-on pas eus dans la trop mémorable déroute de Moscou.

Dans l'appréciation des signes à déduire de la

____

(1) Van-den-Bosch, epidem. verminos.

(2) Frid. Hoffmanni, de virium lapsu et animi deliquiis, t. 3, observ. 10, p. 277.

syncope, il est essentiel de tenir grand compte des causes qui lui ont donné naissance, et des circonstances au milieu desquelles elle s'est développée.

La syncope est très-commune dans les affections scorbutiques graves et invétérées, et elle y est toujours d'un fâcheux pronostic.

Les syncopes qui ont lieu avec cette espèce de frissonnement que les Latins ont désignée par le mot de *rigor*, est un mauvais signe.

Il en est de même des syncopes qui se joignent à la répercussion d'une éruption quelconque, dans les maladies aiguës.

La syncope suit les métastases, sans prendre d'autre signification que celle qui appartient à ce genre de crises.

Toutes les évacuations fortes et promptes sont suivies de syncopes : et quelquefois alors, comme dans quelques autres cas, assez rares, la syncope devient elle-même un moyen curatif.

La syncope, qui est déterminée par l'action des narcotiques, annonce, par ses différens degrés, l'intensité du narcotisme.

On sentira aisément qu'il ne faudrait pas déduire les mêmes conclusions des syncopes causées par une violente affection de l'âme ; par la vue d'un objet que l'on redoute, ou qui déplaît ; par les odeurs ; par des veilles prolongées ; par l'abus des plaisirs vénériens ; par le séjour dans un endroit peu spacieux, et fortement échauffé ; par l'approche d'un feu plus ou moins grand, après avoir souffert un froid vigoureux, etc.

Il est des personnes tellement nerveuses, qu'aux approches des orages violens, des éclipses, et d'autres changemens subits dans l'atmosphère, elles éprouvent des syncopes plus ou moins fortes. Deux ou trois jours avant le fameux tremblement de Lisbonne, dont la secousse s'étendit jusqu'au-delà de Cadix, et dont l'influence sur les maladies de tout le continent européen a été si prononcée, les habitans de Cadix se plaignirent tous de faiblesse, d'abattement, et éprouvèrent de légères syncopes. On lit, dans la quatrième constitution de Baillou, qu'aux approches de l'éclipse qui eut lieu cette année (1574), il y eut un grand nombre d'individus qui éprouvèrent des faiblesses et des syncopes telles, qu'ils semblaient près d'expirer (1).

SIGNES DÉDUITS DE LA TOUX.

La toux consiste dans une expiration courte,

______

(1) Epidem. et ephemeridum, lib. I. Constitutio quarta.

plus ou moins forte, sonore, et dans laquelle l'air étant chassé avec effort par la bouche, entraîne avec lui la matière des crachats.

Il est peu de symptômes plus communs et plus universellement répandus que la toux, dans la nombreuse série des maladies connues; et il en est peu qui offrent moins de données au séméiologiste.

Mais aussi, il est peu de symptômes qui se manifestent plus rarement d'une manière accidentelle; la toux étant presque toujours constamment liée aux maladies dans lesquelles on la rencontre : et si, malgré cette sorte de persistance, elle est d'un léger secours comme signe diagnostique, cela vient de ce que la toux, se rencontrant dans un grand nombre de maladies, elle ne peut naturellement servir de caractère à aucune.

En effet, non-seulement elle appartient à toutes les maladies de la poitrine et de ses annexes, depuis la plus légère, jusqu'à la plus grave, mais on la retrouve encore dans les maladies de l'estomac, du foie, du diaphragme, des intestins, de la matrice; pendant la grossesse; durant les travaux divers de la menstruation; pendant la dentition; dans les affections nerveuses, vermineuses; dans les maladies rhumatismales et goutteuses; dans la plupart des fièvres éruptives, etc. On cite jusqu'à des lésions or-

ganiques de la tête, comme causes incontestables de la toux : *et primùm tussis causam
in capite esse posse, etc.* (1).

Il n'est pas jusqu'à l'influence de l'imagination,
et même jusqu'à l'empire de l'imitation qui
ne puissent donner lieu à la toux. Un tousseur
continuel irrite mon poumon et mon gosier,
dit avec raison Montaigne (2).

Il est cependant quelques maladies, tant aiguës que chroniques, et durant la marche desquelles la manifestation de la toux vient augmenter ou diminuer les dangers de la maladie.

C'est un fort mauvais signe, par exemple,
que la toux survienne dans le cours d'une hydropisie ascite. *Hydropicum si tussis vexet
lethale*, a dit Hippocrate. Il faut redouter alors
tout ce qu'il y a de péril attaché aux épanchemens imminens de la poitrine (3). Remarquez cependant qu'on ne doit pas entendre
ceci de la toux légère qui se manifeste dès les
premiers temps de la maladie, et qui n'est causée que par le peu de gêne qu'éprouve secon-
dairement la poitrine, mais bien de la toux

---

(1) Morgagni, de sed. et caus. morb. epist. 19, art. 54.
Bonnet, Sepulchret. anat. lib. II, s. III, obs. 33.

(2) Essais, liv. I, chap. 20, de la force de l'imagination.

(3) Hipp. s. 6, aphor. 35. — S. 7, aphor. 47.

sèche, fréquente et forte qui se manifeste quand l'ascite est déjà ancienne, et peu de temps avant la fatale catastrophe.

Sydenham a vu la toux régner pendant les constitutions des années 1661, 62, 63, 64, sans aucun danger (1).

Aux approches des crises, il se manifeste quelquefois une toux assez forte et sèche : elle tient à la commotion générale de l'économie, et elle se lie, quant aux craintes ou aux espérances qu'elle doit inspirer, à l'ensemble général de la maladie.

Il faut remarquer que chez les vieillards, non-seulement la toux se joint à toutes leurs affections, même aux plus légères, mais qu'elle est encore en quelque sorte l'apanage de leur vie entière, et sans qu'on puisse en déduire aucune conclusion importante.

La toux prolongée, quelle qu'en soit la cause, peut donner lieu à des maladies graves de la poitrine.

L'inflammation, l'enflure, la douleur des testicules, font souvent cesser les toux les plus graves et les plus opiniâtres, par suite de la sympathie qui existe entre les parties génitales et la poitrine (2).

______

(1) Opera, t. I, s. 1, cap. 4.
(2) Hipp. Klein. Baglivi. Rega. Bourges, Observations

Une toux sèche et fréquente sert souvent de prodrome aux accès de goutte.

Si la toux se manifeste dans le cours d'une maladie aiguë, la maladie ne doit être considérée comme complètement jugée, que lorsque la toux cesse.

La fièvre gastrique, mal traitée, laisse assez souvent après elle une toux plus ou moins vive; qui augmente communément vers le soir et pendant la nuit, qui est sèche d'abord, et qui décide ensuite l'expectoration d'une matière muqueuse fort épaisse, et souvent marquée de stries de sang. La poitrine est dans le commencement sans douleur, à moins que l'affection gastrique n'ait déjà affecté sympathiquement cet organe. Il y a communément, soit avant la quinte de toux, soit pendant la toux, une douleur ou d'autres accidens, dans la région épigastrique, et qui annoncent assez que le foyer de la maladie est là; cette toux peut dégénérer en phthisie (1).

La toux, qui dure encore longtemps après la guérison des affections catarrhales, du croup, de l'angine, de la coqueluche, des maladies

---

sur une affection des testicules, suite des affections catarrhales, Journal général de Médecine, t. 31, p. 54.

V. aussi 1er vol. de cet ouvrage, p. 437 et suiv.

(1) Stoll, Grimaud.

éruptives, et surtout de la rougeole, de la pleurésie et de la péripneumonie, doit toujours
inspirer, des craintes.

La toux, chez les femmes grosses, si elle est
opiniâtre et forte, peut déterminer diverses congestions sur les organes abdominaux, et même
l'avortement.

Il faut toujours se méfier de la toux qui survient aux femmes en couches ; trop souvent elle
est le prodrome de la phthisie, dont l'invasion
est si commune à cette époque.

SIGNES TIRÉS DE LA VOIX ET DE LA PAROLE.

On a depuis long-temps épuisé, pour ainsi
dire, en physiologie, les considérations diverses
sous lesquelles on peut envisager les fonctions de
la voix et de la parole. On les a étudiées, ces
fonctions, tant dans l'homme que dans les animaux ; et c'est surtout d'après cette étude com-
parative, qu'on a prétendu en déduire des inductions relatives au caractère, aux mœurs, aux
habitudes, etc., soit des espèces, soit des individus. Néron, au rapport de Suétone, avait la
voix voilée ; et c'est pour corriger ce défaut,
qu'il cultiva, dit-on, beaucoup la musique.

Tacite a dit, en parlant de Tibère : « Son
langage était presque toujours affecté ; mais lorsqu'il quittait la dissimulation, il s'exprimait d'une
manière naturelle et aisée. »

Lavater, qui a rapporté ce passage d'après Bacon, ajoute : « Je vais plus loin, et j'étends cette remarque jusqu'aux sons de voix, que je partage en trois classes différentes. Ils seront ou traînans ; ou forcés ; ou naturels, c'est-à-dire, articulés sans effort ni paresse. D'après cette distinction si simple, chaque espèce de son de voix me paraît significatif, en ce qu'il indique un caractère qui est *en-deçà* ou *au-delà*, ou *au niveau* du vrai. »

Quoi qu'il en soit de ces diverses conjectures sur la *métoposcopie* ou la *physiognomonie* de la voix, il ne nous convient pas de nous en occuper ici. La voix et la parole, comme toutes les autres fonctions ou facultés de la vie, présentent, dans les diverses maladies, et surtout dans les différens états de ces mêmes maladies, des modifications particulières qui, une fois constatées et justement appréciées par de suffisantes observations, servent d'indice pour reconnaître la nature de ces lésions, leurs différens états, et les dangers plus ou moins grands qu'elles doivent faire craindre ; aussi bien que les espérances plus ou moins fondées qu'elles peuvent laisser entrevoir. Telles sont les considérations relatives à la voix et à la parole, qui se rattachent essentiellement à la séméïotique : ce sont aussi là les seules qui nous occuperont. Elles excluent, comme on le voit, toute spéculation vaine, et n'admettent que les propositions résultant d'un nombre suffisant d'observations fidèlement recueillies.

De même que le son naturel de la voix suppose l'intégrité, non-seulement des organes dans lesquels cette fonction se produit, mais encore de l'ensemble des facultés vitales qui concourent à la déterminer; de même aussi l'altération de cette fonction indique une lésion analogue, soit dans ses propres organes, soit dans l'activité des forces vitales. Ainsi, dans la phthisie laryngée, ou dans les cas d'ulcération, soit du larynx, soit de la trachée-artère, la voix est voilée ou rauque; elle est traînante et faible dans les cas d'atonie générale, etc.

Mais il est ensuite une foule de modifications relatives à la voix et à la parole, qu'il importe beaucoup de connaître. Toutes ces modifications se rattachent naturellement aux divisions suivantes : la voix doit être étudiée, 1° sous les rapports de l'intensité diminuée ou augmentée du son; 2° sous les rapports de la nature plus ou moins et diversement altérée des sons; 3° sous les rapports de la continuité ou de l'interruption des sons; 4° enfin, sous les rapports de la formation de la parole et du discours.

Nous aurons encore à distinguer la voix chantante de la voix parlée; mais on sent bien que nous aurons peu de chose à dire sur la première,

tandis que l'autre nous fournira de riches mois-
sons.

Chacune de ces divisions principales offre
une série de modifications qui méritent les plus
grandes considérations, et qu'il est indispensable
d'étudier pour apprendre à les apprécier et à
connaître les signes qu'elles sont susceptibles de
fournir dans les diverses maladies.

Nous suivrons successivement ces quatre divisions, en ayant le soin de rapporter à chacune
d'elles les signes pronostiques qu'elles indiquent
à l'observateur.

1° Nous nous occuperons d'abord de l'intensité diminuée, et puis de l'action augmentée des
sons de la voix. La première de ces deux modifications est généralement connue sous les noms
d'extinction de la voix et d'aphonie.

L'aphonie ou l'extinction de la voix dans les
maladies aiguës, est un symptôme mortel, surtout si elle a lieu à la fin de la maladie : elle annonce aussi la mort, lorsqu'elle se manifeste dès
le début des fièvres malignes.

L'affaiblissement de la voix, qui se trouve en
raison de l'affaiblissement des forces vitales dans
les maladies en général, fournit les mêmes signes
que la considération de l'énergie vitale. *Quæ
cum exsolutione aphoniæ fiunt, pessimæ.
Hipp.* (1).

____

(1) In Prorret.

L'aphonie qui a lieu après de grandes douleurs, est le signe d'un violent état spasmodique et de convulsions prochaines. On trouve une partie de cette prédiction dans les sentences suivantes : *Quibus ex dolore aphoniæ, moriuntur. Hipp.* (1). *Qui ex dolore muti fiunt ægri, moriuntur. Hipp.* (2).

L'aphonie est un mauvais signe, lorsqu'elle est accompagnée, dans les fièvres, de la respiration élevée et de douleurs à la région précordiale. *In vocis interceptione spiritus sublimis, sicut iis qui suffocantur, malum. Hipp.* (3).

L'aphonie arrive quelquefois pendant la grossesse : elle se dissipe assez ordinairement à l'époque de l'accouchement, ou bien elle devient incurable. Je l'ai vue se manifester vingt-quatre heures après l'accouchement, et ne se dissiper qu'à la grossesse suivante. Elle est aussi quelquefois la suite de l'apoplexie et de la paralysie de la langue : dans l'un et l'autre cas, on ne la guérit que difficilement, même lorsque l'apoplexie et la paralysie, ainsi que les divers accidens qui en avaient été les conséquences, ont d'ailleurs été heureusement dissipés. J'ai par devers moi deux exemples analogues; la langue

-----

(1) In Pror.
(2) In Coac.
(3) In Coac.

a repris ses mouvemens, au point de servir,
comme dans l'état naturel, aux mouvemens de
la déglutition, de la parole, etc.; mais l'aphonie
persiste, et a résisté aux moyens les mieux indiqués.

La présence des vers dans le canal intestinal,
surtout chez les enfans; l'ivresse; la frayeur; la
colère; un amour violent et sans espoir de retour, produisent assez souvent une aphonie
momentanée. J'ai cependant connu un jeune
paysan qui, par suite d'une forte passion con-
trariée par ses parens, éprouva une extinction
totale de la voix, laquelle dura dix-huit mois,
et que l'on ne put détruire par aucun moyen,
pas même, après cette époque, en cédant aux
ardens désirs du jeune homme.

Par rapport à l'aphonie qui est produite par
l'ivresse, il y a un aphorisme d'Hippocrate qui
mérite un examen particulier. Voici comment il
est conçu : *Si quis ebrius ex improviso mutus
fiat, convulsus moritur ; nisi febris corripuerit,
aut, ubi ad horam quâ crapulæ sulvuntur per-
venit, locutus fuerit.*

Et d'abord, il est infiniment rare que l'ivresse
seule produise l'aphonie. Lorsque l'aphonie a
lieu dans ces cas, elle est le symptôme, non
de l'ivresse, mais de l'apoplexie ou de la paralysie qui résulte de l'abus du vin. Ensuite l'apho-

nie alors n'est point essentiellement mortelle; les dangers qu'elle présente sont les mêmes que ceux de l'apoplexie ou de la paralysie, à laquelle l'aphonie est liée. J'ai vu un homme ivre tomber en apoplexie, avoir une extinction totale de la voix, avec des convulsions, et guérir sans fièvre, mais seulement par l'action de l'émétique administré sur-le-champ. D'un autre côté, les effets de la fièvre ne sont pas aussi constamment favorables que semble l'indiquer la sentence d'Hippocrate. Rieger rapporte l'observation d'une femme qui, étant dans l'ivresse, fut prise d'apoplexie; le lendemain la fièvre s'alluma, et la malade mourut. Il faut remarquer aussi qu'il est bien rare que l'ivresse, portée à un certain degré, se dissipe sans un mouvement fébrile plus ou moins intense. Enfin, Morgagni cite l'observation d'un homme qui fut pris d'aphonie étant ivre, et qui en mourut le quatrième jour sans convulsion (1). Sous tous ces rapports, la sentence d'Hippocrate nous paraît inexacte; et cet aphorisme est un de ceux que l'on devrait peut-être supprimer ou du moins corriger.

Les plaies de tête, particulièrement lorsqu'elles intéressent la substance même du cerveau, donnent lieu à l'aphonie; celle-ci cède le plus ordinairement à une bonne cicatrisation de la plaie;

----

(1) Epist. anat. med. 14, art. 55, p. 236, R.

et dans tous les cas, elle suit les dangers attachés à la nature de la blessure.

Il n'est pas rare de voir l'aphonie se présenter comme un symptôme des violens accès d'hystéricie; j'ai même remarqué que dans ces cas, tant que l'aphonie persiste, l'attaque n'est point entièrement terminée; et l'on doit toujours en craindre de nouveaux retours.

J'ai vu dans deux circonstances l'aphonie exister comme symptôme consécutif de la maladie vénérienne, et céder heureusement au spécifique de cette maladie.

L'aphonie qui a lieu dans les angines, vers la fin de la maladie, est un signe mortel. On en lit un exemple, entr'autres, dans le quatrième livre des épidémies d'Hippocrate.

L'aphonie jointe à la raucité de la voix dans les coliques et après de fortes douleurs, est le signe précurseur des convulsions : *Aphonia et vox rauca esse solent non rarò prodromus convulsionum in colicá.* Baglivi : *In colicá biliosá succedit frequenter aphonia et vox rauca, ac per totum fere cursum ægritudinis durat* (1).

L'aphonie et la voix rauque sont des symptômes très-communs dans les fièvres bilieuses fortes.

_____

(1) Klein interpres. Clinicus, edente F. J. Double.

Nous avons dit plus haut que l'aphonie, suite de l'affaiblissement proportionné des forces vitales, était un signe mortel. On trouve dans les épidémies d'Hippocrate plusieurs observations qui confirment la vérité de cette sentence.

La femme de Philinus de Thase, affaiblie par l'accouchement, par la fièvre, par le délire, et par les convulsions qu'elle eut à plusieurs reprises, perdit la parole le dix-septième jour de sa maladie, et mourut le vingtième.

Philinus, après avoir perdu ses forces pendant une fièvre ardente bilieuse rémittente, très-intense, qui dura six jours, et dans laquelle on observa des sueurs abondantes, le délire, des nuits très-agitées, etc., perdit la parole au point du jour, et mourut à midi, le sixième jour de la maladie.

Remarquons en passant que dans cette observation les redoublemens avaient lieu les jours pairs, et que la maladie s'est aussi terminée un jour pair; ce qui confirme cette sentence du vieillard de Cos : *Quorum actiones imparibus aut paribus diebus fiunt, eœ imparibus aut paribus judicantur.*

Silenus, le deuxième malade du premier livre des Epidémies, après avoir éprouvé la même maladie, perdit la parole le huitième jour, et mourut le onzième.

Nous pourrions citer encore l'observation de

la femme de Thase, proche la fontaine froide , aussi bien que celle de la femme de la place des Menteurs, consignées l'une et l'autre dans les Epidémies d'Hippocrate.

L'aphonie qui a lieu, soit avec des convulsions générales , soit avec le délire ou même avec ces deux symptômes réunis , est presque toujours mortelle : *Aphoniæ quæ convulsivo modo fiunt pernitiosum. Gal. -- Insaniæ vehementes cum vocis interceptione , lethales. Hipp.* (1).

La femme de Philinus de Thase, que nous avons déjà citée , eut des mouvemens convulsifs dans tout le corps, vers le quatorzième jour de la maladie; le dix-sept elle éprouva une aphonie complette, et elle mourut le vingtième.

Le frénétique, du troisième livre des Epidémies, éprouva à la fois et des convulsions générales et le délire; le deuxième jour de sa maladie, la voix lui manqua; il mourut le quatrième.

La sœur d'Hippias fut prise pendant l'hiver de frénésie, avec convulsions et délire; elle chassait aux mouches et s'égratignait elle-même : les cinquième et sixième jours de la maladie, l'aphonie se manifesta pendant la nuit; il y eut de l'assoupissement : et le septième jour la malade mourut. *Epid.* (2).

L'aphonie qui a lieu au moment d'une crise,

(1) In Coac. sect. 2.
(2) L. 7, n° 62.

est un signe de convulsions et de mort. Quand la crise n'est pas complette, elle confirme l'insuffisance présumée des mouvemens de la nature pour le jugement de la maladie : *Quibus vox intercepta in febre sine judicatione, in tremore moriuntur. Hipp.* (1).

L'aphonie peut, dans quelques circonstances, bien rares il est vrai, servir elle-même de crise à la maladie. J'ai vu une fièvre putride qui n'a point eu d'autre crise qu'une extinction de voix qui a duré trois ans.

Sunt et aliquæ etiam aphoniæ criticæ, quas evacuatio aliqua sequitur, quæ non sunt lethales, a dit Fienus. Les médecins de Breslau ont vu plusieurs fois l'aphonie jointe aux fièvres malignes, et la maladie se terminer heureusement, quoique l'aphonie ait duré huit jours. Ils en citent deux faits particuliers ; dans l'un des deux, la fièvre se termina par l'aphonie, suivie de fortes hémorragies nazales et de vomissemens (2).

Les évacuations par haut et par bas peuvent aussi faire cesser l'aphonie, lors même qu'elle est réunie à d'autres symptômes fâcheux, et qu'elle semble annoncer ainsi une fin prochaine.

Le fils d'Hermophile, dont l'observation est consignée dans les Epidémies d'Hippocrate, fut

____

(1) In Prorret.
(2) Historia morborum Wratislaviæ, p. 302.

malade pendant onze jours. Il avait la fièvre ; il
ne pouvait avaler aucun aliment. Le premier
jour, il délira ; le 2ᵉ jour, il eut une extinction
de voix complette ; sa respiration devint stertoreuse ; ses yeux étaient tout contournés (*distorti*).
A l'aide des barbes d'une plume, on provoqua le
vomissement qui donna beaucoup de matières
atrabilaires : un lavement produisit d'abondantes
évacuations alvines ; et le malade fut guéri.

Aux approches des accès d'hystéricie, d'hypocondrie et de manie, la voix devient souvent tout
à coup basse et faible.

Dans les fièvres adynamiques, la voix est languissante et traînante dès le principe. Plus tard la
terminaison fâcheuse de la maladie s'annonce par
l'aphonie et le ralement. Dans ces cas, le retour
de la voix à son état naturel, est du plus heureux
augure.

L'aphonie a existé comme symptôme prédominant des fièvres intermittentes graves, comme on
le voit par le fait de fièvre intermittente apho-
nique que j'ai publié (1), et que M. Alibert a
inséré dans son ouvrage (2). On peut en citer
un autre exemple tiré d'une observation ana-

---

(1) Observ. d'une fièvre intermitt. pernicieuse apho-
nique, par. F. J. Double. Journal-général de Méd.,
t. 29, p. 33.

(2) Traité des Fièvres pernicieuses intermitt., 4ᵉ édition, p. 89.

logue qui fait partie de la savante dissertation de
M. Rampont (1).

Toutes les évacuations abondantes, surtout si
elles sont promptes, apportent un affaiblissement
plus ou moins considérable de la voix. Ici se rapporte ce que M. Rampont a dit de la voix devenue
faible pendant la dyssenterie, d'après la remarque
du professeur Percy (2).

Toutes les causes fortement et longuement débilitantes, les maladies de long cours, les excès,
les fatigues, les veilles, etc., diminuent singulièrement le timbre de la voix ; si l'affaiblissement
des forces vitales n'est que passager et accidentel,
l'aphonie ne tire pas à conséquence ; elle est au
contraire d'un pronostic malheureux si la faiblesse est radicale.

La perte de la voix, survenue au milieu de
convulsions plus ou moins fortes, prévient quelquefois une violente maladie, si la voix se rétablit dans un jour impair : *Sæpè numero*, a dit
Gruner d'après Hippocrate, *in convulsionibus
vox amissa, die impari revertens, à gravi morbo
vindicat.*

Quant à l'intensité augmentée du son de la
voix, il est vrai de dire en général que l'activité
vitale est, en raison directe, de la force de

____

(1) De la Voix et de la Parole, par M. F. Rampont,
dissert. inaugur. Paris, 1803, p. 126.

(2) Rampont, l. c. V. aussi Moseder de dyssenteriâ
quam excepit aphonia. Argentorati, 1775.

la voix : *Quibus copiosus inest calor , ii maximâ voce prœditi sunt. Hipp. , lib. VI, Epid.* Vallesius, en commentant ce passage, ajoute : *Argumento est , quod experimento cognovimus, plurimos talium esse voraces, ut qui, cum plurimùm habeant calidi innati, indigent plurimo alimento.* Nous avons également par devers nous plusieurs observations qui confirment cette assertion (1), laquelle, d'ailleurs, est entièrement conforme aux lois physiologiques ; sous ce rapport que la force de la voix suppose une activité proportionnée dans les organes de la respiration, et par suite dans la faculté de l'irritabilité, et dans les fonctions de la digestion et de la nutrition : mais ce n'est pas ici le lieu d'en parler.

La voix est assez ordinairement augmentée dans les inflammations essentielles de la poitrine ; et cela se conçoit aisément, d'après ce que nous venons d'avancer. On entend souvent alors dans la poitrine un bruissement considérable, et qui est toujours de mauvais augure : *Strepitus ille infelix in pectore pleuriticorum vel index est sanguinis in arteriâ pulmonis subsidentis , vel dénunciat inflammationem in abscessum abiisse. Klein Int. Clin. p. 238.*

___

(1) Aristote avait aussi reconnu cette vérité ; car il demande , sect. II, problême 3, pourquoi ceux qui ont le tempérament chaud sont doués d'une forte voix ? *Cur qui temperamentum calidum habent sint voce magnâ.*

2° Les différens sons de la voix, considérés quant à leur nature, doivent être rapportés à trois divisions principales, qui sont la voix naturelle, la voix aiguë et la voix rauque ou voilée. Nous ne dirons rien de la voix naturelle; elle est un des signes de la santé : et à cet égard nous ne devons pas nous en occuper ici.

Quant à la voix aiguë, elle se présente sous diverses modifications que nous allons désigner. Elle est simplement aiguë, *acuta ;* plaintive, *querula ;* pleureuse, *ploratrix ;* perçante, *stridula ;* glapissante, *clangosa ;* et enfin crowpale ou semblable aux cris des jeunes coqs. Cette dernière modification de la voix aiguë, qui appartient exclusivement au croup, est la plus mauvaise : lorsqu'elle est bien confirmée, elle est le signe du dernier degré de la formation du croup ; et il est bien rare alors que la maladie ne se termine pas par la mort.

La voix légèrement aiguë, et sans aucun autre symptôme morbifique dangereux, est l'apanage des femmes, des jeunes gens non pubères, et des eunuques. Ce caractère de la voix dépend beaucoup de la dureté et du resserrement des cartilages du larynx. Ainsi, l'anatomie nous apprend que les cartilages du larynx chez la femme sont plus durs et plus petits, tandis que chez l'homme ils sont plus mous et plus grands : tout ce qui peut dans les maladies rétrécir le larynx, comme l'état spasmodique qui accompagne certaines angines, rend la voix aiguë.

La voix est constamment changée dans le tétanos ; elle est sifflante et en fausset. Il suffit souvent de faire parler les blessés, pour reconnaître s'ils sont menacés du tétanos, tant cet accident change la voix dès son début, et même dès son imminence. Il est des tétaniques dont la voix devient méconnaissable ; elle s'élève de trois ou quatre notes, et souvent d'une octave, ou au moins d'une quinte. Après la guérison de ces blessés, la voix ne se rétablit presque jamais complétement (1).

Il en est de même après certains accès très-longs de convulsions.

L'inspiration du gaz hydrogène rend la voix très-aiguë.

J'ai vu plusieurs exemples d'hydrophobie ; et je n'ai jamais observé rien d'analogue à ce qu'on lit dans presque tous les auteurs sur l'altération de la voix dans cette maladie.

Du reste, toutes ces diverses modifications de la voix aiguë, lorsqu'elles se rencontrent dans les fièvres et les maladies aiguës, sont un très-mauvais signe : *Convulsiones minantur acuta vox et lugubris cum aliis signis. Vox acutâ clangosa, mala est*, dit *Hipp. in Pror.* ; et plus bas il dit dans le même sens : *Ex vomitu gravi fas-*

____

(1) De la Voix et de la Parole, par M. Rampont, dissert. inaugur. Paris, 1803, p. 135-6.

*tidiosoque vox clangosa oculique concretum
pulvisculosum habentes, insaniam ostendunt,
ut Nermozigæ uxori quæ vehementer furens
muta obiit.*

Nous avons dit ailleurs que nous avions observé la voix glapissante chez une femme attaquée
de phthisie laryngée, et qui avait rendu par les
crachats, des fragmens des cartilages bronchiques. Nous ajouterons ici que Bonnet (1) a consigné un fait analogue dans son *Sepulchret.
Anat.*, d'après *Jac. Bontius : Henrico N. in
dextro latere thoracis inventa sunt fragmenta
bronchiorum, de substantiá pulmonum avulsa,
qualia dum viveret in magná quantitate excrea-
verat ; vox illi fuerat clangosa.*

La voix rauque ou voilée, dans l'état sain,
prend son caractère de la mollesse ou de l'excessive sécheresse des cartilages du larynx, aussi
bien que du plus grand développement de la
capacité de cet organe. Ce caractère de la voix
se rencontre surtout chez les hommes, chez les
adultes, et même chez les femmes qui usent
habituellement de liqueurs spiritueuses.

La voix rauque, excepté dans les cas de rhume,
est un des signes qui annoncent la formation
d'une ulcération dans le larynx. Elle suit assez
souvent la grossese, et se dissipe avec l'accouchement.

La raucité qui provient de l'abus du mercure,

____

(1) Lib. I, sect. 22, obs. 5.

se guérit rarement ; elle est presque toujours suivie de phthisie laryngée.

La raucité qui dépend d'un vice vénérien ou scorbutique, qui est symptômatique de la colique des peintres, d'une affection hystérique , de la présence des vers dans les intestins, des maladies catarrhales et des fièvres putrides, n'indique pas d'autre danger que celui qui est inhérent à la maladie primitive.

En général, les enrouemens qui durent plus d'un an, ne sont guère susceptibles de guérison ; ils finissent presque toujours par la consomption : *Frequenter subsoporatæ vocis interceptiones consistentes tabem præsignant (Coac. prænot)*.

La raucité qui survient au dernier degré de la phthisie pulmonaire, est le signe d'une mort très-prochaine.

L'enrouement sert de moyen de mutation à plusieurs maladies. *Ex insaniâ in raucedinem cum tussi, fit secessio,* a dit Hippocrate. Klein rapporte l'observation d'une raucité très-forte et chronique survenue chez un individu d'ailleurs sain et robuste, qui avait été sujet au flux hémorroïdaire : la raucité se dissipa par l'apparition et l'écoulement des hémorroïdes.

Dans l'hydrothorax, lorsque la voix devient rauque, la mort est prochaine (1).

______

(1) Hist. Morb. Wratislav. p. 432.

La voix rauque peut enfin être un signe d'affaiblissement du côté des forces vitales en général.
Fienus en avait fait la remarque : *Raucedo etiam*,
dit-il, *aliquandò indicat debilitatem facultatis
motivæ : sic senes sæpè loquuntur raucá voce,
et valdè œgri ac debiles. Parva enim exspiratio
confert ad raucedinem faciendam ; et ideò qui
raucam habent vocem, majorem habent raucedinem, si debiliter loquantur quam si magnam
vocem edere conantur : nam forti locutione
raucedo non parùm superatur.*

3º La voix étudiée dans les diverses modifications qu'offrent la continuité et l'interruption
des sons, leur intégrité ou leur altération ne
présente qu'un petit nombre de modifications :
telles que les voix nazale, tremblante, cassée
ou entrecoupée, qui sont autant de sources de
signes dans les maladies.

La voix devient nazale toutes les fois qu'un
obstacle quelconque empêche les sons de parcourir librement les anfractuosités des fosses nazales, et d'être convenablement réfléchies par
elles. C'est ce qui arrive dans un grand nombre
de cas de fièvres catarrhales, dans les individus
atteints de polypes, ou chez lesquels une vicieuse
conformation de la voûte palatine ou des cavités
du nez, produit des résultats analogues.

C'est un fort mauvais signe dans les fièvres putrides et dans les fièvres malignes que, sans aucune des causes précédentes, la voix devienne

subitement nazale, cela suppose un affaiblissement presque toujours funeste.

La voix tremblante, qui se joint à une forte
diarrhée chez des individus malades depuis long-
temps, est un signe mortel. *Cum voce tremulá
alvi præter rationem solutio, in iis longiore
tempore corpus malè habentibus, lethale. Hipp.
in Coac.*

La voix tremblante, entrecoupée ou cassée,
est un signe, ou de débilité générale, ainsi qu'on
l'observe souvent dans le principe des convalescences pénibles à la suite de longues maladies,
ou d'un état convulsif spasmodique fixé sur un
des organes de la voix.

4° On a dit trop généralement que parler
c'était articuler des sons; chacun est dans le cas
d'expérimenter sur lui-même qu'il est possible
de parler sans qu'il y ait la moindre production
du son, pas plus que dans les mouvemens ordinaires d'expiration. Cette considération générale
ne nous empêchera cependant pas de regarder
la parole comme une sorte de modification de
la voix, et de consigner ici la partie séméïotique
qui appartient à la parole. La proposition d'Aristote reste dans tout son entier, malgré notre
observation : *Quibus locutio eis etiam vox ;
at quibus vox non omnibus locutio* (1).

La langue n'est pas, comme on pourrait le
croire au premier abord, l'organe particulier de

____

(1) V. Hist. Anim.

la parole, et surtout elle n'en est pas l'organe exclusif. Toutes les voyelles peuvent se prononcer sans le secours de la langue, et il en est de même d'un grand nombre de consonnes. Ceci explique comment il se fait qu'on a vu des individus parler sans langue. De pareilles observations ne sont pas rares. Tulpius, Blankard, Buxtorf, Parsons, Bartholin et d'autres en ont recueilli des exemples. On lit dans l'Histoire de l'Académie Royale des Sciences, année 1771, pag. 40 : « Le 13 avril 1771, il est venu à l'académie une fille sans langue, et qui parlait très-bien. Ce fait n'est pas unique. Feu M. de Jussieu a vu en Espagne un phénomène semblable ; c'était encore une fille. » Louis (1) a publié un mémoire très-intéressant sur cet article. Mais malgré ses conclusions, tout en convenant que la parole peut avoir lieu sans langue, il paraîtra toujours étonnant, sinon impossible, que la locution puisse être parfaite, comme on a voulu le faire croire, lorsque la langue a été entièrement extirpée.

Les diverses modifications que présente la parole, considérée séméïotiquement, sont l'action de parler continuellement entre les dents, *mutitio*, la parole prompte ou lente, rare ou fréquente, la taciturnité, le silence obstiné, le grasseyement, le bégayement, etc.

L'action de parler continuellement entre les dents, de balbutier, *mutitio*, s'observe assez

---

(1) T. V des Mémoires de l'Académie de Chirurgie.

fréquemment dans les fièvres malignes et dans les fièvres putrides ; elle accompagne presque toujours le délire dans ces maladies, et les signes qu'elle fournit sont les mêmes que ceux du délire, auquel elle est unie. Nous avons vu plusieurs malades guérir après avoir présenté ce phénomène dans le cours de leur maladie.

La précipitation du discours fait connaître ou que le malade est dans le délire, ou que sa respiration est considérablement gênée. Dans ce dernier cas, le malade ne peut tenir un long discours; sa parole est sensiblement plus précipitée à la fin de chaque phrase qu'au commencement. D'un autre côté, on reconnaît que ce symptôme est un effet du délire par les caractères qui appartiennent à cet épiphénomène (1).

C'est encore un signe de délire que les malades parlent plus qu'à l'ordinaire ; qu'ils prononcent des mots obscènes, n'en ayant pas l'habitude ; que dans leurs discours ils s'éloignent plus ou moins de la raison; et, qu'enfin, ils ne parlent pas comme ils ont coutume de le faire. *Ferox responsio in homine modesto , atque in feroci modesta , delirium significat ; et garrulitas in taciturno ac silentium in garrulo. Hipp. in Prorr.*

La parole plus brève qu'à l'ordinaire, et les

____

(1) Leroy, pronostic, p. 24, § 63.

réponses très-promptes sont un signe de délire furieux dans les fièvres malignes. C'est aussi un signe de délire que les malades oublient de répondre à ce qu'on leur demande, et qu'ils y répondent mal ou lentement : ce caractère de la parole a souvent été suivi de la mort.

Le silence obstiné dans les maladies aiguës est ordinairement un très-mauvais signe ; le silence, ainsi considéré, peut cependant se présenter sous trois points de vue différens. Il peut dépendre de l'aliénation de l'esprit, du délire ; alors le malade pourrait parler, mais il ne veut pas : c'est dans ce cas que le silence est surtout mortel. *In febribus insaniæ vehementes silente ægro, sed non etiam privato voce, lethale. Hipp.* Le silence peut tenir ensuite à l'affaiblissement produit par une longue maladie ; et celui-ci n'offre pas d'autres dangers que ceux attachés à la difficulté du rétablissement. Enfin, le silence peut dépendre de l'aphonie ou de la difficulté de pousser des sons ; et alors les signes pronostics sont les mêmes que ceux de l'aphonie.

Le silence et la taciturnité ne se montrent, le plus souvent, que comme symptômes d'affections mélancoliques, plus ou moins graves.

Quant au grasseyement, au bégayement, au chant et à d'autres modifications analogues de la parole, comme elles sont presque exclusivement du ressort de la physiologie, nous nous en occuperons peu ici. Nous ferons cependant remarquer, par rapport à ce dernier vice de la parole, au bégayement, que ceux qui en sont atteints, chantent bien mieux qu'ils ne parlent, surtout lorsqu'ils savent bien l'air et les paroles de ce qu'ils veulent chanter. Le bégayement est aussi fortement augmenté par les contrariétés, par la colère, et, en général, par les violentes passions de l'âme. On peut aisément, à l'aide de ces caractères, distinguer le bégayement vrai d'avec celui qui serait simulé : *Balbutientes meliùs cantant quam loquuntur*, a dit Klein ; et nous avons plusieurs fois constaté la vérité de cette observation.

Le bégayement, qui est souvent un état naturel ou ordinaire de la voix, peut cependant aussi se rencontrer accidentellement dans les maladies. On le voit quelquefois dans les fièvres malignes ; et s'il est accompagné de quelques signes de congestion vers la tête, il laisse craindre le délire ou les convulsions.

Le bégayement, la parole lente et difficile sont souvent les effets de l'inflammation de la langue qui accompagne quelquefois l'esquinancie. Les mêmes symptômes se remarquent dans quelques petites véroles, accompagnées de pustules sur la langue, et d'angine. L'embarras de la langue, le bégayement accidentel et réitéré, et la perte momentanée de la parole sont des signes précurseurs de l'apoplexie, et l'indice de la paralysie consécutive de la langue.

Le bégayement, souvent même assez fort, est l'effet de l'impression violente que fait sur les organes de la voix le froid fébrile poussé à un très-haut degré. Il peut aussi être produit par un état spasmodique, soit universel, soit partiel; par la paralysie de la langue, par des dépôts ou des abcès à cet organe (1).

Il est un vice de la parole que les Latins appellent *blœsitas*, et dans lequel les mots sont prononcés du bout des lèvres, avec une sorte de mollesse, et comme si ils étaient mouillés, en terme de grammaire. Les individus qui en sont atteints sont très-sujets aux maladies muqueuses, aux affections catarrhales et aux fluxions (2).

Dans les maladies aiguës, le chant involontaire est un signe de délire. On remarque surtout ce signe dans les fièvres malignes. Ses dangers doivent être calculés d'après l'ensemble des autres signes; car j'ai vu plusieurs malades chanter ainsi involontairement, et les uns ont succombé, d'autres ont survécu.

Le chant involontaire est plus fâcheux, si les malades, contre leur ordinaire, chantent des

----

(1) On en trouve trois faits très-curieux dans Dehaen, Opuscula inedita, t. 1, § 18, p. 139 et suiv.

(2) Ballonii opera, t. 1, p. 34.

choses obscènes, et s'ils chantent ou beaucoup mieux, ou beaucoup plus mal que dans l'état de santé.

Dans l'intéressante dissertation de Baldinger, *Observationes de morbis ex metastasi lactis in puerperis*, on trouve un fait de délire causé par une métastase laiteuse. Pendant cet égarement de l'esprit, la malade composait et chantait des vers *quasi poeticam edocta esset* (1).

SIGNES TIRÉS DU POULS.

De toutes les fonctions, la circulation est sans contredit celle dont les lésions ou les dérangemens se lient à un plus grand nombre de maladies. Depuis l'indisposition la plus légère jusqu'aux affections les plus graves, presque toutes celles qu'on nomme internes présentent dans les battemens des artères des modifications différentes, des altérations plus ou moins marquées, des changemens variés et le plus ordinairement proportionnés à l'intensité du mal.

Ces lésions, ces dérangemens de la circulation, dont on a appris à connaître la nature et à apprécier les degrés par le rhythme ou par le mode des pulsations artérielles, ont singulièrement occupé les médecins de tous les pays, de

____

(1) Thesaurus dissertationum rariorum e museis Gruneri, Weberi, Zwierleinii, in-4°, tom. 1er, p. 86. Heidelberg, 1784.

tous les siècles et de toutes les sectes. Il n'est certainement aucun point de la séméiotique sur
lequel on ait tant écrit; aucun qui nous offre
tant et de si bons matériaux; mais il n'y en a
aucun aussi sur lequel on ait débité plus de
subtilités et de niaiseries.

Peu de médecins parmi ceux qui ont traité
de la séméiotique du pouls ont eu le bon esprit de tirer de cette source de signes les véritables avantages qu'elle présente, et l'on serait
fort embarrassé de citer un bon modèle dans ce
genre. Les uns, à l'exemple de Galien, ont
poussé beaucoup trop loin, et porté jusqu'à des
minuties imaginaires les conclusions pratiques
déduites de l'exploration du pouls. Les autres,
suivant les traces d'Hippocrate, n'ont pas assez
insisté sur ce point d'observation clinique, et
en ont laissé échapper les principaux traits.
Aussi, dans la juste appréciation des travaux
immenses publiés sur ce sujet, faut-il user d'une
judicieuse critique et d'une grande sagacité
pour n'adopter que ce que la nature avoue, et
pour élaguer tout ce qu'elle rejette. Il y a sans
doute beaucoup à ajouter, il y a beaucoup à
retrancher dans l'ensemble de ces travaux; mais,
je ne crains pas de le dire, en parcourant avec
quelque soin ce vaste champ, depuis si long-
temps inégalement et irrégulièrement battu sur
tous les points, l'homme qui ne cherche que la
vérité, l'observateur impartial, le médecin qui

a fortement à cœur d'éclairer ses recherches par les lumières de l'expérience, trouve bien plus de propositions à rejeter qu'il n'entrevoit de lacunes à remplir.

La doctrine du pouls est de beaucoup antérieure à la découverte de la circulation. On lit dans Hippocrate un grand nombre de passages qui constatent irrévocablement que ce genre d'investigation séméïotique n'avait pas échappé à la sagacité du père de la médecine, et que cet ordre de connaissances ne lui était pas resté étranger. Un assez grand nombre de faits attestent également qu'on s'en était occupé avant lui, même avec quelque apparence de succès (1).

Mais c'est Galien qui a vraiment créé la doctrine médicale du pouls ; c'est là à mes yeux un des titres de la gloire du médecin de Pergame. Il nous a cependant laissé sur ce sujet de grandes erreurs à côté d'importantes vérités, et beaucoup de vaines spéculations mêlées à un peu de vraie science. Dans ce travail, qui est le fruit de son imagination facile, bien plus que le résultat d'une observation sévère, on peut assurer que Galien a deviné plutôt qu'il n'a dé-

____

(1) Voyez

De Haen ratio medendi pars 12ᵉ, cap. 1.

Fouquet, Essai sur le Pouls, dans la préface.

Mayer (Christ. Theoph.) de arte Sphygmicâ.

Iena, 1771.

couvert un grand nombre des principaux caractères du pouls.

Depuis l'époque de Galien jusqu'à nos jours, il n'y a presque pas d'auteur en médecine qui n'ait parlé du pouls. Et, si l'on compare ce que la découverte de la circulation devait ajouter, du moins en apparence, à la science sphygmique, avec ce que cette découverte y a réellement introduit de notions certaines, on reste bien moins étonné de ces acquisitions réelles, qu'on n'est surpris que les grandes données sur le pouls, antérieures à la découverte du mouvement du sang dans l'économie, n'aient pas conduit à cette découverte, ou même qu'elles ne la supposent pas.

Fidèle au plan sévère de précision que je me suis imposé dans cet ouvrage, je ne ferai pas l'historique de tous les travaux connus sur le pouls (1). Je me contenterai de consigner ici les connaissances positives que nous avons sur ce sujet, celles que j'ai vérifiées moi-même au lit des malades, ou que je trouve confirmées dans les bonnes collections d'observations que j'ai choisies pour modèles. J'écarterai donc soigneusement de mon travail tout ce qui ne résisterait pas à une semblable épreuve, et cela depuis les rêveries absurdes des médecins chinois, jusque

______

(1) Ce travail est tout fait d'une manière à peu près complète dans le beau livre de Ploucquet, *Litteratura medica digesta*, article *Pulsus*.

aux observations choquantes de nos derniers écrivains; en sorte qu'il ne suffira pas de deux ou trois noms justement célèbres pour me faire mentionner telle ou telle modification du pouls, que l'observation clinique s'empresse de repousser, et que le tact le plus exercé ne saurait reconnaître.

Disons d'abord un mot du mode d'exploration, de la *taction* du pouls. Cet article n'est pas du tout indifférent. C'est sûrement de là que dépendent les connaissances approfondies que certains médecins savent puiser dans la sphygmique, et les notions superficielles, ou même nulles, que d'autres en retirent.

On n'aura certainement que des idées incomplètes, insuffisantes, ou même fausses, des variations infinies du pouls, si l'on se contente de saisir le poignet du malade, dans quelque position qu'il se trouve, et si l'on se borne à presser l'artère pendant quelques secondes, avec cette légèreté qu'y apportent certains médecins, et qui consiste à appuyer sur le trajet de l'artère un ou deux doigts seulement, pendant que les autres restent relevés avec plus ou moins de grâce, d'art et de prétention ; soit que le médecin veuille montrer sa belle main, soit qu'il cherche à faire parade des riches anneaux dont il a ridiculement chargé ses doigts.

Pour bien saisir les diverses modifications que peuvent présenter les battemens des artères, pour bien connaître les nombreux caractères du pouls, et apprécier sainement les signes qui en sont le résultat, il n'est donc pas indifférent d'exécuter ce mode d'exploration, de tâter le pouls de telle ou de telle autre manière, et dans telle ou telle autre position.

Il faut d'abord que le corps lui-même, et surtout le bras du malade, soient posés de manière à ce que la circulation reste entièrement libre et dégagée de toute entrave. Il faut, d'un autre côté, que le médecin embrasse l'artère qu'il explore dans sa plus longue direction, et de telle sorte, que, sans gêner aucun des mouvemens, il puisse les suivre tous jusque dans leurs plus légères variations.

Si le malade est dans son lit, on le fera coucher sur le dos, la tête étant légèrement soulevée et appuyée sur le traversin ou l'oreiller, et le corps entièrement étendu dans toute sa longueur, et débarrassé de tout lien. Les bras, les mains et les doigts doivent être allongés sans roideur, et posés hors du lit dans toute leur étendue, entre la pronation et la supination, inclinant néanmoins davantage vers la première de ces deux positions.

Si le malade est hors de son lit, on aura le soin de le faire asseoir, et de le mettre dans une attitude qui le rapproche le plus possible de la situation commode que je viens d'indiquer.

Le pouls varie souvent d'une manière notable

dans les différentes situations du corps : il est sensiblement plus vite lorsqu'on est debout que lorsqu'on est assis, soit sur le lit, soit sur un siége, et il l'est également plus quand on est assis que lorsqu'on est couché. Cette observation, que Dehaen (1) a faite le premier, dans plusieurs circonstances, je l'ai également vérifiée dans un grand nombre de cas. Aussi, d'après cette remarque, j'ai contracté l'habitude, et, par suite, j'ai déduit le précepte de tâter le pouls aux malades, surtout durant les maladies aiguës, sous les deux postures, c'est-à-dire, le malade étant couché, et puis étant assis sur son lit ; à moins qu'il ne lui soit difficile et pénible de prendre cette dernière position. Toujours faut-il veiller à ce que le corps et les extrémités offrent, le plus possible, l'attitude commode décrite plus haut.

Le malade, pendant l'exploration du pouls, gardera un silence absolu, afin d'éviter l'influence des émotions résultantes du discours. On aura également soin, et pour les mêmes raisons, d'éloigner de lui tout ce qui pourrait lui procurer des distractions fortes ou des sensations vives.

---

(1) Sedentibus aut in lecto aut in sedili pulsus quàm jacentibus celerius est, plus quidem minùsque, semper autem notabiliter, etc. V. Ratio medendi pars 12ᵃ, cap. 11, p. 42.

Le malade ainsi placé, le médecin s'approchera de lui avec tout le calme et toute la sérénité que donne la sécurité. De sa main droite il s'apprêtera à explorer le pouls du côté gauche, et réciproquement de la main gauche le pouls du côté droit.

Le médecin, après s'être placé lui-même commodément, procèdera à la *taction* du pouls avec les quatre doigts, réunis, pressés latéralement l'un contre l'autre, et arrangés parallèlement : le premier, l'index explorateur, posé à quelques lignes de l'apophyse styloïde du radius, et les trois suivans, le doigt du milieu, l'annulaire et l'auriculaire rangés à la suite. Le médecin aura en outre le soin d'embrasser avec sa main la presque totalité du poignet du malade; le pouce restant posé sur le carpe, ou porté au-dessous du poignet, et suivant son contour. Il aura ainsi le double avantage de mieux saisir le diamètre de l'artère, et d'apprécier par le toucher la température de la peau.

L'exploration du pouls doit se faire, en premier lieu, sur l'un et l'autre poignets du malade. Par ce moyen, l'étude sphygmique se trouve d'abord prolongée davantage, et devient, par cela même, plus complette. Ensuite on se trouve constamment à même de saisir les différences notables que présentent, dans quelques circonstances importantes à connaître, les battemens de l'artère radiale de l'une et de l'autre extrémités. Il arrive assez souvent, en effet, que les pulsations artérielles ne sont pas les mêmes sur les deux poignets.

1° Cette différence peut dépendre de la nature de la maladie. Ainsi, dans une pleurésie inflammatoire, par exemple, le pouls du côté du siége de la maladie se montre plus dur et plus serré que du côté opposé. Dans les maladies organiques du cœur, ou des gros vaisseaux, le pouls n'est pas le même aux deux bras. Presque toujours, et cela même dès le commencement de ces lésions, le pouls est fort et régulier du côté droit, tandis qu'il est irrégulier, faible et à peine sensible du côté gauche.

2° Cette différence peut tenir à une disposition anatomique du système artériel ; soit que toutes les artères d'un côté se trouvent naturellement plus grosses et plus développées, et l'anatomie pathologique en fournit de nombreux exemples (1); soit que l'artère radiale seule, divisée en deux branches, sur un seul côté, ou bien détournée de sa position ordinaire à la base de l'apophyse styloïde du radius ne fournisse à cet endroit qu'un léger battement, ou même qu'il ne s'y en produise aucun. Tulpius

____

(1) V. Morgagni, de sedibus et causis morborum, epist. 24.

Stoll. ratio medendi pars 1ᵃ, p. 201.

en a publié deux faits (1), et il n'est pas de praticien qui n'en ait rencontré plusieurs.

3° Cette différence dépend quelquefois d'une disposition purement vitale, d'une modification étrangère à l'organisation, et propre à l'individu, soit que cette disposition reste constante, soit qu'elle ne se montre que momentanément: ainsi, on remarque souvent que le pouls d'un côté est différent de l'autre, l'individu se trouvant d'ailleurs dans un état de santé parfaite ; ou , au moins, sans qu'il y ait aucune lésion organique , et sans qu'on puisse soupçonner autre chose qu'une altération du système nerveux , comme j'ai eu plusieurs fois l'occasion de m'en convaincre (2). Il serait ridicule alors de discuter lequel des deux côtés doit servir de type à la circulation. Ce type se déduit nécessairement de la considération de l'une et de l'autre artères radiales, en tenant compte de leurs différences naturelles.

Ce n'est pas seulement sur l'un et l'autre poignets que le médecin doit chercher à connaître l'état de la circulation générale. Il peut, sous ce rapport, diriger ses recherches vers tous les points où se montrent, d'une manière plus ou moins sensible à la vue et au toucher, les batte-

---

(1) Tulpii. observat. lib. III, cap. 45.
(2) V. aussi Morgagni epist. 24, art. 33.

mens artériels, soit que cela ait lieu d'une ma-
niere accidentelle, soit que les pulsations s'y
manifestent habituellement. C'est ainsi que le
médecin cherchera à apprécier l'état de la circulation jugée par les battemens des artères carotides, des artères temporales, du tronc cé-
liaque, et même, dans certains cas, de l'aorte
ventrale.

Le médecin ne négligera pas surtout d'inter-
roger le centre même de la circulation, et de s'assurer de la nature des battemens du cœur. J'ai
déja démontré, tome premier, p. 124 et 125 de
cet ouvrage, toute l'importance et tout l'intérêt
que mérite ce genre d'examen, nous verrons
plus bas, en parlant des palpitations, combien
est féconde la source des signes qui en sont le
résultat.

On est trop souvent frappé de la légèreté et de
la vitesse avec laquelle certains médecins jugent
du pouls de leurs malades. On dirait, à les voir,
que c'est une sorte d'obligation imposée, une
habitude à laquelle ils cèdent, plutôt que des
éclaircissemens qu'ils sollicitent de la nature.
Comment alors pourraient-ils retirer quelques
lumières de ce signe, et comment n'en mécon-
naîtraient-ils pas presque toute l'importance et
l'utilité? Il faut donner à cette exploration assez
de temps pour sentir environ cinquante pulsations
sur chaque poignet, si l'on veut bien apprécier

l'état du pouls, et ses nombreuses modifications.
On s'expose, sans cela, à perdre entièrement,
ou à laisser échapper des changemens qui ne se
décèlent quelquefois qu'à la vingtième ou tren-
tième pulsation.

Il n'est pas moins important de presser alternativement l'artère à des degrés différens, et de
la livrer, même à plusieurs reprises, à toute son
énergie. C'est le seul moyen d'en bien apprécier
la force et toutes les autres modifications.

Le médecin contractera aussi l'habitude de
consulter le pouls plusieurs fois dans une même
visite : et, surtout, il ne se bornera pas à cette
exploration faite dès son arrivée. Il convient de
donner au malade le temps de se remettre de
l'impression pénible ou agréable que fait sur
lui l'espérance ou la crainte qu'inspire la vue du
médecin. Sans cela on prend des idées fausses
de la nature de l'état du pouls, et on en déduit
par conséquent des signes erronés.

Si le malade vient de se réveiller, on attendra
quelques minutes avant que de se livrer à l'exploration du pouls. Il est d'observation constante
que vers la fin du sommeil les artères battent
et plus fortement et plus fréquemment que de
coutume, et cette augmentation de force et de
fréquence dans les pulsations s'accroît encore
par la direction du centre à la périphérie qu'af-

fectent les mouvemens vitaux au moment du réveil.

Il faut s'arranger de manière à observer le pouls, durant les deux périodes de rémission et de redoublement des maladies pour apprécier les changemens importans qui dérivent de ces deux états divers des maladies aiguës.

Le médecin aura l'attention de ne pas tâter le pouls du malade avec des mains trop froides. Cette impression, d'ailleurs désagréable au malade, peut exercer, en outre, sur la peau, et jusque sur les parois de l'artère, une action telle, qu'elle change momentanément, et d'une manière plus ou moins sensible, les pulsations artérielles.

Comme il est essentiel que le tact du médecin conserve le plus de finesse possible, afin de pouvoir saisir, jusque dans leurs moindres nuances, les nombreuses modifications du pouls, les praticiens auront le soin d'éloigner de leurs habitudes tout ce qui pourrait émousser la délicatesse de ce sens. En conséquence, ils éviteront les exercices ou les travaux manuels, capables de durcir et de rendre calleuse la peau des doigts ; ils laisseront à leurs ongles le degré d'allongement convenable, etc.

Quelle que soit l'importance que j'attache au mode d'exploration du pouls, je ne peux m'empêcher de signaler comme inutile, par ses résultats, et comme ridicule, par son affectation, la

pratique, qui semble vouloir s'accréditer, de calculer, montre en main, le nombre des pulsations
de l'artère brachiale. Cette pratique frivole, qui
nous est venue de la lecture des médecins an-
glais du siècle, dans les observations desquels
on lit sans cesse : « Le pouls donnait tant de pulsations par minute; » n'offre que sécheresse et aridité. Ceux qui l'emploient ne savent voir autre
chose dans l'exploration du pouls, que le nombre
de ses pulsations; ils en laissent échapper les modifications les plus essentielles, les seules capables
de fournir à l'observateur des signes importans et
des éclaircissemens utiles. Ils ignorent ou ils oublient que, sous le rapport de la quantité des battemens artériels produits dans un temps donné,
chaque individu, chaque âge, chaque situation
de la vie, et je dirai presque chaque instant de la
journée apportent des différences qui détruisent
tout ce que ce procédé paraît avoir d'exactitude mathématique. Si le calcul arithmétique se
glisse jamais à ce point dans la médecine clinique,
c'en est fait de la science; on finira par voir un
jour les médecins supputer, une balance à la
main, la quantité de selles, d'urines, de crachats, etc., rendus dans telle ou telle autre maladie. Loin de nous ces méthodes minutieuses, ces
froids procédés: ils étoufferaient tout le mérite du
tact médical; ils en éteindraient le génie, et en
détruiraient les beaux résultats.

Ces subtiles observations du pouls me rappellent ce que Pétrarque disait avec tant d'ironie de quelques naturalistes de son temps, dans un de ses traités, dont le titre est aussi singulier que piquant : *De sa propre ignorance, et de celle de beaucoup d'autres : De ignorantiâ sui ipsiûs et multorum.* « Ils savaient, dit-il, beaucoup de choses sur les animaux : ils vous auraient dit combien le lion a de poils à la tête ; l'épervier, de plumes à la queue : *Quot leo pilos in vertice, quot plumas accipiter in caudâ.*

Qu'à l'exemple d'Hippocrate, de Galien, de Sydenham, de Baillou, de Freind, d'Huxham, etc., le médecin s'exerce, au contraire, à acquérir, par une grande habitude, par une laborieuse observation, une extrême habileté dans l'exploration du pouls ; qu'il le tâte fréquemment, même aux gens bien portans, afin de donner au toucher le plus de finesse possible. Il aura d'ailleurs par-là l'inappréciable avantage de connaître, en particulier, le pouls ordinaire des personnes qu'il sera appelé à soigner en maladie, et l'avantage, plus grand encore, de se faire, autant que possible, une idée générale du pouls considéré dans l'état de santé.

Il n'est cependant pas aisé, il faut le dire, d'arriver à ce point d'abstraction, et on en sentira aisément la raison lorsqu'on aura vu que le pouls varie suivant l'âge, suivant le sexe, suivant les tempéramens , suivant les habitudes, suivant les climats, suivant les saisons, et même suivant les heures du jour.

En général, les enfans ont le pouls très-fréquent, assez petit, mou, et un peu faible. Chez les jeunes gens, on le trouve un peu moins fréquent, mais plus développé et plus fort, avec beaucoup de souplesse. Chez les adultes, il est fort, dur , plein et lent. Il se montre chez les vieillards toujours précipité; c'est-à-dire , que chaque pulsation s'exécute d'une manière très-prompte, quoique les pulsations se succèdent à d'assez longs intervalles ; aussi le pouls est-il lent sous ce rapport. Il est en outre petit et irrégulier; il offre peu de souplesse , et comme une sorte d'intermittence.

Les caractères du pouls dans les deux périodes extrêmes de la vie, c'est-à-dire, chez les enfans et chez les vieillards, tels que nous venons de les tracer, restent bien plus constans et bien plus fixes qu'ils ne le sont dans les deux autres périodes.

Le pouls des femmes se rapproche beaucoup de celui que nous avons indiqué pour les enfans. Quoiqu'il ait, en effet, plus d'énergie et de force, il semble cependant en offrir moins , parce que, chez les femmes, l'artère étant bien plus profonde, il faut appuyer plus fortement dessus, pour en saisir les battemens. Pendant la grossesse, et aux approches des époques périodiques, le pouls acquiert plus d'énergie et plus de vitesse.

Le pouls est sensiblement plus fréquent chez les personnes d'une petite taille que chez celles qui sont d'une haute stature. J'ai constamment trouvé cette différence, d'autant plus marquée, que la différence de la taille était plus forte.

Les personnes d'un tempérament sanguin ont le pouls plein, dur et fort. Il est mou, faible et lent quand c'est le système lymphatique ou muqueux qui prédomine dans l'économie. Il est fréquent et fort chez les personnes bilieuses. Enfin, il est petit, serré et comme vibrant chez celles dont la constitution est éminemment nerveuse.

J'ai cru remarquer une différence bien sensible dans le pouls des habitans des pays chauds ou froids, secs ou humides; et ce n'est qu'après un assez long séjour dans un autre climat, que les habitans des pays froids, par exemple, perdent le caractère du pouls qui leur est propre. Le pouls est plein, développé et fort dans les pays chauds; il est petit et concentré dans les régions froides; lent et faible dans les climats humides; vite et serré dans les lieux secs.

Au printemps, le pouls est grand et fort; en

été, il est vite, fréquent et faible; pendant l'automne, il est petit, lent et mou; durant l'hiver, il est dur, un peu accéléré et fort lent.

En général, le pouls se montre assez tranquille le matin; il devient sensiblement plus vite de midi à deux heures; ensuite, sa force et sa vitesse diminuent progressivement jusqu'à huit heures, époque où il se relève encore jusqu'à l'heure du coucher. Pendant le premier sommeil, le pouls se rallentit; mais bientôt il se développe de nouveau, et il prend un accroissement marqué aux approches du réveil. D'où l'on voit que la veille et le sommeil, la nuit et le jour, exercent une influence marquée sur l'état du pouls.

Les affections de l'ame apportent aussi des changemens notables dans le pouls. Les affections tristes le rendent lent et concentré; au contraire, les affections gaies lui donnent plus de vitesse et de développement. Tout le monde connaît le trait du médecin d'Antiochus. On sait toute l'influence qu'exercent sur le pouls une idée agréable, la frayeur, de violens exercices, des courses précipitées, le travail plus ou moins pénible de la digestion; le vin et les liqueurs fortes pris en trop grande quantité, etc.

Les bains déterminent des changemens variés dans le pouls, selon leur température. Marcard, qui nous a laissé un très-beau travail sur ce sujet, dans son ouvrage sur la nature et l'usage des bains, les divise, par rapport à leur action sur le pouls, en bains froids, en bains tièdes, en bains chauds et en bains très-chauds. Les bains frais ou froids n'apportent que de légers changemens dans le pouls, ils paraissent cependant avoir pour résultat d'en diminuer la fréquence ; mais la température du bain qui a le plus la faculté de diminuer la force et la vitesse du pouls, est celle que Marcard désigne sous le nom de chaude et tiède, entre 96 et 85 degrés Fahrenheit. Les bains très-chauds impriment à la circulation une accélération forte et prompte, mais qui varie cependant suivant une foule de circonstances.

Dans l'appréciation des divers caractères du pouls, il ne faut pas oublier non plus que les médicamens apportent des changemens notables dans le rhythme et le mode des pulsations artérielles. Tous les excitans, tous les toniques, l'électricité, l'action des vésicatoires, les purgatifs, la saignée même, surtout chez les individus pléthoriques, rendent le pouls plus développé, plus vite et plus fort. Mais s'il y a beaucoup de moyens capables d'accélérer le pouls, il y en a bien peu qui puissent réellement en diminuer la fréquence. Ainsi, l'observation prouve incontestablement que l'opium augmente le nombre des pulsations artérielles ; il faut en dire autant de tous les narcotiques vireux, auxquels on avait attribué la propriété contraire. Le camphre rallentit, il est vrai, la marche de la circulation, mais ce n'est que lorsqu'on le donne à très-haute dose. Ainsi, d'après les expériences d'Alexander, 20 grains de camphre, pris à l'intérieur, diminuent le pouls de deux à trois pulsations par minute, et 40 grains le diminuent de dix pulsations. A la dose à laquelle on prescrit le camphre le plus ordinairement, il augmente la circulation plutôt qu'il ne la diminue.

Qoiqu'en aient dit quelques praticiens, je n'ai jamais pu observer à la suite de l'administration du nitrate de potasse, de diminution sensible dans les pulsations artérielles.

L'ipécacuanha et tous les émétiques ont la propriété de diminuer immédiatement la fréquence du pouls; mais la digitale pourprée jouit surtout de cette faculté : aussi elle excite facilement des nausées; et le pouls, qui se rallentit réellement, prend cependant, lorsqu'on continue quelques jours l'usage de la digitale, un caractère d'irrégularité dont il faut savoir tenir compte dans l'emploi de ce moyen.

D'après ces considérations générales, auxquelles j'ai cru devoir me livrer avec quelques détails, il est aisé de voir qu'on ne peut que difficilement donner les caractères positifs du pouls dans l'état de santé. Essayons cependant d'établir pour cet état un type général que l'on puisse envisager comme le point normal d'après lequel tous les autres seront en quelque sorte déterminés. Nous regarderons donc comme régulier ou naturel cet état du pouls dans lequel les pulsations artérielles se montrent semblables dans leur double mouvement de systole et de diastole, aussi bien que dans les intervalles qui les séparent, et dans lequel ces pulsations, à la fois souples et libres, ne sont ni trop fortes, ni trop faibles, ni trop précipitées, ni trop rallenties.

Du reste, on ne saurait trop le répéter, il est bien plus aisé de saisir, par l'habitude du toucher, cet état régulier du pouls, qu'il n'est possible d'en analyser les caractères.

Les nombreux écarts que la nature présente dans les diverses maladies par rapport à cet état normal ou régulier du pouls, peuvent être ramenés à deux points de vue généraux qui en embrassent toutes les nuances, toutes les modifications. C'es ainsi qu'ils se rapportent tous :

1° A la force ou à l'intensité des pulsations ;

2° Au rhythme ou au mode de ces pulsations.

Dans le premier cas, les modifications dérivent de chacune des pulsations considérées isolément.

Dans le deuxième cas, elles ressortent de la comparaison des pulsations entre elles, et dans un temps donné.

En lisant les corrollaires qui vont suivre sur la signification du pouls, aussi bien que lorsqu'on

se livrera aux applications cliniques auxquelles
ces colloraires sont liés, il ne faut pas oublier que
les conclusions qui dérivent de cette partie de la
séméiotique, sont très-incertaines, et qu'il convient ici, plus que pour tout autre point de séméiologie, de comparer les signes déduits du
pouls à l'ensemble des autres signes de la maladie.

L'incertitude des signes fournis par le pouls reconnaît plusieurs causes. Une de ces causes est
dans la nature elle-même, qui a voulu que la
mort pût avoir lieu le pouls étant tout-à-fait naturel; il n'est pas de praticien qui n'ait reconnu
par lui-même cette vérité. *Pulsus bonus, urina
bona, æger moritur*, a dit Hippocrate. Il arrive,
en effet, très-souvent qu'aux approches de la
mort, le pouls ayant d'ailleurs offert les plus
mauvais caractères, il devient égal, souple et naturel, et cela, sans doute, par l'effet même de la
détente générale qui précède la fatale catastrophe.

D'un autre côté, on trouve assez souvent, dans
le cours des maladies même graves, le pouls naturel; il faut savoir tenir compte de cette considération, pour éviter de tomber dans des erreurs fâcheuses. *Pulsus, sanorum pulsui non
absimilis est*, dit Sydenham, dans la description
de sa fièvre nouvelle; *De novæ febris ingressu*,
pag. 355: et pag. 349. Il avait observé ce même
état du pouls dans les affections hystériques et
hypochondriaques, t. 1, p. 262.

Qui sanè affectus, en parlant des fièvres malignes, dit Galien, *vel optimos medicos fallunt,
quod nunc quoque in maximá pestilentiá
accidit, quidam indè ab initio ad finem usque, alii per totum morbum bonum pulsum
habebant, qui parum defluxisset à naturá ; et
hi præter cæteros perierunt.* Gal. *lib.* 3, *de præsag. ex pulsibus, cap.* 3.

Une autre cause d'incertitude tient au peu de
fixité des caractères du pouls; il n'est pas de
symptôme plus fugace, ni qui soit plus susceptible de changement et de variation.

Une troisième cause d'incertitude provient
des moyens que la nature a mis à notre disposition pour apprécier les qualités tactiles des corps.
Il semble, en effet, que ces qualités puissent varier en raison de la disposition particulière des
organes du toucher. Toutefois est-il vrai que la
différence de température, par exemple, de la
main qui touche, donne une impression et une
idée différentes de la température du corps soumis à la taction ; et il en est sûrement de même
de la dureté ou de la mollesse, de la grandeur ou
de la petitesse, etc.

Enfin, une quatrième cause d'incertitude se
tire du langage, toujours insuffisant pour exprimer d'une manière mathématique les nuances
infinies des différentes qualités tactiles des corps ;

et ici il y a incertitude non - seulement dans la manière de s'en rendre compte à soi - même conformément à l'impression qu'on a reçue, mais aussi dans la manière de transmettre aux autres cette impression, juste au degré où on l'a reçue. Aussi, soit que l'impression ait été différente, soit que l'expression ne représente pas la même image, il est assez rare que deux médecins, venant de tâter le pouls d'un malade, soient parfaitement d'accord sur ses qualités. Galien avait bien senti cet inconvénient du langage : *Optarem res*, dit-il, *et percipi et tradi citra ipsarum nomina posse ; ut ne ad artis, vel ex suâ ipsius commentatione longitudinem veluti cumulus nobis accederet vocabuli negotium. De puls. differ. lib.* 1, *cap.* 1, *classis* 4, *t.* 2, *p.* 46, *F.*

Enfin, une autre cause d'incertitude est l'impossibilité d'arrêter dans notre esprit, d'une manière générale, et plus encore pour chaque individu en particulier, le type du pouls naturel.

Les signes fournis par le pouls se rattachent bien moins, en général, à la connaissance de la nature et du siége des maladies, qu'aux notions relatives à l'intensité et à la gravité des lésions. Mais c'est surtout pour donner des idées claires de l'état des forces vitales, que les signes dérivés du pouls ont une valeur positive. La circulation est, de toutes les fonctions, celle qui se lie le plus intimement à l'état des forces vitales, et la circulation se dévoile toute entière au médecin exercé dans l'art sphygmique par les qualités du pouls.

La concentration et l'expansion des mouvemens et des forces dans les maladies est encore une des notions les plus évidentes qui dérivent de l'état du pouls, et la connaissance positive de ces deux mouvemens est bien plus importante dans la pratique qu'on n'a semblé le croire jusqu'à présent. Cette connaissance se trouve intimement liée à l'étude des facultés vitales; elle est le type de la juste distribution ou de la vicieuse répartition des forces.

Huit divisions principales embrasseront les modifications du pouls qu'il nous a paru important de noter.

Ainsi nous aurons successivement à exposer les signes déduits :

1° Du pouls fort et faible ;

2° Du pouls grand et petit ;

3° Du pouls dur et mou ;

4° Du pouls concentré et dilaté ;

5° Du pouls vite et lent ;

6° Du pouls fréquent et rare ;

7° Du pouls égal et inégal ;

8° Du pouls intermittent.

Un article supplémentaire indiquera les principaux signes qui dérivent des pouls composés, et nous terminerons le chapitre important de la circulation par l'énumération des signes fournis par les palpitations.

POULS FORT ET FAIBLE.

Le pouls est réputé fort lorsque l'artère vient battre avec vigueur contre les doigts qui l'explorent. Il est faible, au contraire, quand les pulsations se laissent à peine sentir, et qu'elles n'offrent aucune résistance.

Ces deux états du pouls, dans leur degré de simplicité, se rencontrent également chez des individus bien portans, et cela seulement en raison de leur constitution, ou robuste ou débile : aussi est-ce un signe de maladie imminente que le pouls fort chez les individus faibles, et que le pouls faible chez les individus forts.

En général, dans les maladies c'est un bon signe que le pouls soit fort. Alors la nature jouit d'une énergie suffisante pour résister à la lésion qu'elle a à combattre, et pour la surmonter par des crises salutaires. Ce signe dérivé du pouls est d'une grande valeur ; et l'on voit dans les maladies aiguës la guérison avoir lieu, si le pouls reste fort et égal, quoique d'ailleurs il se manifeste du délire, des mouvemens convulsifs, des soubresauts des tendons et d'autres symptômes alarmans. Au contraire, si le pouls est faible et languissant, les autres symptômes n'offrant d'ailleurs rien de fâcheux, il faut toujours conserver des craintes pour une mauvaise terminaison de la maladie (1).

C'est un très-bon signe, dans les affections soporeuses, que le pouls reste fort et égal ; il est rare alors que la guérison n'en soit pas le résultat. C'est ainsi qu'il faut entendre et expliquer les avantages de la fièvre dans les apoplexies ; à moins cependant qu'il ne se forme un épanchement dans le cerveau.

Ce que j'ai dit des affections soporeuses est également vrai des maladies nerveuses graves ; et ici les avantages de l'augmentation de la fièvre ne sont pas moindres : *Febris spasmum solvit. Hipp.*

Si, dans le cours d'une maladie, le pouls devient subitement, et sans cause suffisante, fort et vite, on peut assurer qu'il se forme une phlegmasie plus ou moins grave sur quelqu'un des viscères de l'économie.

Le pouls est fort dans les maladies inflammatoires, dans les fièvres bilieuses, dans les hémorrhagies actives, et en général dans la période d'irritation du plus grand nombre de lésions.

Dans les maladies inflammatoires, le pouls, qui de fort devient faible après la seconde période de la maladie, est un bon signe : *Cœteris*

____

(1) Baglivi, lib. 1, § V. Lugduni, p. 139.

consentientibus. On peut alors s'attendre à une crise salutaire, et par conséquent à une hémorrhagie critique.

Si le pouls reste fort au-delà de ce terme, il faut craindre une phlegmasie chronique interne, le délire ou les convulsions : cela est vrai dans toutes les maladies aiguës en général.

La faiblesse du pouls, dès le principe des maladies, est un signe fâcheux. C'est le caractère de l'affaiblissement des facultés vitales dont l'énergie est indispensable dans le cours de toutes les affections. On doit craindre alors que la maladie ne soit longue et grave, et, par exemple, qu'elle ne dégénère en fièvre maligne.

Le pouls faible à la suite de grandes évacuations, de veilles prolongées, de fatigues considérables, d'abstinences soutenues ou de violens chagrins, n'a d'autre signification que celle qui se lie à la cause déterminante de l'épiphénomène observé.

Chez les personnes d'un haut embonpoint, on trouve souvent le pouls d'une faiblesse extrême, quoique d'ailleurs il n'y ait pas la moindre trace de maladie.

Le pouls est faible dans les lésions du système lymphatique sans complication de phlegmasie , soit locale, soit universelle ; et dans ce cas il n'y a nul danger.

Dans le cours des maladies aiguës, la faiblesse du pouls peut n'indiquer que la lenteur de mouvemens de la nature sans autre signification fâcheuse. Cet état du pouls se lie naturellement à toutes les fièvres muqueuses.

C'est surtout par le degré de faiblesse du pouls qu'on peut calculer avec certitude le danger qui se lie aux fièvres malignes et putrides.

La faiblesse du pouls est d'un très-fâcheux pronostic dès le début des fièvres inflammatoires et des phlegmasies locales. Si, dans ces dernières lésions, le pouls devient faible avant que la maladie ne soit jugée, surtout si les caractères de la phlegmasie perdent subitement et sans raison suffisante de leur intensité, on peut assurer que la maladie se termine par gangrène.

Dans les paralysies, j'ai presque constamment trouvé le pouls plus faible et quelquefois aussi plus vite dans le bras situé du côté de la paralysie.

POULS GRAND ET PETIT.

La grandeur et la petitesse du pouls se tirent du calibre, du volume ou de la grosseur de l'artère, appréciée par l'impression qu'elle porte contre le doigt explorateur. Ainsi le pouls est grand lorsque l'artère présente un volume considérable, un gros calibre; il est petit, au contraire, quand l'artère n'a que peu de grosseur.

La grandeur du pouls est l'indice de la prédominance du système sanguin, et cela tant en santé qu'en maladie. Ainsi on rencontre le pouls grand chez les individus d'un tempérament sanguin, lorsque surtout ils jouissent d'un embonpoint médiocre, et dans toutes les maladies liées à une pléthore sanguine, dans les fièvres inflammatoires, dans les phlegmasies, dans les hémorrhagies actives, dans les apoplexies.

Dans les affections soporeuses, le pouls, qui reste long-temps grand, ou même dont la grandeur augmente dans le cours de la maladie, laisse craindre la dégénération en apoplexie, et, pendant l'apoplexie, la mort.

Dans les affections de l'estomac, le pouls est petit et faible : c'est un résultat d'observation clinique constant. Je l'ai vérifié avec soin, et j'ai toujours eu occasion de me convaincre de la vérité de cette remarque, que j'ai retrouvée d'ailleurs dans Mercatus (1).

---

(1) Mercati opera. De pulsûs harmoniâ et arte, lib. 2, tract. 3, cap. 39, p. 613—14, et tract. 4, cap. 11, p. 622.

C'est peut-être le seul résultat pratique qu'on trouve dans environ 150 pages infolio à 2 colonnes que l'auteur a écrites sur le pouls, et où il semble qu'il ait pris à tâche d'ajouter aux spéculations théoriques de Galien, et de laisser de côté le petit nombre de considérations cliniques utiles, transmises par le médecin de Pergame.

Les individus dont le pouls est naturellement petit, dit Baglivi avec raison, vivent plus long-temps, et sont moins exposés aux maladies que ceux dont le pouls est habituellement grand et fort.

L a petitesse du pouls annonce un état de spasme général ou local qui s'oppose au libre cours du sang et à la distribution régulière des forces : aussi la petitesse du pouls est-elle un des effets immédiats de la douleur, quel qu'en soit le siége. Cela est surtout vrai des céphalalgies.

Le pouls est petit dans la période d'irritation de toutes les maladies ; mais il est en même temps plus ou moins dur.

La petitesse du pouls est un des signes de la faiblesse de l'estomac.

Le pouls est petit dans les maladies aiguës qui doivent se terminer par la mort ; et si la petitesse du pouls se lie à des symptômes de convales-cence actuelle ou prochaine, on doit craindre la rechute.

POULS DUR ET MOU.

On dit que le pouls est dur lorsque la vibra-tion artérielle, contre les doigts explorateurs, donne comme la sensation d'un corps solide et roide qui les frapperait. Au contraire, le pouls est réputé mou quand l'artère, quoique pleine, cède

facilement sous les doigts explorateurs , qui s'en-
foncent en quelque sorte et semblent la pénétrer
aisément.

On trouve quelquefois le pouls dur chez les
personnes d'un certain âge, sans doute à raison
de l'endurcissement des parois du canal artériel;
mais il n'y a pas maladie pour cela. Il faut
alors que la fréquence du pouls se joigne à la
dureté. On doit en dire autant des individus
chez lesquels le système sanguin est fortement
prédominant; mais ceux-ci sont dans un état habituel de maladie imminente.

Le pouls dur est un des indices des maladies
nerveuses tant aiguës que chroniques.

La dureté du pouls est un caractère inséparable des fièvres inflammatoires, de toutes les
maladies où se développe une phlegmasie partielle quelconque, de la première période des
fièvres bilieuses et de la période de crudité
de presque toutes les maladies. Dans les deux
derniers cas, le pouls, outre qu'il est dur, est
encore petit et serré ; dans tous les autres , la
dureté est jointe à la fréquence.

La dureté continuelle du pouls est une marque de l'inflammation toujours subsistante; mais
elle prouve en même temps que les forces du
malade se soutiennent.

Dans le cours d'une phlegmasie ou aiguë ou

chronique, si la dureté du pouls, après s'être ralentie, se ranime et augmente de nouveau en roideur, on peut assurer que l'inflammation fait de plus grands progrès. Cela se remarque fréquemment dans les phlegmasies des viscères, et spécialement dans celles du poumon et du foie.

Si le pouls, de dur qu'il était, devient subitement et sans cause manifeste mou et petit dans les phlegmasies, on peut assurer que l'inflammation passe à la terminaison par sphacèle, par gangrène ou par suppuration. Le pouls reste dur, mais devient en outre lent et petit lors des terminaisons squirrheuses des viscères.

La mollesse du pouls est l'apanage des maladies des systèmes lymphatique et muqueux, et alors elle n'a aucune signification précise.

Le pouls est mou dans les œdématies des viscères, dans les hydropisies, dans les cachexies et les leucophlegmaties, surtout après la période d'irritation de ces maladies. Le pouls présente ce même caractère dans les syncopes, les léthargies et la paralysie. Dans ces derniers cas, la petitesse se joint à la mollesse.

C'est un très-bon signe qu'à l'époque et aux approches des crises le pouls prenne le degré de mollesse convenable, en conservant toutefois assez de force. On peut assurer alors que la crise sera salutaire. Ce caractère du pouls appartient surtout aux sueurs critiques prochaines. Il ne faut toutefois pas oublier qu'il y a à tous ces préceptes de fréquentes exceptions. Ainsi le pouls reste quelquefois dur aux approches des crises, et même des crises favorables. *Etiam de morbo resurrecturis*, dit Kloekhoff, qui en avait fait la remarque, *arteriœ, propinquâ etiam crisi, non rarò durissimœ, digitum exploratorem feriunt; imò, critico sudore nunc fluente, duros pulsus me deprehendisse puto* (1). Solano de Luques a également vu un ictère critique précédé de la dureté du pouls. Ce qu'il y a d'étonnant, c'est que Solano prétend avoir prédit cette crise précisément d'après cet état du pouls. Mais ce n'est pas là le seul cas où les prétentions de Solano paraissent exagérées au praticien (2).

Un grand nombre d'auteurs de séméïotique, Fienus, Lommius, Hucher et d'autres, assignent la mollesse du pouls comme caractère des phlegmasies du poumon. Nous ne nous dispenserons pas de dire ici que l'expérience apprend tous les jours le contraire : le pouls est dur dans ces maladies. Cette erreur est copiée de Galien, qui avait pensé que la texture molle et lâche du poumon devait imprimer un caractère analogue au pouls dans toutes les lésions de ces organes. Ce n'est qu'après la période de l'inflammation,

---

(1) Dissertatio de crisibus, p. 201.

(2) V. Niehll. novæ raræque observ. p. 2ª, p. 41.

et surtout lorsque la maladie se termine par la gangrène ou le sphacèle, que le pouls prend de la mollesse dans ces maladies.

Lorsque, durant le cours des pleurésies inflammatoires, le pouls cesse d'être dur à l'époque de la crise, et qu'il devient mou, le malade se sentant d'ailleurs mieux, on peut annoncer que la maladie se jugera favorablement par les crachats.

POULS CONCENTRÉ ET DILATÉ.

Lorsque l'artère se laisse sentir facilement dans toute sa plénitude et dans toute son étendue, qu'elle semble être de niveau avec la peau ou même la dépasser, on dit que le pouls est dilaté, développé, élevé. Il est au contraire concentré, profond ou serré, lorsqu'il faut aller chercher l'artère assez avant entre le radius et le cubitus.

Dans l'appréciation de ces modifications du pouls, il faut avoir égard, 1° à des dispositions particulières d'organisation qui peuvent rendre l'artère plus ou moins profonde; 2° à l'embonpoint des individus: l'artère, par exemple, est toujours plus enfoncée chez les personnes grasses; 3° au sexe: chez les femmes, à raison de la rondeur du bras autant qu'à cause de leur embonpoint, l'artère se trouve ordinairement située plus profondément.

Le pouls est concentré, profond, serré, dans les maladies nerveuses, surtout dans celles qui

se compliquent de phlegmasies ou de fièvre inflammatoire générale.

Dans la gastrite, l'entérite et la métrite, le
cœur, par les sympathies plus ou moins étroites
qui le lient aux organes devenus le siége de ces
inflammations, en partage l'irritation. Il se contracte donc indépendamment de l'action circu-
latoire. Aussi, dans ces maladies, le pouls est-il
constamment concentré, serré, profond.

Dans la période d'irritation ou de crudité des
maladies fortes, le pouls est profond, serré ; et
cet état du pouls persiste ou même augmente
tant que dure cette période de la maladie (1).

C'est toujours une chose avantageuse, dans
les maladies, que le pouls se développe ; c'est au
contraire une chose fâcheuse qu'au lieu de se développer il se concentre, passé surtout la période d'irritation.

Le pouls concentré n'est pas toujours funeste,
ou, pour mieux dire, il ne l'est que par sa durée. S'il ne subsiste que pendant le premier temps
des maladies, temps plus ou moins long, suivant
la nature et l'intensité de la lésion ; si le pouls se
développe ensuite, et qu'il ne reste aucune trace

---

(1) Cruditatis statu durante increscit febris, sympto-
mata crebrescunt ; quibus ipsis effectibus hic morbi status
cognoscitur. Kloekhoff opusc. med. Dissert. de crisibus,
p. 196.

d'irritation pendant le temps du développement, cet état est ordinairement peu à craindre : c'est celui qui a lieu dans beaucoup de maladies suivies de guérison. Le pouls concentré devient au contraire dangereux à mesure qu'en s'étendant au-delà de la première période des maladies, il retarde ou même annihile la coction et les évacuations critiques : on ne peut s'attendre alors qu'à des événemens fâcheux.

Les violentes douleurs de tête, et en général toutes les douleurs fortes, quel qu'en soit le siége, impriment au pouls un degré de concentration assez ordinairement proportionné à l'intensité de la douleur. Dans ce cas, la concentration du pouls n'a pas d'autre signification que celle de la douleur elle-même.

Toutes les fois qu'il y a oppression des forces par une cause quelconque, le pouls est concentré.

Au contraire, le pouls développé est l'indice de la libre répartition des forces, ou même de leur excentricité.

La concentration du pouls est mortelle dans les fièvres lentes nerveuses.

Le pouls est développé dans les fièvres inflammatoires peu intenses, aussi-bien que dans toutes les phlegmasies modérées, surtout passé la première période de la maladie.

Dans les fièvres inflammatoires et dans les

phlegmasies, il suffit souvent d'une saignée pour donner au pouls un développement satisfaisant.

POULS VITE ET LENT.

La vitesse et la lenteur du pouls dérivent de la promptitude, de la rapidité avec laquelle s'exécute chaque diastole, comparée non pas à la systole, car celle-ci prend toujours plus de temps que l'autre dans l'espace qu'occupent ces deux mouvemens, qui, avec l'intervalle qui les sépare, constituent le pouls, mais bien à la diastole elle-même prise dans l'état naturel. Ainsi le mouvement accéléré de chaque diastole en particulier constitue la vitesse, la vélocité du pouls; et le ralentissement, la prolongation de la diastole en constituent la lenteur.

Il est aisé, quoiqu'en aient dit quelques auteurs, de distinguer le pouls vite et lent du pouls fréquent et rare. Il nous aura suffi, pour le prouver, d'exprimer aussi clairement que possible ce que nos propres sensations nous ont appris à cet égard; mais nous conviendrons aussi que les signes fournis par ces diverses modifications du pouls ne nous ont pas présenté des significations aussi tranchées que leurs caractères sensibles, que leurs qualités tactiles nous ont paru sensibles. Ainsi, les signes fournis par le pouls fréquent varient peu de ceux qu'indique le pouls vite; et la rareté du pouls ne signifie guère que ce que signifie sa lenteur. Il y a cependant quelques nuances que l'observation nous a dévoilées, et que nous allons consigner ici.

Le pouls, qui est à la fois ou fréquent et vite, ou rare et lent, est plus fâcheux que lorsqu'il n'y a qu'une de ces deux modifications opposées.

Si la vitesse du pouls augmente en même temps que la maladie devient plus grave, le danger est pressant.

Lorsque, dans les maladies, le pouls devient plus vite vers le soir, on peut s'attendre à beaucoup d'agitation ou même au délire pendant la nuit.

Si le pouls est plus lent que ne le comporte la nature et la gravité de la maladie, sans cause connue d'ailleurs, on peut porter un mauvais pronostic.

La lenteur du pouls dans les affections hystériques et hypocondriaques est le signe d'une crise prochaine, et ce signe est encore plus sûr que la limpidité des urines.

POULS FRÉQUENT ET RARE.

La fréquence du pouls se déduit du nombre des pulsations qui ont lieu dans un temps déterminé. Elle se distingue ainsi de la vitesse qui consiste dans la promptitude avec laquelle chaque pulsation s'exécute. Le pouls sera donc fréquent si, dans l'espace d'une minute, par exemple, le nombre des pulsations est plus grand que dans l'état naturel. Il sera au contraire rare, si les pulsations se font dans un nombre moindre. La fréquence et la rareté du pouls dérivent donc de la comparaison des pulsations entre elles, tandis que la vitesse ou la lenteur doivent être jugées par la célérité de chaque pulsation séparée. L'habitude de l'exploration du pouls suffit pour juger de sa fréquence, tout comme elle suffit pour en observer les autres variations. Il faut cependant convenir qu'ici on exprimerait l'état du pouls, je veux dire sa fréquence ou sa rareté, d'une manière un peu plus exacte, en comptant le nombre des pulsations par chaque minute. C'est donc le seul cas où l'usage de la montre à secondes pourrait être applicable. Ainsi, dans le grand nombre des modifications que présente le pouls, il n'y en a qu'une susceptible de cette sévérité de calcul, une seule qui comporte cette apparente exactitude ; et non-seulement il n'y en a qu'une, mais encore c'est de toutes les modifications la moins importante qui se trouve dans ce cas. Les signes déduits de la fréquence et de la rareté du pouls sont peu nombreux ; ils sont assez vagues, ils se trouvent presque toujours liés à d'autres modifications des pulsations artérielles.

La fréquence du pouls se trouve surtout liée à l'état fébrile ; et de toutes les conclusions séméiologiques qui dérivent de cet état du pouls, celle-ci est peut-être la plus importante ; elle est cependant remplie de vague et d'incertitude. On a bien dit que, dans l'état naturel, le pouls battait environ soixante-dix fois par minute, et que le pouls était fébrile quand il donnait de quatre-vingt-dix à cent pulsations dans ce même espace de temps. Eh bien ! j'ose assurer que j'ai trouvé autant d'exceptions que j'ai voulu chercher d'exemples de ces règles dans ma pratique particulière ; et ces exceptions ont été aperçues par tous les praticiens qui se sont livrés à de semblables observations. Le pouls est souvent rare, quoiqu'il y ait fièvre, et souvent aussi il est fréquent, sans que la fièvre existe. Les différentes espèces de fièvres, les diverses périodes de l'acte fébrile apportent encore des variations infinies à la fréquence du pouls; en sorte qu'elle ne saurait à elle seule caractériser la fièvre (1).

L'exemple du plus haut dégré de fréquence du pouls que je connaisse, est consigné dans l'observation dont le docteur Wendt a fait le sujet de sa dissertation inaugurale. C'est une demoiselle de dix-neuf ans qui a succombé à une manie aiguë, et qui, à divers intervalles et pendant

---

(1) V. pour l'appréciation de la fréquence du pouls par rapport à la fièvre, Burserius, Institut. med. pract., t. I, p. 10 et suiv., de febre generatim.

plusieurs heures, a donné de 225 à 243 pulsations par minute (1).

La fréquence du pouls dérive d'une accélération proportionnée de la circulation; elle peut
être le signe d'une irritation générale ou locale :
aussi la fréquence du pouls se joint-elle communément aux caractères du pouls d'irritation ou
de crudité des maladies; et tant que dure cette
période morbifique, la fréquence du pouls n'est
pas de mauvais augure.

Mais passé cette période, il faut que la fréquence du pouls diminue : sans cela, on doit
craindre que la maladie ne se prolonge bien au-
delà du terme ordinaire de sa durée : si c'est une
phlegmasie aiguë, on doit craindre la dégénération en chronique.

La fréquence du pouls est un des caractères de
toutes les maladies avec sur-excitation : ici l'art
et la nature doivent avoir pour objet constant de
leurs soins la diminution de l'activité vitale.

La fréquence du pouls est un très-bon signe
dans toutes les maladies par atonie, et, par exemple, dans les fièvres muqueuses, les fièvres putrides et malignes, dans les œdématies, les
leucophlegmaties, les hydropisies asténiques, les
engorgemens chroniques des viscères, pourvu

____

(1) Baldinger : Sylloge selectiorum opusculorum argu-
menti medico-practic. t. 5, p. 210.

toutefois qu'on n'ait pas à craindre de phlegmasie aiguë ou chronique.

La fréquence du pouls est un mauvais signe
pendant le travail de la coction ; elle est au contraire un signe salutaire vingt-quatre heures
avant ce travail, et dans le moment de l'agitation salutaire qui précède les crises. Si la fréquence du pouls continue encore après des signes
manifestes et suffisans de coction, on doit craindre une prolongation ou une mutation fâcheuse
de la maladie.

La fréquence du pouls pendant la convalescence
est toujours mauvaise ; souvent elle ne dépend que
du travail pénible de la digestion et de la nutrition ; mais très-souvent aussi elle précède les rechutes, les phlegmasies ou les suppurations internes des organes.

Le nombre des pulsations du pouls, dans un
temps donné, est moindre dans toutes les maladies par atonie. Le pouls rare est le caractère des
lésions chroniques, des maladies de la vieillesse
et de l'enfance.

C'est un très-bon signe dans les maladies aiguës que le pouls, après avoir été fréquent dans
les premiers temps de la maladie, devienne rare
à mesure que les jours de crudité s'écoulent ; on
peut espérer que la marche de la nature sera régulière, et par conséquent heureuse.

En général, c'est un bon signe dans les maladies que le pouls soit moins fréquent après le sommeil de la nuit et vers le soir, qu'il ne l'est dans le jour.

La fréquence est le caractère du pouls de l'exacerbation; et la rareté, le caractère du pouls de la rémission.

Le pouls est remarquablement rare dans tous les épanchemens de sérosité. Cet état est plus marqué pour les épanchemens de la poitrine que pour ceux du cerveau, et pour ceux du cerveau plus que pour ceux de l'abdomen.

Lorsque la rareté du pouls se lie à la chute ou à la perte des forces vitales, c'est un très-mauvais signe, surtout dans les fièvres. On pourrait presqu'exclusivement calculer le danger des fièvres lentes nerveuses par la rareté et la lenteur du pouls.

Le pouls dont la rareté est telle qu'il se fait à peine un seul battement dans le temps où il devrait y en avoir deux, n'annonce pas peu de danger. Cet état du pouls a surtout lieu dans les affections soporeuses liées à une extrême débilité.

POULS ÉGAL ET INÉGAL.

L'égalité du pouls se déduit ou de la parité de chacun des mouvemens qui composent une pulsation, ou de la similitude des pulsations entre elles quant à la fréquence, à la vitesse, à la force, à la grandeur et à la dureté,

C'est toujours un bon signe que le pouls reste égal dans les maladies. C'en est au contraire un mauvais qu'il se montre inégal, quelle que puisse être la nature de cette inégalité; à moins cependant qu'elle ne soit ou accidentelle, ou naturelle au malade.

C'est un très-bon signe, par rapport aux suites de couches, que, quelque temps après l'accouchement, le pouls se montre égal et tranquille. Dans le cas contraire, on doit craindre la fièvre puerpérale, ou plutôt une des maladies graves qui se développent trop souvent à la suite des couches (1).

L'inégalité qui s'observe dans la fréquence du pouls est moins dangereuse que celle qui a lieu dans son énergie; et l'inégalité qui consiste dans l'augmentation de force est moins fâcheuse que celle qui réside dans la diminution d'activité: celle-ci est presque toujours mortelle.

Le pouls inégal, et qui est à la fois grand, fort, fréquent et vite, est l'indice d'une crise prochaine; mais s'il est inégal et petit, faible, rare et lent, on doit s'attendre à une crise fâcheuse ou du moins imparfaite (2).

Les polypes du cœur et la plupart des lésions organiques de ce viscère, donnent lieu à l'inéga-

---

(1) Doublet, Nouvelles recherches sur la fièvre puerpérale.

(2) Fienus, p. 241.

lité du pouls. Il faut en dire autant de plusieurs des maladies de la poitrine.

L'inégalité du pouls, qui consiste à donner, par chaque pulsation, deux battemens se succédant rapidement, suivis d'un repos plus ou moins long, est connue sous le nom de pouls *dicrote*, le signe spécial des hémorragies. Cet état du pouls se rencontre encore dans les cas d'oppression des forces et d'embarras momentané de la circulation.

Le pouls dont l'inégalité se fait de manière à ce que dans un certain nombre de pulsations, depuis quatre jusqu'à six, ou même huit, il y ait une augmentation sensible de force et de grandeur, mais avec mollesse, est l'indice de sueurs prochaines presque toujours favorables.

Les fièvres nerveuses malignes présentent une sorte d'irrégularité du pouls qui se passe toute dans les mouvemens du sang dans l'artère, et non pas dans les contractions de l'artère elle-même ; et lorsqu'on explore le pouls avec attention, on découvre une espèce de mouvement d'ébullition semblable au bruissement du cœur des anévrismes. Lorsque cela a lieu, la maladie est très-grave ; il existe un trouble général de toutes les fonctions.

Des matières bilieuses âcres, des vers qui occupent l'estomac ou les intestins, une passion de l'âme, une hémorragie, un vomissement, un cours de ventre subit et copieux, peuvent intro-

duire dans le pouls une faiblesse et une inégalité passagères qui ne doivent pas effrayer (1).

Le pouls inégal et comme tremblotant, est souvent le signe précurseur du vomissement. Ma
pratique m'en a plusieurs fois offert la preuve ; et
je trouve dans Michel un fait qui vient à l'appui
de cette observation (2).

POULS INTERMITTENT.

On dit que le pouls est intermittent, lorsqu'a-
près une ou plusieurs pulsations il se fait un repos absolu, c'est-à-dire que la diastole n'a point
lieu, qu'elle se suspend momentanément pour
reprendre ensuite et s'arrêter encore de nouveau.

On a divisé cette intermittence en régulière,
c'est-à-dire qu'elle aurait lieu après un nombre
fixe et constant de pulsations, et en irrégulière,
ou qui se ferait à des intervalles variables. Je dois

(1) Du pronostic dans les maladies aiguës, par M. Leroy, s. 1ere, chap. 1er.

(2) Michel, nouvelles Observations sur le pouls par
rapport aux crises, 10e ob. p. 27.

Cet ouvrage est exclusivement consacré à confirmer la
doctrine de Bordeu. L'intention d'après laquelle il a été
entrepris, les préventions que l'auteur n'a pas manqué
d'apporter à sa rédaction, et la manière dont on a recueilli les observations dans lesquelles tous les symptômes
ont été sacrifiés à des détails minutieux sur le pouls, diminuent sans doute le degré de confiance qu'on serait
enté de lui accorder au premier abord.

à la vérité d'avouer ici que je n'ai jamais rencontré de pouls intermittent régulier ; et rien ne me prouve que cette différence, supposée existante dans la nature, l'expérience lui accorde quelque signification particulière. J'attache bien plus d'importance dans l'étude du pouls intermittent, 1° à la fréquence de la suspension de la diastole ; 2° à la durée de cette suspension, qui équivaut tantôt à une pulsation, et tantôt à plusieurs.

Le pouls intermittent, dans les maladies aiguës, est très-promptement suivi de la mort ; mais il faut qu'il s'y joigne d'autres signes mortels. Horstius rapporte, d'après Wier, une observation très-curieuse de fièvre maligne dans laquelle le pouls, sensiblement inégal et déréglé jusqu'au septième jour, se montra évidemment intermittent dès ce moment et jusques après le neuvième jour ; mais les autres signes étaient favorables : *Septimâ rediens mane in acerbo, consanguineorum astantiumque luctu, citra ullam dilationem, digitis carpo admotis pulsum percipio intermittentem tertiâ quâque pulsatione, qui primo quidem contactu terrorem incutit : at examinatis intereà cœterorum accidentium præsagiis, indeque certâ convalescentiœ spe datâ,* etc. (1). En général, cet état du pouls an-

---

(1) Gregorii Horstii opera med. t. 2, lib. XI, Miscellanea. Observ. 8, p. 561 et seq. Gondæ, 1661.

nonce le dernier degré de l'affaiblissement ; et le danger est d'autant plus grand, que la suspension de la diastole revient plus fréquemment, et que chacune de ces suspensions est d'une durée plus prolongée. Les apoplectiques offrent de fréquentes occasions de vérifier cette proposition.

Le pouls intermittent a lieu dans beaucoup d'autres cas où il est bien moins grave ; il est très-ordinaire chez les vieillards, surtout chez ceux que l'âge ou d'autres circonstances ont fortement affaiblis.

On trouve quelquefois le pouls intermittent à la suite des convulsions, des attaques d'hystéricie, et même après des douleurs violentes et long-temps prolongées ; et alors cet état du pouls n'offre rien d'inquiétant ; il en est de même du pouls intermittent qui a été précédé de fortes évacuations.

L'intermittence du pouls qui n'est que momentanée, celle qui ne se manifeste que sur un seul poignet, et qui n'a lieu que pendant les exacerbations fébriles, est bien moins fâcheuse que celle qui est durable et qui a lieu aux deux bras.

J'ai trouvé le pouls intermittent chez des individus arrivés à un âge consistant et d'ailleurs bien portans.

Je l'ai observé aussi d'une manière bien distincte dans un cas de fièvre vermineuse adynamique terminée par la guérison. V. tome 1er, p. 177.

Le pouls est intermittent dans le cas de polype au cœur, de dilatation anévrismatique de ce viscère et de ses annexes, dans les hydropisies du péricarde ; le plus souvent alors l'intermittence ne se manifeste que sur un côté.

Dans quelques cas de fièvres putrides, malignes, lentes-nerveuses, typhoïdes, etc., l'intermittence est telle que la diastole, sans manquer absolument, est cependant peu sensible. Le danger attaché à cet état du pouls, je l'ai observé plusieurs fois, est bien moindre que lorsque l'intermittence est absolue.

Le pouls intermittent est un des signes de l'hydropisie de poitrine. Wepfer, qui est mort de cette maladie, a toujours présenté ce caractère dans les pulsations de l'artère radiale. En général, cet état du pouls est très-fréquent dans les maladies de l'organe de la respiration : aussi doit-on, dans ces affections, regarder ce caractère du pouls comme bien moins grave. *Pulsus intermittens non ita malus si morbis pectoris superveniat in quibus familiaris est*, dit Baglivi, lib. 1, p. 73. Prosper Alpin, qui n'avait pas connu ce fait séméiologique, s'étonne d'avoir vu une jeune demoiselle atteinte de pleurésie, présenter constamment, et au plus haut degré, l'intermittence du pouls, et cependant guérir de sa maladie d'ailleurs très-grave, et à un âge où l'intermittence des pulsations est trop souvent funeste. Cette observation, tout à fait concluante, est d'ailleurs assez importante pour que je croie devoir la rapporter en entier.

Senes atque pueri, dit Prosper-Alpin (1), *ex hoc pulsu (intermittente) non ita pessime se habent ut juvenes in quibus planè existiosos esse hos pulsus intermittentes voluit Gal. Tamen etsi plerumque hoc verum experiatur Bassani juvenem annos natam suprà viginti pleuriticam, abhinc multos annos apud Hermetem furcaturam jurisconsultum clarissimum vidi, in quâ usque ad diem quintam pulsus ita intermittebat, ut primâ die singulis septem aut decem pulsibus intermitteret spatio unius pulsationis, et secunda singulis sex aut quatuor, et tertia singulis tribus, et quartâ (quâ die morituram quisque meritò judicasset), cum delira prorsùs esset, nihil exspueret, difficillima respiratio, inquietissima, et cum pulsus singulis pulsatis duabus pulsationibus ita intermiserit, ut immobilis multo intervallo arteria maneret, pulsusque subsequentes languidi exilesque essent. Nihilominùs præter omnium spem simul cum urina multa materia crassa pituitosa ex-*

----

(1) De præsagiendâ vitâ et morte, lib. 4, cap. 4, p. 241.

creta, nulla alia observata vacuatione aut judicio a naturâ facto. Sed hujusmodi casus rarò fiunt, suntque in arte medendi veluti monstra. Zimmermann a également trouvé le pouls souvent intermittent chez une femme attaquée six fois de violentes inflammations de poitrine dans l'intervalle de sa soixante-dixième à sa soixante-seizième année (1). Bonet avait fait la même remarque : il rapporte deux cas de pleurésie dans lesquels le pouls s'est montré intermittent, et cependant les malades ont guéri (2).

Le pouls dont l'intermittence est tellement prolongée, que les pulsations manquent entièrement ou qu'elles restent long-temps insensibles, est un signe de mort très-prochaine dans les fièvres. Cet état du pouls s'observe dans les syncopes, les asphyxies et les hystéries, sans autre danger que celui de la maladie elle-même.

Le pouls est quelquefois insensible dans les lésions organiques du cœur et des gros vaisseaux.

POULS COMPOSÉS.

Il est assez rare que le pouls se présente au praticien dans un état d'absolue simplicité. Presque toujours on lui reconnaît plusieurs des modifications que nous avons indiquées ; et c'est

____

(1) Zimmermann, Expérience, t. 2, p. 21.
(2) Thesaur. medico-pract. t. 2, p. 238.

surtout dans les circonstances où le jugement
du pouls est le plus important et le plus grave,
que ces modifications sont combinées en plus
grand nombre. Cette complication, cette composition du pouls est donc fort essentielle à étudier. Déjà, dans le cours de nos divers articles
sur le pouls, nous avons signalé un grand nombre de ces combinaisons; nous allons consigner
ici quelques-uns des principaux résultats cliniques qui appartiennent encore à cette modification du pouls, et dont nous n'avons pas eu occasion de parler jusqu'à présent.

Des pulsations artérielles dans un lieu où elles
n'existent pas ordinairement, sont le signe d'une
inflammation dans cet endroit, surtout s'il y a
en outre douleur, tuméfaction et rougeur.

En général, dans les lésions de poitrine le
pouls est fréquent, inégal et faible; ce qui a lieu
aussi dans les palpitations du cœur (1).

Le pouls est petit, rare, faible, et à peine per-
ceptible au moment des violentes syncopes; et si
à cet état il se joint des sueurs froides avec l'intégrité des fonctions intellectuelles, on peut prédire une mort très-prochaine. Hoffmann (lieu
cité), a reconnu cet état du pouls dans deux cas
d'empoisonnement par un poison corrosif.

____

(1) Hoffmann, de pulsuum naturâ genuinâ differentiâ
et usu in praxi, t. 6, p. 243, § 25.

Le pouls martelé, c'est-à-dire celui qui, dans une seule pulsation, semble vibrer deux fois contre le doigt explorateur, est le signe d'une hémorragie critique prochaine; et plus ce caractère du pouls est sensible et durable, et plus la crise est sûre et prochaine.

Le pouls ondoyant, c'est-à-dire dont le mouvement se fait sous les doigts par ondulations, surtout s'il s'y joint de la mollesse, annonce la sueur.

Le pouls, qui de grand qu'il était devient peu à peu petit au point de disparaître enfin tout à fait, et que l'on a comparé à la queue du rat, est le signe d'une faiblesse extrême de la vitalité; il semble que le cœur n'ait plus assez d'énergie pour pousser le sang jusqu'à l'extrémité des artères.

Sydenham avait observé cet état du pouls dans les petites-véroles confluentes; mais il en a donné une mauvaise explication. *Opera, t. 1, p.* 249.

Durant la léthargie et chez les apoplectiques, si le pouls, de petit qu'il était, devient grand sans suivre une sorte de gradation et sans qu'il se détermine une amélioration sensible dans l'état général du malade, la mort n'est pas éloignée. Baglivi a indiqué ce résultat général de l'observation clinique, et on le voit se vérifier fréquemment dans les belles observations de Wepfer sur l'apoplexie.

Le pouls vite et fréquent peut aussi être lié à une prochaine destruction de la vie, surtout si le pouls est à la fois petit et faible. Cet état du pouls a lieu lorsqu'il y a oppression des forces et gêne considérable dans les viscères pectoraux ou abdominaux (1).

Le pouls est souvent lent et rare dans les fièvres malignes ataxiques, et alors la terminaison de la maladie est communément fâcheuse (2) : aussi est-ce un bon signe lorsque dans ces maladies le pouls, après avoir offert ce caractère, devient accéléré et fréquent (3). Pezold a trouvé ces mêmes caractères du pouls, et avec les mêmes dangers, liés aux fièvres miliaires des femmes en couches et dans un cas de fièvre putride grave (4).

Il y a, dit Vater (5) relativement au pouls, une règle qui ne trompe guère. Si le pouls prend de la dureté et de la fréquence, la maladie augmente en force et en danger. Si, au contraire, le pouls devient plus mou et plus rare, la maladie

---

(1) Albites ars præsagiendi , p. 195.

(2) V. Istor. raggionat. de mali osservat. in Napoli nell. anno 1794, § 379.

(3) V. ouv. cité, § 613. Une observation que rapporte ici Sarcone confirme ce pronostic.

(4) De prognosi in febribus acutis, p. 74.

(5) De præsagiis vitæ et mortis, § 11, p. 20.

diminue d'intensité et le pronostic est moins fâcheux.

Le pouls de la douleur, a dit Actuarius, est
au commencement élevé, serré et véhément avec
vitesse ; il devient petit, serré, fréquent et faible, lorsque la douleur augmente au point de
porter une atteinte considérable aux forces vitales (1).

Le pouls lent, petit et faible dans les fièvres,
est un signe presque toujours mortel.

Le pouls d'irritation et de crudité dans les maladies est serré, fréquent, concentré et assez dur :
il s'oppose, s'il persiste long-temps, à la coction
et aux évacuations critiques ; il est par conséquent
lors le signe certain que la maladie ne saurait
être complétement et favorablement jugée. Cet
état du pouls en impose souvent aux praticiens
irréfléchis ou peu expérimentés pour le signe
d'un état pléthorique ; et une saignée hors de
propos manque rarement, dans ce cas, de bou-
leverser entièrement la marche de la nature.

Le pouls grand, fort et fréquent, qui se trouve
joint à un battement analogue des artères temporales ou même jugulaires, annonce une hémorragie nazale.

Le pouls élevé et grand est, en général, l'in-

____

(1) Meth. med. lib. 1, de pulsuum examine, cap. 9.

dice d'une hémorragie prochaine ou de sueurs critiques : *In iis qui sunt hœmorragia atque sudore judicandi pulsûs alti et magni* (1).

Si dans les maladies aiguës, et spécialement dans les fièvres malignes, pendant qu'on explore le pouls, le malade retire son bras par un mouvement involontaire et comme convulsif, c'est un très-mauvais signe. Baglivi l'a presque toujours vu suivi de la mort (2).

Le pouls petit et faible précède ordinairement les crises par les urines : à peine presse-t-on l'artère, qu'elle disparaît sous les doigts, surtout vers le milieu des quatre doigts explorateurs. Cette observation rentre dans ce qu'Hippocrate a dit du froid qui précède l'évacuation critique des urines.

Le pouls petit, faible et très-fréquent dans les maladies aiguës, est un signe mortel. On le rencontre quelquefois dans les affections nerveuses graves. Alors il n'a pas d'autre signification que celle qui dérive de l'intensité de la maladie.

PALPITATIONS.

On appelle palpitations un battement insolite, un mouvement déréglé déterminé par le cœur ou par les grosses artères.

---

(1) Prosp. Alpin. de præsagiendâ vitâ et morte, lib. 6, cap. 18, p. 427.

(2) Baglivi de pulsu, lib. 1, p. 73.

Le cœur n'est donc pas le siége exclusif des palpitations, mais il en est l'agent le plus ordinaire. Ainsi il se manifeste quelquefois des pulsations vers la région épigastrique, aux hypocondres, etc.

C'est surtout par la *taction* qu'on reconnaît et qu'on apprécie les palpitations. Il y a cependant, pour les palpitations du cœur, un moyen plus certain et plus lucide. Il consiste à appliquer exactement une oreille contre la région du cœur: alors non-seulement on touche plus immédiatement les battemens de cet organe pour juger de leur force et de leur fréquence, mais on entend encore jusqu'à ses mouvemens les plus composés, au point d'en distinguer et d'en saisir les moindres irrégularités. Que les praticiens se livrent habituellement à ce mode d'exploration du cœur, qu'ils sachent surmonter l'espèce de ridicule attaché autant à la position singulière qu'il faut prendre, qu'à tout ce qu'offre de nouveau et d'extraordinaire ce genre d'exploration, et ils en retireront les instructions les plus fécondes.

Des passions fortes, gaies ou tristes, des courses violentes, des hémorragies abondantes, tout ce qui porte momentanément obstacle à la circulation, donne lieu à des palpitations qui cessent avec la cause qui les a produites.

Un état pléthorique fortement prononcé ; les vers ; l'aménorrhée ; la suspension et la rétention

des règles; un mouvement métastatique, rhuma-
tismal, goutteux ou autre sur le cœur; le scorbut; l'action sympathique des maladies de la
poitrine ou de l'estomac; les maladies hystériques et hypocondriaques; les lésions organiques du cœur et des gros vaisseaux, toutes
ces lésions donnent naissance aux palpitations.

En général, on peut avancer que la gravité des
palpitations, ou, pour mieux dire, les dangers
qu'elles entraînent après elles, est toujours proportionné à la vivacité, à la violence et à la durée des causes qui les ont déterminées.

Les palpitations symptomatiques qui accompagnent la plupart des maladies du cœur, par
leur durée, leur ancienneté, leur violence, leur
fréquence, leur continuité, leur coïncidence
avec une foule d'autres symptômes propres aux
mêmes maladies, ne laissent le plus souvent aucun doute sur la cause à laquelle elles appartiennent, ni sur les dangers auxquels elles sont
liées.

Il faut bien distinguer les palpitations du cœur,
ses resserremens, ses trémoussemens, qui ne sont
sensibles que pour celui qui les éprouve, d'avec
les battemens qui se manifestent à l'observateur,
par la *taction*, par la vue ou par l'ouïe. Les uns
ne dénotent qu'une affection nerveuse passagère,
ou du moins peu grave; les autres sont de véri-

tables symptômes d'une lésion organique presque toujours funeste (1).

Les mouvemens du cœur, quand on a l'habitude de les étudier par les moyens que j'ai indiqués, offrent une variété de force, de fréquence, d'intermittence, de bruissement, d'ondulation, de frémissement ou de tremblement bien au-dessus de la variété des signes connus dont ils sont l'expression.

Les signes connus des palpitations se rapportent bien plus au diagnostic qu'au pronostic des maladies.

Des palpitations, d'abord purement spasmodiques, peuvent, par leur durée, entraîner une lésion organique du cœur ou des gros vaisseaux. Il est cependant des individus qui conservent toute leur vie ces palpitations nerveuses, sans autre danger que l'inconvénient momentané d'oppression et de gêne qu'elles déterminent. Fouquet, médecin illustre, mort plus que septuagénaire, eut toute sa vie de ces palpitations. M. de la Hire, célèbre mathématicien, mort à soixante-dix-huit ans, conserva pendant de longues années des palpitations du cœur qu'une fièvre quarte fit disparaître.

Dans la grossesse, dans les maladies hysté-

____

(1) Corvisart, Essai sur les Malad. org. du cœur.

riques et hypocondriaques, il survient des palpitations à la région abdominale. Ces palpitations sont aussi quelquefois déterminées par une lésion organique de l'aorte ventrale.

Une lésion analogue de l'artère cœliaque donne lieu à des palpitations de la région épigastrique. J'en ai vu deux exemples.

Les pulsations, battemens ou palpitations qui surviennent aux hypocondres pendant les maladies aiguës, annoncent souvent un délire funeste. Silenus, qui expira le onzième jour de sa maladie, eut une palpitation continuelle à l'hypocondre.

Les palpitations de la région abdominale, avec tension et tumeur prolongée des hypocondres, sont un signe d'hémorragies. Ces malades ont ordinairement alors des horripilations : *Ventris palpitationes cum hypocondrii tensione sublongá et tumente indicant sanguinis eruptiones. Inhorrescunt autem hi* (1).

Dans les dyssenteries violentes, il se déclare quelquefois de fortes palpitations vers la région épigastrique. On en a un exemple dans la maladie d'Eratolaus (2).

Dans les fièvres malignes, les palpitations des

____

(1) Hipp. in prorr.

(2) 7° liv. des Epidémies. Foes, in-fol. p. 1207.

hypocondres sont bientôt suivies de délire et de convulsions (1).

Les battemens prononcés des artères carotides et temporales sont le résultat et l'indice d'une direction vicieuse des mouvemens et des forces vers la tête, et même du délire, s'il s'y joint d'autres symptômes fâcheux (2).

Sarcone, dans la maladie épidémique qu'il décrit, a vu les palpitations se présenter au nombre des signes que l'issue de la maladie présentait comme douteux (3).

SIGNES TIRÉS DES FONCTIONS DIGESTIVES.

CONSIDÉRATIONS GÉNÉRALES.

On ne saurait méditer long-temps sur les fonctions de l'humaine nature sans être frappé de leur intime liaison, de leur étroite dépendance; et c'est-là un des grands avantages du séméïologiste, qui les étudie presque toujours simultanément et sans les isoler les unes des autres, comme on a beaucoup trop coutume de le faire.

Chacune d'elles consume et détruit une por-

---

(1) V. la maladie de Silène déjà cité, et les prænot. Coac. chap. 11 , sect. 12 et 28.

(2) V. liv. 7 des Epidémies, les histoires de Phereside, à la femme de Théodore et de celui qui reçut un coup à la tête.

(3) Sarcone, ouv. cité, § 435.

tion de l'organisation, et chacune concourt à la réparer et à la reproduire. La respiration, par exemple, introduit dans l'économie la portion d'air qui est nécessaire pour alimenter la vie; et, d'un autre côté, son action augmente l'irritabilité de toutes les parties, dont le mouvement et le jeu, devenus plus accélérés, entraînent par suite une plus grande et plus prompte déperdition de substance. La circulation va puiser dans la source principale de l'alimentation de quoi distribuer à chaque organe les molécules assimilatrices qui lui sont appropriées; elle se charge de les fournir et de les apporter à mesure des besoins que la nature peut en manifester. La génération, dont le noble but est de perpétuer l'espèce en donnant le jour à de nouveaux individus, consomme aussi en revanche, par la fréquente répétition autant que par la notable importance de ses actes, une quantité considérable de fluides, en même temps qu'elle dissipe une grande portion de forces. La sensibilité et l'irritabilité, continuellement mises en action par l'existence morale encore plus que par l'existence physique de l'individu, usent aussi beaucoup la vie; en sorte que chaque mouvement dans l'économie vivante, tendant vers la destruction, la nature a dû, de son côté, travailler sans cesse à réparer ses pertes et à rétablir ses forces.

La nutrition, avec tout l'appareil des nombreux organes et des actes divers qui la constituent, qui la préparent et qui la perfectionnent, est appelée à compléter la grande œuvre de la réparation. Cette fonction se compose donc d'un grand nombre d'autres, toutes également importantes, toutes également utiles à la vie, soit qu'on les étudie dans leurs rapports physiologiques, soit qu'on les considère sous le point de vue séméïologique. Depuis la sensation de la soif et de la faim, qui commence cette fonction, jusqu'à l'assimilation des molécules organiques qui la terminent, nous les verrons toutes jouer un très-grand rôle sur la scène qui nous intéresse. Le nombre des signes qu'elles vont nous fournir n'est comparable qu'à la valeur de ces mêmes signes, dont l'observation, déjà si fréquemment répétée, confirme encore chaque jour la justesse et la vérité.

SIGNES TIRÉS DE LA SOIF.

Le plus vif, le plus impérieux de tous les besoins de la vie, la *SOIF* est certainement aussi de toutes les sensations pénibles que la nature a si sagement attachées à ces besoins, la plus difficile à supporter. La plupart des peuples, tant anciens que modernes, ont rendu hommage à la vérité de cette assertion, en exprimant chacun dans leur langue respective, par le mot *soif* ou par ses correspondans, tous les désirs immodérés de l'âme. On doit juger, d'après cela, combien était barbare la conduite de quelques médecins, qui, sans des raisons suffisamment légitimées par l'expérience, s'opiniâtraient à refuser toutes sortes de boissons à certains malades sans cesse torturés par une soif dévorante.

Lorsqu'on a sérieusement médité sur ce symptôme, étudié dans l'ensemble des maladies susceptibles de lui donner naissance, on le voit se présenter sous quatre modifications principales :

1° La soif modérée ;
2° La soif excessive ;
3° La soif dépravée ;
4° La soif nulle.

Il n'est pas rare de voir des individus qui, bien que dans un état de santé parfaite, sont cependant constamment atteints d'une soif modérée. Cet état se lie assez ordinairement à une constitution éminemment bilieuse dans laquelle le système hépatique est sensiblement prédominant, ou à une disposition irritable dans laquelle le système nerveux exerce une influence vicieusement prépondérante. J'ai aussi remarqué cette altération continuelle chez les personnes qui conservaient une tendance plus ou moins marquée à la phthisie.

La soif se rencontre dans presque toutes les

maladies; elle appartient surtout à leur première période : ce qui confirme la liaison, la dépendance de tous les systèmes anatomiques entre eux, et plus particulièrement la liaison qui existe entre le système digestif et les fonctions des autres systèmes.

La soif est modérée, et par conséquent utile toutes les fois qu'elle reste en rapport avec les autres symptômes; qu'elle augmente en même temps que les exacerbations de la maladie, et qu'elle diminue quand les intermissions arrivent; qu'elle cède, ou du moins qu'elle se laisse appaiser par des boissons convenables ; et enfin qu'elle cesse aux approches des crises.

Dans le typhus, surtout dans la période nerveuse, la soif, lorsqu'elle est modérée, supportable, est ordinairement un signe très-favorable (1).

L'altération est un des caractères de la fièvre ; et souvent, dans les maladies, elle n'est que l'effet de l'état fébrile. Considération importante, et qui infirme singulièrement les valeurs diverses de ce signe.

On rencontre fréquemment dans les maladies aiguës, ou même dans la manie, la soif plus ou moins grande, comme effet de la loquacité ex-

______

(1) Hildenbrand , du Typhus contagieux , trad. par M. Gasc, p. 169.

trême qu'entraîne le délire, ou comme résultat des gémissemens prolongés.

Dans les maladies qui, par leur nature, semblent comporter une soif forte, telles sont les fièvres en général, les maladies inflammatoires, les fièvres ardentes, les fièvres bilieuses, il est utile que l'altération soit modérée. On peut compter alors que la maladie ne sera pas grave.

C'est une chose avantageuse dans les maladies aiguës, et surtout dans le principe de ces maladies, que les malades soient pris d'une soif proportionnée à la nature et à l'intensité de la lésion. Cela donne les moyens de combattre facilement, par des boissons appropriées, la période d'irritation, laquelle prépare, comme on le sait, les périodes subséquentes, auxquelles elle sert d'ailleurs d'indicateur.

La soif extrême n'est guère, dans les maladies, qu'un symptôme plus ou moins passager. Cependant Klein dit avoir observé une soif cruelle sans fièvre, se présentant toutefois sous le type tierce, et qui céda à une boisson abondante d'eau pure (1). Gudenklée rapporte aussi l'observation d'un jeune homme qui éprouvait jour et nuit une soif intolérable sans fièvre avec inappétence, nausées, etc. Cette soif céda aux boissons

____

(1) Klein, interpres clinicus edente F. J. Double, p. 367.

rafraîchissantes (1). Les annales de la science renferment encore quelques faits analogues.

Dans l'appréciation séméiologique de la soif extrême, il ne faut pas oublier qu'une grande altération peut être accidentellement déterminée par plusieurs causes passagères, telles que des purgatifs violens ou souvent répétés ; des alimens chauds fortement salés et épicés, ou pris en trop grande quantité ; des boissons spiritueuses ou largement sucrées ; l'insolation ; le sommeil à des heures inusitées ; les veilles prolongées ; des évacuations abondantes, etc. ; et alors la signification de ce symptôme est totalement changée.

Toutes les fièvres ardentes causent par elles-mêmes une soif très-incommode et plus forte que dans aucune autre fièvre. Si dans ces maladies la soif, quoique considérable, est cependant proportionnée à la lésion, il n'en faut pas déduire un fâcheux pronostic, parce qu'il est naturel que ces fièvres soient accompagnées d'une grande soif ; et l'on sait qu'il est très-heureux que les choses arrivent dans les maladies comme elles doivent avoir lieu dans l'ordre de la nature.

Si au contraire la soif est excessive, elle annonce que la maladie sera très-grave, qu'elle se prolongera outre mesure, et que l'on doit en

____

(1) Casus medicinæ, lib. 2, observ. 3.

redouter l'issue : *Sitis ingens morbum acutum significat* (1).

Dans les maladies aiguës, une soif inextinguible laisse craindre un délire prochain : *Inextinguibilis sitis delirium minatur* (2).

Si dans le cours des maladies aiguës il se déclare, sans cause ni raisons suffisantes, une soif intense qui ne diminue pas dans l'intervalle des redoublemens, qui soit de quelque durée et qui se joigne d'ailleurs à d'autres mauvais signes, il faut porter un pronostic fâcheux. Philiscus de Thase éprouva, entr'autres symptômes graves, une soif extrême et durable ; il mourut le sixième jour de sa maladie (3). Pythion, durant toute sa maladie, fut tourmenté par une soif vive ; il mourut le dixième jour (4).

Si la soif extrême est jointe à la sécheresse et à l'aridité de la langue, aux fuliginosités des dents et du palais, et si d'abondantes boissons ne parviennent pas à diminuer cette soif, la maladie est sûrement mortelle.

Dans les fièvres, une soif opiniâtre avec des sueurs fréquentes laisse craindre que la gravité

---

(1) Lazari Riverii opera, instit. med. lib. 3, s° 2ᵃ, cap. 10, p. 70—71.

(2) Fieni Simiotices, pars altera, cap. 9, § 4, p. 259.

(3) Hipp. epidem. lib. I, æger. 1.

(4) Id. lib. 3, s. 3, æger. 3.

de la lésion ne l'emporte sur les forces de la nature; et ce qui peut arriver de moins fâcheux dans ce cas, c'est une longue durée de la maladie. On en a une preuve dans l'observation du malade, dont l'habitation était voisine du jardin de Déalcès (1).

En général, la soif grande qui tient à des causes externes et passagères, est peu grave; celle au contraire dont les causes sont inconnues et internes, est toujours redoutable.

Si la langue et la bouche restent humides, et qu'il ne se manifeste pas d'ailleurs d'autres mauvais signes, la soif a beau être brûlante, il n'y a rien de désespéré.

Une soif brûlante laisse supposer dans l'estomac et dans la poitrine une irritation, une chaleur particulières, et qui sont toujours fâcheuses dans les maladies.

La soif ardente se rencontre dans toutes les phlegmasies, même dans les inflammations latentes. Les phlegmasies du cerveau présentent également ce symptôme; et ici c'est une chose avantageuse que le malade boive largement.

Le diabète et les diverses espèces d'hydropisies ont ordinairement pour principal symptôme une soif démesurée. Dans ces deux maladies, et particulièrement dans l'hydropisie, l'intensité de la

____

(1) Id. lib. 3, s. 1, æger. 3.

soif est un des signes de la gravité de la maladie : *Sitis nunquam fere lœtum prœbet signum in affectibus hydropicis ; ita magis aucta majus etiam portendit periculum* (1).

Souvent aux approches des violens accès de goutte, et plus souvent encore pendant l'attaque, il se manifeste une soif cruelle, et que l'on calme bien plus sûrement par les lavemens et par les bains que par les boissons (2).

Les malades atteints d'affection scorbutique profonde sont ordinairement en proie à une soif constamment pressante. Cet-état est assez avantageux, en raison de la quantité de liquides appropriés que l'on est heureusement dans le cas de faire avaler à ces malades.

Une soif ardente est le symptôme des maladies bilieuses, qui offrent d'ailleurs cette particularité que les malades éprouvent le besoin irrésistible des boissons froides et acides.

La soif qui persiste encore après les crises des maladies, annonce que la crise n'a pas été complète et que la maladie n'est pas totalement jugée. Il faut craindre une rechute, si à la soif pressante se joignent la sécheresse de la bouche, l'inappétence, l'état saburral de la langue, des

____

(1) Dissertatio inauguralis sitim perlustrans, etc., auctore Caspar. Mayer. Argentorati, 1722, p. 38.

(2) Lazari Riverii opera. observationum Centuria 3, casus 27.

pesanteurs d'estomac après avoir mangé, le défaut de forces, etc. D'un autre côté, on doit s'attendre à une métastase, si une partie reste plus
douloureuse que les autres, les symptômes de la
maladie primitive ayant entièrement disparu.

C'est toujours un bon signe que la soif reprenne son état naturel, quel qu'ait été d'ailleurs
le dérangement qu'elle a éprouvé. Il faut cependant
dant tenir compte de l'effet qu'ont eu les boissons et les médicamens employés dans le cours
de la maladie pour appaiser la soif, parce qu'a-
lors la cessation de ce symptôme n'a plus la même
valeur que lorsqu'elle est spontanée.

Une soif ardente unie à l'horreur des liquides,
est, dans tous les cas, un signe très-fâcheux. Cet
état caractérise la fièvre maligne hydrophobique,
toujours de mauvaise nature (1), et dans laquelle
les envies de mordre se lient souvent à l'aversion qu'inspirent les liquides. Je n'ai jamais pu
considérer cette forme de l'hydrophobie que
comme une modification du délire. Je vais cependant en traiter ici à cause de la liaison in-

____

(1) Selle pyretologia, p. 307—8.
C'est pour n'avoir tenu compte que de cette espèce
d'hydrophobie symptomatique des fièvres malignes, que
Rush a été porté à penser que l'hydrophobie n'était qu'une
fièvre maligne. Medical inquiries and observations vol. 5.
Philadelphia.

time qu'elle conserve avec les divers dérangemens de la soif.

Le délire est en effet une affection qui se produit avec des caractères très-différens, et il y a
une infinité de formes qu'il peut revêtir : l'horreur des liquides avec envie de mordre sont aussi
des modifications sous lesquelles il se présente.
Les exemples d'un délire pareil ne semblent
point ordinaires : cependant ils ont dû fixer l'attention des médecins, puisque l'on a distingué
depuis long-temps une espèce de rage symptomatique qui survient à certaines fièvres malignes
ou putrides, et qui accompagne fréquemment
l'inflammation de l'estomac et l'angine (1). Boerhaave avait connu un homme chargé de suivre les
criminels au supplice, qui fut tout à coup saisi
d'une fièvre ardente pendant laquelle il repous-
sait avec horreur toute espèce de boissons, et qui
mourut le treizième jour. Salius Diversus a consigné l'observation d'une hydrophobie qui se dé-
veloppa spontanément chez une femme de trente-
six ans, à la suite d'une fièvre pestilentielle dont
le symptôme hydrophobique fut prononcé au
point que cette femme ne pouvait même pas
souffrir qu'on bût en sa présence. Hippocrate

____

(1) F. L. Tribolet de la Lance. Diss. de hydrophobia
sine morsu prævio : in Baldinger Sylloge opusculor. v. 1,
p. 236.

avait observé une espèce de fièvre hémétritée qui
avait l'hydrophobie pour symptôme concomitant. Cette observation a été confirmée ensuite de nouveau par Arétée, Koehler, Van-
delius, Sanchez, Massa, Hoffmann, Sauvages,
Mead, Selle, Lentini, Jammes, Brogniani, Sal-
muth, qui ont tous vu des symptômes manifestes
d'hydrophobie dans les fièvres malignes, nerveuses, exanthématiques, rémittentes ou continues. Vogel parle de l'hydrophobie en traitant
des fièvres, et il reconnaît qu'elle peut éclater
spontanément dans le cours d'une fièvre aiguë
inflammatoire. Selle regarde de même l'hydrophobie spontanée comme susceptible de devenir
symptôme de plusieurs fièvres, et spécialement
des nerveuses : *Datur autem hydrophobia spon-
tanea quœ aliïs febribus symptomatice accedit
inter quas ea tantum huc pertinet quœ in febribus nervosis acutis deprehenditur* (1). Boerhaave et son illustre commentateur ont eu la
même opinion (2). Tronchin a recueilli deux
exemples d'hydrophobie spontanée (3). Mais de
tous les auteurs qui ont eu occasion d'observer
et de décrire ce caractère d'hydrophobie que re-

---

(1) Rudimenta pyretologiæ editio 3ª. Berolini, 1789,
p. 307.

(2) De colicâ pictonum, cas. 16, obs. 1 et 2ª, p. 29.

(3) Vanswieten, t. 3, § 1130, p. 436—37.

rêtent quelquefois les maladies aiguës, Sarcone est celui qui en a parlé avec plus de succès, et qui en a le plus nettement fixé la nature et les significations.

Chez certains malades, dit-il, les commencemens de la maladie étaient lents et obscurs, de manière que l'on peut assurer que lorsqu'il se manifestait des signes sensibles de l'affection, les malades en portaient déjà le germe depuis plusieurs jours. Lorsqu'il devait se déclarer des symptômes d'hydrophobie, et ces symptômes se manifestaient dès le début de la maladie, les malades tombaient insensiblement dans un penchant irrésistible à la solitude, dans une inquiétude accablante qui leur ôtait tout repos. Les nuits se passaient dans des insomnies insurmontables, et les journées au milieu de fantômes d'autant plus effrayans, que les malades étaient portés à s'épouvanter de peu de chose. Toujours en proie à des émotions vives, quoiqu'inégales, ils versaient des larmes, entraient dans de grandes colères, ou se livraient à de violentes fureurs. Huit jours se passaient ainsi, tantôt sans rien boire ni manger, tantôt au contraire dévorant de grandes quantités d'alimens, et toujours ayant l'haleine fétide. Ils avaient le regard troublé et menaçant, les sourcils baissés, la marche incertaine, le sommeil pénible, la salive épaisse, et la langue couverte de l'enduit ordinaire à l'épidémie.

Ils refusaient opiniâtrement d'avaler toutes sortes de liquides, et il n'était pas toujours sûr de se présenter devant eux lorsqu'ils étaient dans cet état.

Quelques-uns essayaient de se mordre eux-mêmes, de mordre les assistans, et jusqu'aux meubles de leurs appartemens. Certains conservaient des égards pour le médecin, dont ils imploraient le secours, et auquel ils donnaient les plus grands témoignages de reconnaissance. Les uns recherchaient la lumière, les autres la fuyaient, etc. (1).

L'hydrophobie a existé aussi comme symptôme pernicieux des fièvres intermittentes malignes (2).

En calculant l'issue de ces cas de maladie, ayant offert l'hydrophobie comme un des principaux symptômes, on trouve que la plupart se sont terminés par la mort. Dans les deux faits de fièvre intermittente hydrophobique, les malades ont guéri tous deux au moyen du quinquina.

Il est à remarquer que, dans quelques cas d'hystéricie et d'hypocondrie, on a observé l'horreur des liquides jointe à une grande altération.

____

(1) Sarcone historia ragionata de' mali osservati in Napoli, nel 1774, n° 578—79—80—81—82—83—84.

(2) V. l'observation de Damas et celle de M. Ablou ans le traité des fièvres intermittentes pernicieuses de M. Alibert, 4ᵉ édition, p. 84, art. 16.

Les bizarreries du goût, en fait de boisson, se rencontrent bien moins souvent que ces mêmes bizarreries en matière d'alimens ; on les observe cependant quelquefois, et cela dans les mêmes circonstances et avec des significations très-analogues.

Dans des cas de manie aiguë tendante à la chronicité, j'ai vu l'appétence des liqueurs fortes chez des individus qui, en santé, n'en faisaient aucun usage, ou qui même leur portaient une invincible répugnance.

Plus les boissons désirées par les malades sont contraires à leurs goûts et à la nature de leur maladie, et plus ces bizarreries sont fâcheuses. Cet état, dans les maladies aiguës, présage le délire.

Dans la chlorose, dans l'hystéricie et dans l'hypocondrie, la dépravation du goût pour les boissons a été notée par tous les observateurs.

Il ne faut cependant pas oublier que souvent nous prenons pour des dépravations du goût ce qui n'est que le résultat de sages avertissemens que la nature nous donne, d'utiles insinuations qu'elle inspire au malade, et des indices salutaires de choses dont on s'est souvent bien trouvé de faire usage. Ici tout est entre les mains du tact particulier du médecin ; et son génie médical doit être sa seule règle.

L'absence de la soif se lie en général à toutes

les affections du système muqueux, et spécialement aux lésions chroniques de ce système.
Le défaut de soif a peu d'inconvéniens dans
ces maladies, mais dans les maladies d'une toute
autre nature, il annonce au moins la longueur
et l'opiniâtreté de la maladie.

L'adipsie est un des caractères des fièvres
malignes, et presque toujours l'intensité du
symptôme est le signe de la gravité de la maladie.

L'absence de la soif dans les fièvres malignes,
lorsque d'ailleurs la fièvre et les autres symptômes
laisseraient soupçonner une altération considérable, est un signe fâcheux : il est rare que le
délire tarde à se manifester, ou même qu'il
n'existe pas.

Dans les maladies aiguës, le manque de soif
est d'un fort mauvais augure, si d'ailleurs il
existe d'autres symptômes fâcheux ; si la soif,
naguères ardente, s'est appaisée subitement et
sans motif connu : *Sitis quæ non ex ratione
in acutis morbis solvitur mala est* (1); si les
malades éprouvent une chaleur interne considérable ; si la peau est âcre et brûlante ; si la langue
reste aride, sèche, noirâtre et fuligineuse.

La soif nulle est toujours à craindre dans la
dyssenterie, dans la petite-vérole, dans la plupart

______

(1) Hipp. in prorrhet.

des éruptions fébriles, dans les fièvres ardentes et dans les maladies inflammatoires.

Ne pas avoir soif au milieu de vomissemens considérables et prolongés, est d'un pronostic peu favorable.

La cessation absolue de la soif dans les maladies chroniques, est l'indice de la longueur et de l'opiniâtreté de la maladie.

Si la soif vient à manquer dans les fièvres ardentes vers la fin de leur état, avec diminution des symptômes et avec d'autres signes d'une terminaison favorable, c'est d'un heureux présage; cela indique que la crise est certaine, complette et salutaire. Mais si la soif s'appaise au plus fort de la fièvre, et lorsque les autres symptômes sont encore à leur plus haut degré de force, le pronostic est fâcheux : ou le malade, étant dans le délire, n'a pas la conscience du sentiment qu'il éprouve; ou les organes qui manifestent le besoin insurmontable de la soif, sont réduits à une faiblesse telle, qu'ils ne reçoivent et ne transmettent plus les impressions qui leur appartiennent; ou enfin il se fait sur la membrane muqueuse du pharynx et des fosses nazales, une sécrétion considérable de mucosité, et qui appaise la soif avant qu'elle ne se manifeste. C'est là ce que les anciens appelaient les humeurs qui tombent du cerveau, idée à laquelle s'attachait une vérité de fait à côté d'une double erreur d'ex-

plication et d'expression. Cette dernière circonstance est la seule à laquelle ne doivent pas s'attacher les plus grandes craintes.

Dans les phlegmasies de la poitrine et de
l'estomac, qui ont eu pour premier symptôme
une soif considérable, la disparition subite de
cette soif, sans que la maladie diminue ou cesse,
est d'un très-mauvais augure; on peut en toute
certitude présager la gangrène et la mort.

Il n'y a pas autant d'inconvéniens qu'on l'a
pensé à accorder aux désirs inquiets des malades,
les boissons froides qu'ils réclament pendant la
chaleur et l'ardeur de la fièvre. On a déduit
les dangers prétendus de cette condescendance,
de la fausse analogie que l'on a établie entre
cette circonstance et celle des boissons prises
en grande quantité pendant que l'on a chaud.
L'expérience vient chaque jour décider cette
question de thérapeutique (1).

SIGNES DÉDUITS DE LA FAIM.

La faim, ce besoin pressant, qui dans l'état de
santé nous avertit si sûrement quand il nous
faut prendre des alimens, offre aussi, en maladie,
plusieurs indications séméïotiques importantes à

---

(1) Vanswieten comment. in Boheraavii aphorism.
§ 640, sitis febrilis.

connaître : *Fames enim magnam potentiam in naturam hominis habet et sanandi et debilitandi et occidendi* (1).

On concevra facilement l'assertion d'Hippocrate lorsqu'on aura pensé que la faim se lie nécessairement aux moindres altérations des facultés digestives, qui sont une des principales bases des forces vitales ; et lorsqu'on aura pensé aussi qu'elle tient immédiatement à l'état général du système nerveux. La faim est accompagnée d'une sensation douloureuse, à laquelle répond le besoin de nourriture solide : la nature a ainsi placé là la douleur, comme une sentinelle vigilante chargée de nous signaler les approches de ce besoin, et de nous inspirer fortement le désir de le satisfaire.

Nous confondrons ici, jusqu'à un certain point, les mots *faim* et *appétit*, quoique le premier n'ait guères rapport qu'au besoin, tandis que le second embrasse aussi le goût. La faim est très-pressante, mais elle est facile à satisfaire ; l'appétit attend plus patiemment, mais il est moins aisé à contenter. Tout aliment appaise la faim et aucun ne l'excite. L'appétit désire, au contraire, des alimens choisis, et il est souvent irrité par tel ou tel autre mets.

______

(1) Hippocrates de veteri medicinâ. Van-der-Linden, t. 1, p. 21, § 15, n° 10.

La faim se présente, aux yeux du séméiologiste, sous plusieurs modifications qui ne veulent pas qu'on les confonde ; ainsi elle est ,

1º Naturelle ;

2º Augmentée modérément ;

3º Excessive ; ce qui comprend, malgré les futiles distinctions de certains auteurs, l'addéphagie, la boulimie, la voracité, la faim canine ;

4º Dépravée, soit que le goût s'attache à une ou deux choses bizarres, c'est le pica et le malacia ; soit qu'il en embrasse un très-grand nombre, ce qui est la polyphagie ; soit enfin qu'il y ait dégoût prononcé pour tous les alimens, ce qui est l'anorexie : *Cibi fastidium* ;

5º Diminuée ou nulle, inappétence ;

6º L'abstinence des alimens : *Inedia*, *Asitia*, *Jejunium*.

C'est un fort bon signe, dans les maladies en général, que l'appétit s'éloigne peu ou ne s'éloigne pas du tout de l'état naturel. On doit augurer que les facultés digestives sont intactes, et c'est dans tous les cas une chose très-avantageuse, tant pour les maladies aiguës que pour les maladies chroniques. Peut-être les praticiens, dans leurs prescriptions à l'égard de l'une et de l'autre de ces deux classes de maladies, perdent-ils trop souvent de vue les avantages qu'il y a à conserver intactes les facultés digestives. Sous ce rapport, l'abus des tisanes, des narcotiques, etc., mérite quelques considérations : *In morbis chronicis cura de stomacho vitæ columine.*

C'est encore un bon signe qu'après avoir pris des alimens, le malade ne se trouve point fatigué, et toujours par les mêmes raisons. On sait que plus l'état de maladie se rapproche de l'état de santé, et plus le pronostic est favorable : *In omni morbo mente valere et benè se habere ad ea quæ offeruntur bonum est, contrarium verò malum* (1).

Il est avantageux, tant en santé qu'en maladie, que l'estomac soit sensible à ses stimulus ordinaires, et que l'appétit soit réveillé ou maintenu par ses excitans accoutumés.

On observe quelquefois une augmentation modérée de l'appétit, avant l'invasion des maladies en général; aussi trouve-t-on que c'est là un des prodromes les plus communs de tous les genres d'affections (2) : cela a lieu encore durant l'accès de certaines maladies chroniques; l'hystéricie, l'hypocondrie, la manie.

Presque toujours dans les fièvres bilieuses légères, et dans les simples embarras gastriques, l'appétit est modérément accru. Les malades éprouvent fréquemment un besoin de manger;

---

(1) Hipp. aphor. s. 2, n° 33.

(2) V. ma dissertation inaugurale sur l'imminence des maladies. Montpellier, au 7.

ils prennent d'abord les alimens avec plaisir et avec goût, mais peu après, il survient un mauvais goût à la bouche, avec un sentiment d'ardeur suivi de gonflement et de pesanteur à l'épigastre; les dégoûts et les nausées ne tardent pas à être de la partie, et enfin tous les symptômes de l'embarras gastrique ou de la fièvre bilieuse.

Dans la grossesse et pendant l'allaitement, aussi bien que durant la période entière de la croissance, il est bon que l'appétit soit plus considérable que dans l'état ordinaire. La nature peut ainsi fournir, sans aucun préjudice, à la déperdition plus forte de substance qu'elle éprouve.

L'âge, le sexe, le tempérament, la saison de l'année, le climat, etc., sont autant de causes capables de faire varier singulièrement l'appétit chez les individus; et, en général, pour bien apprécier l'appétit dans l'état de maladie, il faut savoir tenir compte de ce qu'il est habituellement pendant la santé.

Une augmentation extraordinaire de la faim, sans raison ni motif pendant la santé, est un signe de maladie imminente; et le plus ordinairement, la maladie qui se déclare dans ce cas, est de nature bilieuse, inflammatoire, ou nerveuse par spasme.

Dans les fièvres intermittentes, et spécialement dans celles dont le type est quarte, les grandes faims sont un signe de la durée et de l'opiniâtreté de la fièvre.

Les maladies vermineuses en général, et le tænia en particulier, donnent lieu à une faim dévorante ; le pronostic de ce symptôme n'est autre que celui de la maladie elle-même.

Il n'est pas rare de voir chez les phthisiques un appétit extrême se déclarer peu de jours, peu d'heures même avant la mort. J'en ai eu entr'autres un trop funeste exemple, et dont je conserverai toute ma vie le fatal souvenir.

Les malades atteints d'hydropisie de poitrine conservent quelquefois la faim, non-seulement pendant les premières périodes de la maladie, mais encore lorsque la lésion est avancée, ou même lorsqu'elle est près de la catastrophe. Wepfer, qui a succombé à cette maladie, ne pouvait prendre des alimens qu'étant debout et en petite quantité à-la-fois, quoiqu'il eût d'ailleurs une grande faim ; il évitait par là de donner naissance à l'accès d'atshme que les alimens ramenaient presque toujours. J'ai vu un malade mourir d'une hydropisie de poitrine, ayant très-fortement dîné peu d'heures avant sa mort.

C'est un mauvais signe que dans le principe d'une maladie on conserve un grand appétit ; le dégoût arrive plus tard et la maladie en est plus longue et plus grave. Au contraire, c'est un fort bon signe que dans le commencement des maladies l'appétit se perde; il revient plus tard et avec lui la convalescence. Les malades observent d'ailleurs plus facilement la diète, qui est alors de toute rigueur: *Ut plurimùm omnes male habentes, circà initia quidem cibum benè sumentes, neque quicquam proficientes, ii tandem rursùs cibum aversantur. At qui circà initium quidem vehementer cibos fastidiunt, posteà verò eos probè assumunt, ii meliùs degunt* (1).

Si, dans la convalescence d'une longue maladie, l'appétit est bon, et que le malade mange beaucoup sans que les alimens lui profitent, c'est un mauvais signe; on est sûr que le malade mange trop et l'on doit craindre à chaque instant une rechute : *Qui ex morbis longis se refocillantes benè cibum capiunt et nihil proficiunt, hi malignè recidivam incidunt* (2).

Si dans des circonstances semblables la même chose arrive, quoique le malade ne mange que peu, on doit en déduire l'indication des évacuations: *Si quis ex morbo cibum capiens vires non recipiat, copiosiore alimento uti corpus significat. Quod si cibum minimè capienti*

---

(1) Hipp. aphor. s. 2, n° 32.

(2) Hipp. Coacæ prænationes. Van-der-Linden, t. I, p. 53, n° 180. Aphor. s. 2, n° 31.

istud contingat, evacuatione indigere sciendum est (1).

Une faim dévorante avec des vomissemens et la diarrhée, entraîne l'hydropisie, la lientérie, l'atrophie et la consomption; un appétit semblable, sans ces accidens, est suivi de l'obésité et de toutes les incommodités qui en proviennent.

La faim insatiable chez un individu épuisé par la maladie, est bien plus dangereuse que chez une personne en pleine santé; assez ordinairement, dans ce dernier cas, il survient des vomissemens ou une diarrhée salutaires.

La faim satisfaite, suivie de syncopes, est beaucoup-plus grave que la faim appaisée qu'accompagnent de fréquens vomissemens. On doit toutefois se défier de l'une et de l'autre.

Manger beaucoup et vite, pour des personnes épuisées par une longue faim, est une cause de syncopes violentes et même de mort soudaine.

Une faim canine et une voracité extrême sont fâcheuses dans les maladies : on doit craindre le délire si la maladie est aiguë, et une dépravation générale de la constitution si la maladie est chronique.

La voracité habituelle rend stupide.

La faim vorace, qui dépend de causes externes

-----

(1) Hipp. aphor. s. 2, n° 32.

accidentelles et passagères, telles que les veilles, les fatigues, l'abus momentané des plaisirs de l'amour, etc., est peu à craindre.

Une faim insolite, qui se manifeste à la suite de grandes évacuations ou de longues colliquations, est mortelle ; surtout si, après que les alimens ont été pris, l'estomac étant encore plein, il survient des syncopes qui, au lieu de diminuer la maladie, ne font que l'aggraver. On peut assurer alors que les facultés digestives, et plus généralement les forces vitales, sont dans un grand épuisement.

Aux approches de la mort, on voit quelquefois se déclarer une faim dévorante, et par suite de laquelle les malades se rassasient de toutes sortes d'alimens. Cette faim est aisée à reconnaître par tous les signes fâcheux qui l'ont précédée, qui l'accompagnent et qui la suivent, aussi bien que par l'époque à laquelle elle se manifeste.

Sous la dénomination d'appétits dépravés, nous comprendrons ces faits nombreux, et à peine croyables, de polyphagie, dans lesquels des individus mangent les choses les plus extraordinaires, les plus dégoûtantes et dans des proportions effrayantes : les exemples de voracité dans lesquels un individu consomme à lui seul plus d'alimens qu'il n'en faudrait pour en rassasier plusieurs : cette bizarrerie de goût, qui fait que l'on préfère tel ou tel autre aliment, quelque malsain et de mauvaise qualité qu'il soit, aux mets les plus exquis et les plus succulens, c'est la malacie, *malacia* : les goûts plus bizarres encore qui font qu'on est porté à se nourrir des choses les plus absurdes et les plus éloignées des alimens ordinaires, c'est le *pica* : et enfin l'aversion prononcée, les dégoûts extrêmes (*cibi fastidium*) pour toutes sortes d'alimens.

Tout le monde a lu ou entendu raconter les histoires miraculeuses consignées dans les annales de la science, sur les polyphages : personne n'ignore non plus toutes les choses incroyables que l'on raconte sur la voracité de quelques individus. Nous ne saurions en parler ici plus au long.

La bizarrerie et la variété des goûts des femmes grosses, qui sont fort souvent beaucoup plus imaginaires que réels, ne nous arrêteront pas davantage. Ce que ce symptôme offre de vrai chez elles, cesse spontanément, du moins pour l'ordinaire, du troisième au quatrième mois, et ces goûts dépravés n'ont d'autre inconvénient que les mauvais effets produits par les choses qu'elles mangent.

Les appétits déréglés qui chez les jeunes filles se manifestent avant la puberté, cèdent ordinairement à l'apparition des règles. La guérison est bien plus difficile lorsque ces sortes d'appétits naissent après la menstruation, et sont déterminés par les irrégularités de cette importante fonction.

Les hommes ne sont presque pas sujets à ces sortes d'appétits dépravés. Les filles et les femmes en présentent le plus grand nombre d'exemples : on en rencontre quelques-uns chez les enfans. Ces considérations sont indispensables pour la juste appréciation de ce signe dans les maladies.

Les appétits dépravés sont souvent les signes de l'invasion de plusieurs maladies chroniques, telles que la chlorose , l'ictère , le rachitis, l'hystéricie, l'hypocondrie, la mélancolie, la manie, les maladies organiques du foie et de la rate.

Il n'est pas rare de voir aussi ces appétits dépravés se lier à ces mêmes maladies, pendant tout le cours de leur durée, sans rien ajouter à leur danger.

C'est un fort mauvais signe lorsque ces appétits dépravés naissent dans le cours de toute autre maladie chronique.

Dans les maladies aiguës, les appétits dépravés joints à une faiblesse extrême, précèdent les convulsions, le délire et la mort (1).

L'aversion de certains malades pour les alimens est quelquefois poussée si loin, qu'ils se laissent mourir faute de manger ; ils résisteraient sûre-

____

(1) Gruner, Semeiotices, p. 314 , § 486.

ment à la maladie s'ils pouvaient surmonter cette répugnance. Cet état est un des caractères des fièvres pestilentielles du plus mauvais genre. Galien, en commentant le troisième livre des épidémies d'Hippocrate, raconte que dans le cours d'une épidémie pestilentielle, il a vu plusieurs malades qui aimaient mieux mourir que de prendre des alimens. Ceux qui avaient assez de force de caractère, assez d'empire sur eux-mêmes pour vaincre cet éloignement extrême pour les alimens, et qui s'efforçaient de manger, guérissaient presque tous.

Le dégoût pour les alimens est un des prodromes des maladies contagieuses en général, et spécialement de celles dont l'infection probable pénètre dans l'économie par la voie des organes digestifs.

Le dégoût pour les alimens est presque toujours suivi de nausées.

L'aversion pour les alimens, sans fièvre, et avec un pincement pénible de l'orifice de l'estomac, des vertiges ténébreux, l'amertume de la bouche, sont une indication suffisante des vomissemens : *Si cui, sine febre, cibi fastidium, et oris ventriculi morsus, et tenebricosa vertigo contigerit, et os amarescens fuerit; hæc necessariam esse per superiora purgationem indicant* (1).

______

(1) Hipp. aphor. s. 4, n° 17.

Il faut cependant savoir que tous ces symptômes se montrent fréquemment dès l'invasion, ou même pendant la période d'imminence des accès violens de goutte, et que dans ce cas l'émétique peut devenir promptement mortel. Au moment où j'écris ceci, je viens d'en avoir encore un exemple frappant. Dans une pension dont je suis le médecin, une dame de classe est prise de douleurs violentes aux articulations métatarsiennes, et de symptômes d'embarras gastrique bien prononcés. Sa mère vient la voir avec son médecin, qui ordonne l'émétique pour le lendemain. Je fus demandé pour visiter la malade par la maîtresse de pension. Je m'opposai à l'administration de l'émétique, et j'en spécifiai tous les dangers. Le lendemain la mère emmena sa fille chez elle. L'émétique fut administré ; la malade mourut dans les vingt-quatre heures.

Des déjections naturelles avec des dégoûts continuels dans une maladie chronique, c'est fâcheux : *In morbo diuturno ciborum fastidium et sincerœ dejectiones malum* (1).

L'aversion pour les alimens est un fort mauvais signe dans les diarrhées de long cours ; il est plus mauvais encore s'il s'y joint de la fièvre : *In longis intestinorum difficultatibus cibi*

____

(1) Hipp. s. 7, aphor. 6.

fastidia malum denuntiant et cum febre pe-
jus (1).

Le dégoût pour les alimens dans la première
période n'a rien de fâcheux; mais il ne faut
pas ni qu'il se prolonge davantage, ni qu'il
soit uni à d'autres mauvais signes.

Le dégoût qui persiste après les crises des
maladies et même assez avant dans la convalescence, laisse craindre une rechute.

L'aversion continuelle pour les alimens est
d'un fâcheux augure, tant dans les maladies
aiguës que dans les maladies chroniques; surtout
si les forces restent abattues, et qu'il se joigne
d'autres mauvais signes à celui-ci.

Dans toutes les maladies, et spécialement dans
les maladies nerveuses chroniques, il ne faut
pas trop redouter les dégoûts qui ne sont que
momentanés et accidentels.

La diminution, aussi bien que la perte de
l'appétit, considérées comme signes, ne sont pas
aussi significatives qu'on le croirait d'abord;
et cela parce que l'envie et le besoin de manger
diminuent, et se perdent dans toutes les maladies
aiguës. Mais il n'en est pas de même des dégoûts;
l'aversion insurmontable pour tous les alimens,
jointe à d'autres mauvais signes, est un symptôme
pernicieux. C'est ainsi que la femme de Dro-

____

(1) Hipp. s. 6, aphor. 3.

meades, qui eut une fièvre inflammatoire, suite de couches, présenta cette aversion constante pour tous les alimens, jointe à d'autres mauvais signes, et mourut le sixième jour de sa maladie (1). Il faut en dire autant d'Hermocrate, qui périt, le vingt-septième jour, d'une fièvre inflammatoire maligne (2), malgré les divers efforts critiques que la nature tenta toujours en vain. Il en est de même de la fille d'Eurianax, qui succomba le vingt-troisième jour d'une fièvre catarrhale maligne (3). A ce sujet, il convient de citer encore le fils de Parion de Thase, qui mourut à la suite d'une fièvre bilieuse, dégénérée en diarrhée chronique (4); la femme de Thase, qui demeurait près de la Fontaine-Froide, qui mourut le cent vingtième jour après ses couches, ayant été prise de fièvre aiguë et de douleurs rhumatismales ; tous les phthisiques dont parle Hippocrate dans la première constitution du premier livre des épidémies, qui présentèrent ce même symptôme avec les mêmes conséquences ; et enfin les malades atteints de fièvre maligne, dans la deuxième constitution du troisième livre, qui moururent, pour la plupart,

---

(1) Epid. l. 1, s. 3, 11e malade.
(2) Id. l. 3, s. 1, 2e malade.
(3) Id. l. 3, s. 2, 6e malade.
(4) Id. l. 3, s. 3, 1er malade.

après avoir offert ce même symptôme durant le cours entier de leur maladie (1).

Le défaut d'appétit, mais sans dégoût, l'inappétence, l'anorexie, se lient toujours au plus grand nombre de maladies. Cela s'explique très-naturellement par le dérangement de toutes les fonctions. Avant la maladie, l'anorexie en est un des prodromes les plus certains : *Homines diù inappetentes in gravem morbum brevi incident* (2). Pendant le cours de la maladie elle en constitue un des symptômes les plus généraux; et après la maladie, durant la convalescence, elle est un indice certain de rechute: *Si post curatos morbos inappetentia remaneat, recidivam prædicito* (3).

Si dans les maladies aiguës, et même dans les maladies chroniques, après une longue inappétence, l'appétit renaît subitement sans crise précédente ni autre motif suffisant, c'est un mauvais signe : *Si in acutis et aliquando in chronicis post magnam inappetentiam derepentè ingens excitetur appetitus, nullâ præcedente bonâ crisi, aut alio bono signo, postridiè mortem prædicito ; ut vidi in mercatore, etc.* (4).

---

(1) V. aussi Baglivi, prax. med. lib. 1, de inappetentia. Il cite plusieurs faits analogues.

(2) Baglivi. prax. med. lib. 1, p. 74.

(3) Ibidem.

(4) Ibidem.

L'inappétence ne dépend souvent que d'un léger dérangement d'estomac, et il suffit alors de beaucoup d'exercice et d'un peu de diète pour y porter remède.

Aux approches des maladies, et pendant leur durée, l'inappétence doit être considérée comme un mouvement salutaire de la nature auquel il faut savoir céder; et, au contraire, l'augmentation de l'appétit, dans les mêmes circonstances, est le symptôme d'une irritation morbifique de l'estomac : c'est là le cas des appétits qu'il faut tromper plutôt que les satisfaire.

Les grands buveurs mangent fort peu : *Famem vini potio solvit* a dit avec raison Hippocrate (1). Chez eux l'inappétence finit par être le symptôme d'une lésion organique de l'estomac. L'hydropisie en est aussi une des conséquences les plus communes.

Une douleur forte, quelle qu'en soit la nature, produit l'inappétence, quelquefois même le dégoût.

On voit des femmes et des enfans si faibles, qu'ils semblent vivre sans manger. Le retour de l'appétit est dans ce cas le signe d'un changement dans leur constitution.

L'inappétence et le dérangement des facultés digestives sont des inconvéniens inséparables de

____

(1) Aphor. s. 2, n° 21.

l'administration des narcotiques et des sédatifs portés à une certaine dose et continués pendant quelque temps ; il est fort difficile de remédier ensuite à ces funestes effets.

L'inappétence est très-fâcheuse quand elle tient à une lésion organique de l'estomac, au squirrhe du pylore, à la gangrène du ventricule, etc.

Le dégoût des alimens est souvent produit par les affections goutteuses, par les violentes passions de l'âme, par la colère, le chagrin, les plaisirs trop répétés de l'amour, ou même par la seule exaltation de cette passion, quoique non satisfaite.

L'anorexie suit fréquemment une longue abstinence qui n'a été que volontaire.

L'abstinence a de graves inconvéniens. Elle affaiblit toute la constitution , et peut donner naissance à la manie, au délire , aux visions fantastiques, etc. S. Jérôme, l'un des pères de l'Eglise les plus savans, et l'un des meilleurs écrivains, dit lui-même, qu'à la suite d'un jeûne il s'est trouvé pris d'une si forte fièvre, et tellement abattu , que sa chair semblait à peine tenir à ses os.

Les annales de la Science renferment des exemples de longue abstinence, dont il ne nous convient pas de faire ici mention.

De longues et fortes abstinences, tant en santé

qu'en maladie, donnent souvent lieu aux tremblemens et aux convulsions.

L'abstinence dans les maladies aiguës est une
des circonstances qui concourent à la production
du bruit que cause quelquefois la déglutition
des solides et des fluides, et ce bruit, comme
nous le verrons, est toujours d'un augure peu
favorable.

Sarcone a vu dans l'épidémie de Naples, qu'il
a si savamment décrite, les malades, tantôt se
privant totalement d'alimens, tantôt en dévorant
d'abondantes quantités, peu de jours avant la
manifestation du fatal symptôme d'hydrophobie (1).

Une longue abstinence dans l'état de santé
rend l'haleine forte, et donne lieu à des dérangemens graves du système digestif, aux flatuosités, aux borborygmes : en maladie, l'abstinence n'a pas les mêmes inconvéniens.

Nous ne terminerons pas cet article sans examiner l'aphorisme dans lequel Hippocrate avance
que les vieillards supportent très-facilement
l'abstinence ; qu'après eux, ceux qui la soutiennent le mieux, sont les hommes faits; que les
jeunes gens la supportent moins aisément, et
bien moins encore les enfans, surtout ceux qui
sont très-vifs : *Senes facillimè jejunium ferunt;*

____

(1) Sarcone historia raggionata, n° 578, t. 2.

secundo œtate consistentes ; minime adoles-
centes. Omnium minimè pueri ; ex his autem
qui sunt alacriores (1). On ne saurait révoquer
en doute que de tous les âges de la vie, celui
auquel on résiste le moins à l'abstinence, c'est la
vieillesse. Les résultats de l'expérience à ce sujet
sont incontestables. Tous les médecins ont dû s'en
convaincre, tous les commentateurs du père de
la médecine en conviennent, et c'est cependant
une chose remarquable que de les voir tous
faire d'incroyables efforts pour justifier l'opinion
contraire du père de la médecine. Ils auraient
bien mieux fait d'imiter Celse, qui, dans cette
circonstance, ne s'est pas contenté de copier son
modèle, mais qui l'a corrigé, et qui a ainsi rendu
ce passage : *Quod ad œtates pertinet, inediam*
facillimè sustinent mediœ œtates , minùs ju-
venes , minimè pueri et senectute confecti (2).

On retrouve la source de l'erreur d'Hippocrate
dans l'aphorisme qui suit celui que nous venons
de citer de lui, aphorisme dans lequel il dit : qu'à
l'époque de la croissance, il y a bien plus de
chaleur vitale, et qu'on a, par conséquent, besoin alors de plus de nourriture : *Quœ crescunt*
plurimùm habent calidi innati et ideo plurimo
egent alimento ; sin minùs corpus consumitur.

____

(1) S. 1, aphor. 13.
(2) Celsi opera, lib. 1, cap. 3, p. 32.

Senibus autem paucus calor.... etc. Il n'en faut pas davantage pour voir que, contre son ordinaire, le père de la médecine s'est livré ici à des considérations spéculatives, à des opinions hypothétiques, et qu'il a laissé un instant de côté l'observation et l'expérience : *Aliquando bonus dormitat homerus.*

La longue abstinence dispose à la putridité; elle favorise aussi l'invasion des maladies épidémiques, des fièvres contagieuses, des fièvres malignes pestilentielles.

SIGNES TIRÉS DE LA DÉGLUTITION.

Après avoir traité des signes fournis par les sensations de la faim et de la soif, passons à l'examen de l'acte, de la fonction, dont le but est de satisfaire ces deux besoins.

La déglutition, considérée comme signe dans les maladies, doit être étudiée d'abord dans la manière dont elle s'exécute: elle peut être, sous ce rapport, 1° régulière; 2° trop vite ou précipitée; 3° difficile; 4° impossible. Elle doit être aussi envisagée sous le point de vue des matières qu'elle tend à introduire dans l'estomac, et embrasser successivement les modifications diverses que présente l'action d'avaler les solides et les liquides, le manger et le boire.

C'est un très-bon signe dans les maladies aiguës que la déglutition des solides et des liquides reste naturelle ; cela est vrai pour les fièvres ; cela est vrai surtout pour les cas de phlegmasie particulière, ou de lésion organique de l'une ou de plusieurs des parties qui concourent à la déglutition. Dans la première supposition, on est sûr que les forces vitales n'éprouvent pas de violentes atteintes, et que les organes spéciaux de la déglutition sont exempts de lésion grave. Dans la seconde, on a la preuve que la lésion qui existe n'est pas considérable. Dans l'une et dans l'autre, enfin, les malades conservent la facilité de prendre les alimens, les boissons et les médicamens qui conviennent à leur situation.

On voit quelquefois la déglutition se faire avec précipitation, et comme d'une manière convulsive à la suite d'efforts, plus ou moins pénibles. Cet état, qui est symptomatique de l'hydrophobie et de quelques espèces d'angines, ne prend alors d'autre signification que celle de la maladie principale ; mais lorsqu'on rencontre cette déglutition dans les fièvres, on doit craindre le délire, les convulsions ou l'hydrophobie symptomatique dont nous avons parlé plus haut.

Manger ou boire avec beaucoup de vitesse et d'avidité dans une maladie aiguë, d'ailleurs très-grave, est un signe mortel, surtout si les autres signes sont concordans : *Nimia cibi vel potûs aviditas in morbo gravissimo et ubi alia*

signa perniciosa illucent, præceps exitium præ-
muntiat (1).

Cet état de la déglutition se rencontre aussi
quelquefois dans la manie, sans avoir une égale
signification.

La difficulté de la déglutition dans la diarrhée
et la dyssenterie sont d'un mauvais augure, sous
ce rapport, que la lésion vitale, la cause qui en-
tretient la maladie principale, étend son action,
par voie de sympathie de continuité, jusqu'à
l'œsophage.

Si dans une maladie aiguë la déglutition reste
difficile après la crise, c'est un signe fâcheux.

On doit être vivement effrayé de la déglutition
difficile, qui est commune aux solides et aux
liquides, surtout si le malade ne parvient à avaler
les boissons qu'après une respiration prolongée,
faite avec effort, avec bruit, comme roulée, et
accompagnée de toux ; cet état indique une faiblesse extrême, et précède les convulsions, le
délire et la mort.

Le cou contourné et la déglutition difficile
dans une maladie aiguë, sans tumeur ni inflammation apparente de la gorge, sont un signe de
mort prochaine. Il faut qu'il existe alors un état
spasmodique très-violent. Je dois cependant dire
ici que, dans une circonstance semblable, j'ai

---

(1) Albites. ars præsagiendi. Romæ, 1795., p. 151.

fait cesser tous les accidens en plongeant le malade dans un bain tiède : *Si a febre detento collum de repentè inversum fuerit et vix deglutire possit, tumore non existente lethale* (1). On retrouve à-peu-près le même sentiment dans les Coaques : *Collum convertere non posse neque deglutire ut plurimum lethale est* (2).

La difficulté de la déglutition suit assez fréquemment les convulsions, quelle qu'en soit la cause, et elle n'a d'autre signification que celle qui dérive de la maladie principale.

Dans l'hystéricie et dans l'hypocondrie, la déglutition difficile dure quelquefois aussi souvent que l'accès, à l'intensité duquel d'ailleurs elle n'ajoute ni ne diminue rien. Cette difficulté d'avaler se présente aussi dans certaines grossesses.

Les efforts plus ou moins pénibles de déglutition sont quelquefois accompagnés de toux ; il faut alors reconnaître une sécheresse, une phlogose, ou le spasme des organes de la déglutition.

La difficulté de la déglutition est un des signes qui annoncent l'invasion des aphthes, aussi bien qu'un des symptômes qui accompagnent cette éruption ; soit que celle-ci existe comme maladie primitive, soit qu'elle ne se manifeste

---

(1) Hipp. aphor. s. 4, n° 35.
(2) Coacæ prænotiones, § 2, n° 222, p. 546.

que comme symptôme dans le cours d'une maladie aiguë.

La déglutition difficile est souvent le produit d'un travail très - difficile de dentition, d'une odontalgie violente, de l'ustion de quelque point du palais et de l'arrière-bouche, etc.

Les maladies catarrhales, soit générales, soit locales ; les fièvres muqueuses existent souvent avec des difficultés plus ou moins fortes de la dé-glutition, et jamais dans ces maladies ce symp-tôme ne devient un signe fâcheux.

Dans toutes les espèces d'angines, calculées tant d'après le siége diversifié de la maladie que d'après leur nature ou leurs causes, la difficulté de déglutition est proportionnée à la gravité de la lésion , aux dangers variés de laquelle elle reste constamment subordonnée, quant au pronostic.

La dysphagie dans la phthysie est fort rare ; lorsqu'elle existe, elle annonce que l'inflamma-tion et le spasme des organes de la respiration se communiquent aux organes de la déglutition. Cet état, qui n'arrive guères qu'à la dernière période de la maladie, indique une mort assez prochaine. On a trouvé quelquefois que l'ulcère du poumon s'était propagé jusqu'au pharynx.

Le docteur Stroen a éprouvé lui-même une dysphagie qui a duré plusieurs années, et qui lui était survenue à la fin d'un typhus assez grave; il en a publié l'observation, avec tous ses détails, dans les actes de Copenhague (1).

La déglutition est difficile dans toutes les apoplexies même légères; elle est impossible dans les apoplexies très-fortes. Mais ici il faut encore considérer ce symptôme survenu après l'attaque, et comme servant de terminaison ou de crise à l'apoplexie, laquelle se juge quelquefois par une paralysie partielle de l'œsophage, ce qui rend la déglutition impossible; j'en ai vu un exemple, la maladie s'est terminée par une paralysie universelle. On en lit un fort curieux dans la savante collection des médecins de Breslau, le malade a succombé (2). Les éphémérides des curieux de la nature en offrent un autre (3); on en trouve encore un de J. Schmid dans les éphémérides d'Allemagne (4); et avec quelques efforts d'érudition, il ne serait pas difficile d'en annoncer ici un certain nombre d'exemples.

Il n'est pas rare de voir s'établir spontanément, et comme maladie essentielle, une paralysie des organes de la déglutition, dans laquelle la difficulté d'avaler, considérée comme symptôme

______

(1) Acta regiæ Societatis medicæ Havniensis, § 4, p. 292. Dysphagiæ metastaticæ historia.

(2) Historia morborum Vratislaviensium, p. 325.

(3) Dec. 1, ans 6 et 7, obs. 20.

(4) Ephemerid. Germ. dec. 1, art. 5, ouvrage cité dans les thèses de Haller, t. 1, p. 585.

et comme signe, donne la mesure de l'intensité de la maladie et la règle de ses dangers. J'en ai noté deux exemples dans le cours de ma pratique. Mon collègue et mon ami M. Emonnot m'en a communiqué un fait très-important (1).

(1) M. Sédillot en a publié une observation, avec tous ses détails, dans le Journal-général de Médecine, t. 40, p. 181 et suiv. Il a annoncé, dans son intéressant recueil de Littérature médicale étrangère, le fait recueilli par le docteur Lœfler, et dans lequel cet estimable praticien a obtenu de grands succès, à l'aide de la teinture de cantharides, dont il humectait avec soin l'intérieur de la bouche plusieurs fois par jour, t. 1, p. 210. Quarin en a publié un fait, et a rapporté celui qu'a observé Willis. Cet habile médecin de Vienne a donné avec juste raison, à cette maladie, le nom d'angine paralytodée : *Methodus medendarum inflammationum, caput* 3, p. 35. On en lit un cas très-détaillé dans les Constitutions épidémiques de Ramazzini, p. 173. On en trouve deux exemples très-précis dans les bonnes Consultations d'Hoffmann, *Centuria* 1, *s.* 2ᵃ, *cas.* 65—66; une observation dans le premier Mémoire du tome second du Journal de Physique et de Médecine, de Brugnatelli (*Giornale physico-medico*); une autre dans Tulpius, lib. 1, cap. 42; deux dans la volumineuse collection de Schenk, lib. 3, ob. 13, p. 315., etc., etc. Ajoutons que, depuis Pinel, Sauvages, Lieutaud, Van-den-Heuvel, Osterdick Schackt, etc., jusqu'à Aëtius, qui a décrit la maladie et qui en a fixé le traitement de la même manière qu'on le ferait aujourd'hui, presque tous les auteurs de traités généraux de médecine ont parlé de cette lésion comme d'une chose dont l'expérience avait arrêté la doctrine.

Si l'on compare les dangers réciproques de ces trois espèces de dysphagies, les unes et les autres dépendantes d'un état atonique; si, toutes proportions gardées quant à leur fréquence relative, on calcule les issues différentes, les terminaisons diverses qu'elles ont eues, on apprend que la première espèce, la dysphagie paralytique, qui accompagne l'apoplexie et qui lui sert de signe, lorsqu'elle est portée au plus haut degré, se trouve constamment liée aux apoplexies fortes, dont la mort est le résultat infaillible. *Valida quidem apoplexia nullo modo sanatur; levis verò non facilè. Hipp. aphor., s. 2., n°. 42.* En continuant toujours de semblables recherches, on voit que la seconde espèce, la dysphagie, qui vient à la suite de l'apoplexie à laquelle elle sert, pour ainsi dire, de solution, est la moins fréquente de toutes; et que, moins grave que la première, elle l'est cependant beaucoup plus que la troisième. Celle-ci, en effet, la dysphagie atonique ou paralytique spontanée, est assez commune; on en a de fort nombreux exemples, et dans la plupart, la difficulté de la déglutition a été heureusement surmontée par les efforts combinés de l'art et de la nature.

Le même vice peut exister par spasme; les faits qui en constatent l'existence ne sont ni moins nombreux ni moins concluans; et quant

aux inductions séméiologiques, elles sont absolument les mêmes. Toutefois cette espèce de
dysphagie est bien plus grave que la précédente,
sous ce rapport que l'art a bien moins de moyens
d'y porter remède.

Il ne faut pas oublier que la difficulté de
la déglutition peut être produite par un grand
nombre de lésions organiques. Nous signalerons
ici les principales, après avoir dit que le pronostic est entièrement subordonné à la lésion
principale, à ses dangers, et à la facilité que
l'art peut avoir pour la détruire.

L'artère sous clavière peut être déviée de sa
direction ordinaire, et avoir acquis un développement tel, qu'elle gêne considérablement l'œsophage. Dans ces cas, la déglutition des solides
est moins pénible que celle des liquides (1).

Une tumeur squirrheuse, développée sur un
des points de l'œsophage ou du pharynx, et
s'étendant jusqu'à l'orifice du ventricule, donne

----

(1) V. pour des faits de cette espèce, Journal de Médecine, année 1791, février, p. 239, t. 86, une observation de M. Valentin, et une autre de Nathaniel Hulme.

V. aussi trois observations très-curieuses dans l'excel-
lente dissertation de J. Fr. Heiderer, *de dysphagiá lusoriá*.
Tubingæ, 1806. *Brera Sylloge opusculor. selector. t.* 8,
opusculum 3, *p.* 110.

lieu au même accident ; la mort en est la terminaison inévitable (1).

Le prolongement extrême de la luette ou le
manque absolu de cet organe ; le ligament élas-
tique et membraneux qui est sous la langue
quand il est trop long ; l'existence d'un polype
des fosses nazales ; l'état squirrheux des amygdales
et de la luette ; la tuméfaction considérable de
ces glandes, sont autant de causes qui rendent
la déglutition ou difficile ou impossible : on
en rencontre tous les jours des exemples.

Un corps étranger arrêté dans l'œsophage,
et même par sympathie dans divers points du
canal intestinal, donne souvent naissance à une
difficulté de déglutition telle, que celle-ci ne
cesse que lorsque la cause qui lui a donné
naissance n'existe plus (2).

L'œsophage peut aussi devenir le siége d'une
affection rhumastimale, et donner lieu à une
dysphagie plus ou moins douloureuse, plus ou
moins rebelle. J'en ai vu un exemple dont je

----

(1) Observation très-instructive, quoique les lumières
de l'autopsie cadavérique manquent, dans Dehaen : *Opuscula quœdam inedita. Eyerel. Vindobonœ*, 1795, *t.* 1,
epist. 14, *p.* 116.

(2) Ab. Vater et F. A. I. Zinckernagel de deglutitio-
nis difficilis et impeditæ causis abditis. Witembergæ,
1750, in Haller disput. med. t. 1, dissert. 28, p. 579 et
sequent.

conserverai long-temps le souvenir. C'est à cette cause que je rapporte l'exemple de dysphagie consigné dans les œuvres inédites de Dehaen (1) ; on en a aussi une observation très-circonstanciée dans les actes de Copenhague (2).

La déglutition des liquides est impossible dans l'hydrophobie.

Il est des cas où la difficulté de la déglutition porte spécialement sur les solides, les liquides étant facilement introduits ; il en est d'autres, au contraire, où ce sont les liquides qui ne peuvent point être avalés, les solides l'étant très-facilement. La dysphagie des boissons est bien plus commune que celle des alimens solides. Elle est aussi plus féconde en signes, par cette raison qu'il faut un concours plus grand des puissances qui contribuent à la déglutition pour les liquides que pour les solides.

Dans certaines angines, on voit les malades manger assez facilement, et avoir la plus grande peine à avaler les liquides ou même leur salive. Cela a lieu lorsque les amygdales sont assez enflammées et assez tuméfiées pour gêner les mouvemens du pharynx, dont l'action est bien plus

---

(1) Opuscula inedita. Præfatus est Eyerel, t. 1, epist. 13, p. 110,

(2) Acta regiæ Societatis medicæ Havniensis, volum. 2, p. 43. Bang selecta diarii Nosoc. Frider. 1783.

forte pour la déglutition des boissons que pour celle des alimens solides. Cela a lieu aussi lorsque l'épiglotte est lésée au point de ne recouvrir qu'imparfaitement la glotte ; alors le bol alimentaire force les mouvemens réguliers de la glotte, et la déglutition se fait ; tandis que les liquides ne pouvant pas produire le même effet, ils pénètrent dans la trachée artère, et la dysphagie est suivie de toux et comme d'un sentiment de suffocation.

La déglutition des liquides est quelquefois suivie, dans les maladies aiguës, d'un bruit particulier analogue à celui d'un liquide qui tomberait d'assez haut dans une bouteille ou un vase vide. Il ne faut pas confondre ce bruit avec celui que produit la respiration lorsque le poumon est engoué de mucosités. Nous en avons déjà parlé à l'article de la respiration, p. 31 et suiv. (1).

Ce signe s'observe dans des circonstances différentes, et prend des valeurs diverses.

Les malades affaiblis par la maladie ne peuvent point soulever la tête de sur leur oreiller ; ils boivent alors étant couchés et ils avalent avec rapidité, entraînant ainsi beaucoup d'air avec les boissons ; par la difficulté que présente la

---

(1) C. A. Kloekhof. opuscula medica, dissertatio de Strepitu in pectore inter potandum. Trajecti ad Rhenum, 1747, p. 161

déglutition dans cette attitude. La colonne d'air qui se trouve dans l'estomac et dans l'œsophage est abaissée avec effort par les boissons et par l'air qu'elles entraînent; ce qui donne naissance au bruit que l'on entend. Il suffit alors de soulever la tête et le tronc pour faire cesser ce symptôme, dont toute la signification se borne à l'état des forces vitales.

L'inflammation, l'aridité et la rigidité des parties qui concourent à la déglutition, par suite de l'ardeur fébrile, peuvent aussi être cause de ce bruit particulier. L'inspection de la bouche suffit pour constater cet état ; et la valeur du symptôme qui nous occupe n'est autre que celle de la cause qui le produit.

Une atonie extrême du système sensitif et spécialement de l'organe cérébral, comparable, jusqu'à un certain point, à ce qui se passe dans le système musculaire des organes de la progression, quand ceux-ci sont épuisés de fatigue, est encore une des causes de l'existence de ce symptôme particulier. Cette modification est caractérisée par l'affaissement des sens, par le coma, par la faiblesse extrême du système musculaire ; le pouls et la respiration étant encore à-peu-près dans l'état naturel : ici le pronostic est des plus fâcheux ; la nature de la cause l'indique assez.

Lorsque les boissons s'étant ainsi précipitées

avec un bruit plus ou moins sensible dans l'estomac, elles sont presqu'aussitôt rendues en totalité ou en partie par la bouche et par les narines, la mort est prochaine; à moins que cette respuition ne tienne à une lésion organique de l'arrière-bouche ou du palais.

Hippocrate avait bien remarqué ce symptôme; et ses dangers ne lui étaient pas inconnus: *Quibus inter potandum*, dit-il, *strepitus quidam percipitur, quique præ siccitate murmur quoddam sentiunt et qui cum strepitu tussiculoso difficulter deglutiunt, si acutæ febris prehenderit perfrigeratio, perniciose habere judicandi sunt* (1). Ailleurs, il s'exprime ainsi : *Phrenitici parum et raró bibentes, iique cum strepitu, contremiscunt et convelluntur* (2).

Enfin, si l'on recherche avec soin parmi les nombreuses histoires des maladies consignées aux sept livres des épidémies, on retrouve ce symptôme et ses significations notées et exprimées sur plusieurs de ces observations. C'est ainsi que dans la maladie de Chartas, qui était une fièvre ardente bilieuse, le bruit produit par la déglutition des boissons se faisait entendre d'une manière bien distincte. L'ensemble des signes étant d'ailleurs mauvais (3); la mort en fut la

____

(1) Coac. prænot. § 62.
(2) Prædict. lib. 1, § 16, et coac. prænot. § 96.
(3) Hipp. Foes. epid. lib. 7, § 12, p. 1212.

terminaison. La même chose eut lieu à l'égard du fils de Cydes : *Cum biberet, dit* Hippocrate, *in pectus et ventriculum descendentis potùs strepitus percipiebatur, quale quid Chartadœ adfuit* (1). Toutes les fois que ce symptôme s'est présenté chez les malades des différens livres des épidémies, la mort en a été la terminaison.

Dans la maladie de la femme de Théodore, ce symptôme s'est manifesté sous la dernière modification que j'ai indiquée, et la malade est morte le septième jour : *Cum biberet sonitus ingentes edebantur, respuebat et sursùm in nares regerebat* (2).

J'ai vu quelques cas de fièvres malignes où les malades, à la suite d'une déglutition très-difficile, avalaient subitement, et sans cause connue, avec aisance ; mais au moindre mouvement, les boissons remontaient comme spontanément et étaient rendues sans aucun effort ; cette modification de la déglutition a constamment été suivie de la mort. Je rapprocherai de ce résultat d'observation clinique, ce que Frédéric Hoffmann a noté dans l'épidémie de fièvres malignes pétéchiales qu'il a décrite : *Singulare autem symptoma in nononullis personis, et quidem funestum*

---

(1) Hipp. Foës. epid. lib. 7, § 7, p. 1210.
(2) Hipp. epidem. lib. 7, § 27, p. 1216.

quod pronunciavit eventum, occurrebat, nempè postquam liquidum quoddam assumptum fuerit et in ventriculum descenderit, simulac ægrotus leviter saltem corpus commovebat vel erigebat, cum murmure et borborygmo, in os ascendebat et regurgitabat humoris liquidi quantitas, quæ fermè cochlaria duo replere poterat. Simile symptoma lethiferum, cum singultu, etiam ante dimidium anni, in viro honorato, febre malignâ mortuo, observavit Excell. D. Præses per aliquot dies durans; ubi post institutam sectionem inventum fuit hepar in concavâ parte planè putridum, nigrum, instar picis, qualis corruptio et sphacelatio etiam in diaphragmate, intestino duodeno, et pyloro quoad partem conspiciebatur (1).

Je ne terminerai pas cet article sans dire un mot de la rumination, qui est aussi un mode particulier de déglutition.

Considérée dans l'espèce humaine, la rumination se borne à des mouvemens assez incomplets d'ascension des alimens dans la bouche. Ces mouvemens n'ont rien de comparable, quoiqu'on en ait dit, à cette fonction étudiée chez les animaux auxquels la nature l'a départie. Outre les grandes différences prises de l'anatomie et de

---

(1) Hoffmann. opera Supp. t. 2, p. 57, § VIII, historia febris malignæ epidemicæ petechizantis.

la physiologie, il y a encore cette importante considération que la rumination chez les hommes
n'existe que comme un symptôme morbifique,
tandis que les animaux, vraiment ruminans, cessent de remâcher leurs alimens dès qu'ils sont
malades.

La rumination humaine, en ne donnant à
cette expression que la valeur convenable, ne
s'est guère offerte que chez des individus hypocondriaques ou attaqués d'affections nerveuses
profondes (1).

Dans la convalescence des maladies aiguës,
lorsque l'appétit est considérable, les malades
mâchent long-temps pour prolonger davantage
le plaisir de manger, et alors ces efforts réitérés
de mastication semblent faire remonter momentanément le bol alimentaire. Quelques-uns, à
une distance même assez forte de leurs repas,
retrouvent, sur la langue et au palais, le goût des
mets qu'ils ont déjà mangés, quelquefois même
les alimens remontent réellement dans la bouche,
ce qui suppose toujours une certaine faiblesse
de l'estomac.

Du reste, j'ai réuni avec beaucoup de soin
le petit nombre de faits particuliers de rumination humaine qui ont été publiés. Je les ai
longuement et attentivement médités. Je les ai

----

(1) V. Frank epitome de Curandis hominum morbis,
lib. 5, p. 2, p. 252, § 655, Ruminatio.

soigneusement analysés; et, en les réduisant tous à leur juste valeur, je me suis bien convaincu qu'il n'y en a pas un seul de concluant; et que ce n'est que par une vicieuse extension de ce mot, ou par un excès de crédulité, qu'on a pu croire à la rumination réelle chez quelques individus de l'espèce humaine.

SIGNES FOURNIS PAR LA DIGESTION.

Les alimens et les boissons. après avoir été soumis à l'acte de la déglutition, éprouvent dans l'estomac et les intestins une élaboration, un mode d'altération qui les convertit d'abord en une masse de consistance pulpeuse. Bientôt, par une nouvelle élaboration, cette matière se change en un suc blanc, d'une nature toute particulière, lequel conduit par le canal thorachique dans la veine sous-clavière gauche, où il se mêle avec la masse générale du sang, fournit à la réparation, à l'entretien et à l'accroissement du corps, en la propre substance duquel il se transforme.

Cette transmutation des alimens est ce qui constitue la digestion, fonction dont l'intégrité est un des caractères les plus constans de la santé, et les dérangemens un des premiers signes de la maladie.

Les facultés digestives peuvent être:

1° Naturelles;

2° Diminuées;

3° Abolies;

4° Viciées;

5° Augmentées d'une manière fâcheuse.

Nous allons les considérer successivement sous ces diverses modifications.

L'intégrité de la digestion est un bon signe dans toutes les maladies. Il y a, il est vrai, des lésions dans lesquelles la digestion ne se dérange que plus ou moins tard, et où elle reste dans l'état naturel, la maladie ayant déjà fait d'assez grands progrès; mais même, dans ces cas, les altérations de la digestion sont l'indice de la période avancée de la maladie.

Lorsque, après le repas, on éprouve des pesanteurs d'estomac, des faiblesses de tout le corps, de la tristesse, de l'assoupissement, de la sécheresse, ou même de l'amertume à la bouche, des bâillemens et des pandiculations, des mauvais rapports, la constipation ou la diarrhée, symptômes qui annoncent tous des dérangemens plus ou moins considérables dans la fonction de la digestion, la maladie est certaine, à moins qu'on ne l'arrête dès la période d'imminence.

Cet état est presque constant dans l'hystéricie et dans l'hypocondrie, dans les engorgemens des viscères abdominaux, et la maladie n'est jamais guérie tant qu'il subsiste.

L'affaiblissement des facultés digestives est un

des signes les plus généraux de la diminution des forces vitales.

Les facultés digestives trouvent dans l'impression modérée du froid, sans humidité, une excitation salutaire; au contraire, la chaleur et l'humidité y introduisent un affaiblissement, un dérangement toujours plus ou moins considérables.

L'âge apporte un affaiblissement considérable, et toujours fâcheux, dans les facultés digestives. Les indigestions deviennent sensiblement plus fréquentes dès l'âge de 40 ou 45 ans.

Dans les maladies en général, tant que l'affaiblissement des facultés digestives persiste, on doit craindre la rechute.

Dans les fièvres muqueuses, la fonction de la digestion est une des premières intéressées. Il arrive souvent que les malades éprouvent un sentiment de douleur et de pesanteur à l'estomac, des rapports désagréables, la tuméfaction du bas-ventre, après avoir pris des alimens; lors même qu'ils les ont pris avec plaisir, avec goût et avec empressement.

C'est un très-bon signe quand, dans les convalescences, l'affaiblissement des facultés digestives cesse, et que cette fonction reprend son état naturel. Il est remarquable qu'en général ce rétablissement se fait par des gradations bien manifestes, en allant de haut en bas : c'est ainsi que le goût est revenu avant que l'estomac puisse supporter les alimens, et avant que la constipation, la diarrhée, etc., aient cessé. D'un autre côté, l'estomac a repris ses fonctions assez long-temps avant que les intestins soient revenus à leur état naturel.

Les médecins séméïologistes ne doivent jamais oublier que le travail forcé de la digestion donne lieu à une espèce de fièvre, surtout chez les gens faibles; et que la concentration des mouvemens et des forces sur la région épigrastrique, pendant une digestion pénible, interrompt souvent l'utile mouvement des crises salutaires.

La diminution, ou le défaut absolu des forces digestives, est souvent l'indice d'une lésion organique, soit de l'estomac, soit des intestins. On en reconnaît l'existence d'après l'ensemble des symptômes, et on en précise les dangers d'après la nature de la lésion.

Aux approches des accès de goutte, et même pendant l'attaque, la digestion est constamment troublée. Les malades se plaignent de flatuosités, de cardialgie, d'un travail pénible des alimens dans l'estomac, quoique d'ailleurs l'appétit reste bon, ou même que les malades éprouvent une sorte de voracité.

Les cardialgies, les rapports acides, la faiblesse de l'estomac et le dérangement des digestions, qui en sont inséparables, deviennent, dans ces circonstances, d'ailleurs favorables, des indices assez certains de l'existence des vers (1).

Les digestions viciées sont caractérisées par un sentiment d'ardeur et d'érosion à l'estomac et à la gorge, par une saveur aigre qui se répand dans la gorge et dans la bouche, par une abondante sécrétion de salive, tantôt douçâtre, tantôt acide, et quelquefois aussi salée, amère, etc.

Quand on a été une fois attaqué de ce mal, la moindre cause suffit pour le renouveler.

Cet état de la digestion se joint presque constamment à l'aménorrhée.

Il suffit d'une diminution, plus ou moins considérable, dans la durée habituelle du sommeil, quelle qu'en soit d'ailleurs la cause, pour donner lieu à de semblables digestions, que j'appelle incomplètes : *Somnus est labor viscerum.*

L'imminence des maladies inflammatoires est caractérisée par une considérable augmentation d'action de la part des facultés digestives.

Dans la première et dans la seconde période des anévrismes du cœur, les facultés digestives semblent prendre une activité plus grande que dans l'état naturel; quelques malades sont continuellement tourmentés par la faim, quoiqu'ils prennent chaque jour une assez grande quantité

––––––––––––––––––––––––––––––––––––––

(1) Van-den-Bosch, p. 294.

d'alimens. La digestion est le plus ordinairement bonne, et s'il survient une indigestion, elle est généralement déteminée par la violence ou la continuité de la toux : il n'est même pas rare de voir un véritable soulagement produit par la plénitude de l'estomac. Plus tard, les digestions sont pénibles, les facultés nutritives paraissent anéanties, ainsi que l'indiquent les diarrhées colliquatives, ou les constipations opiniâtres, au milieu desquelles les malades succombent.

Il n'est pas rare, à la fin de la dernière période de la phthisie, de voir les facultés digestives prendre un accroissement sensible, les facultés nutritives ou assimilatrices restant toujours nulles, ou considérablement dérangées ; ainsi, les malades ont souvent faim, ils mangent beaucoup, et sans éprouver d'autre incommodité que l'augmentation du dévoiement, de l'amaigrissement, etc. : cet état ne tarde pas à être suivi de la mort.

Souvent aux approches du développement ou de la formation des lésions organiques, dans la période d'imminence de ces maladies, et lorsqu'il n'y a encore que l'irritation des systèmes qui prépare ces lésions, il y a une augmentation sensible, et quelquefois assez durable, des facultés digestives.

L'invasion des maladies nerveuses, et leurs divers accès s'annoncent souvent par une exaltation remarquable des fonctions de la digestion.

SIGNES DÉDUITS DE LA NUTRITION.

L'égale distribution des sucs nourriciers sur tous les points de l'économie animale, et leur juste assimilation à toutes les parties de l'organisation, constituent l'état naturel de la nutrition.

L'étude de cette fonction devient de la plus importante considération pour le séméiologiste. La nutrition est si utile à la vie, que les moindres altérations dans les facultés nutritives ont une très-grande influence sur les forces de l'économie. L'action vitale, dit M. Magendie, est dans une dépendance évidente de la nutrition, et réciproquement la nutrition est influencée par l'action vitale. Un organe qui cesse de se nourrir, perd en même temps la faculté d'agir. Les organes dont l'action est le plus souvent répétée, ont une nutrition plus active. Ceux qui agissent peu, ont un mouvement nutritif évidemment rallenti (1).

La nutrition, considérée comme il convient au séméiologiste de le faire, ne nous intéresse que par ses résultats, seuls moyens par lesquels la nature nous laisse entrevoir les actes qui constituent cette grande fonction. La respiration, la circulation, la digestion, la génération, ont un

----

(1) Précis élémentaire de Physiologie, par F. Magendie, t. 1, p. 21.

appareil de mouvemens qui les rendent manifestes à nos sens. La nutrition, au contraire, s'exécute tout à fait à notre insu, et ce n'est que dans ses effets, dans ses produits, que nous pouvons l'observer et en étudier les nombreuses modifications.

Ainsi envisagée dans toute sa latitude, la nutrition embrasse :

1° La croissance ;

2° L'augmentation du corps en volume;

3° Son augmentation par irritation seulement ;

4° La polyæmie, ou surabondance du sang ;

5° La *polynamie*, ou surabondance de l'humeur muqueuse ;

6° La polycholie, ou surabondance de la bile ;

7° La *polyphysie*, ou surabondance des vents ;

8° La polysarcie, ou surabondance de graisse;

9° Les constitutions athlétiques ;

10° Les constitutions faibles ;

11° L'amaigrissement, le marasme et la consomption ;

12° Les déviations diverses des sucs nourriciers, ou les aberrations de la nutrition.

Chacune de ces considérations, comme on va le voir, fournit au séméïologiste des données importantes , et qui éclairent singulièrement sa marche au lit des malades.

CROISSANCE.

Dans l'état naturel, la croissance se continue jusqu'à l'âge de vingt-cinq ans au plus ; mais suivant une proportion telle, qu'elle est plus rapide et plus forte durant le premier et le second septénaires que pendant les années suivantes. Toutefois il y a pour cette fonction de l'économie une variation extrême. Souvent la taille reste stationnaire plusieurs années de suite, et puis il suffit de quelques mois pour qu'elle prenne un accroissement considérable.

C'est ordinairement à l'âge de puberté que le corps achève de prendre son entier développement en hauteur.

La croissance du corps est plus prompte en été qu'en hiver ; et la chaleur, qui agit généralement d'une manière favorable sur le développement de tous les êtres organisés doués de la vie, influe aussi considérablement sur l'accroissement du corps humain.

Les femmes cessent bien plutôt de grandir que les hommes. Les hommes sont appelés à être plus grands et plus forts que les femmes ; ils ont le corps plus solide et plus massif, les os plus durs, les muscles plus fermes, et tous les tissus plus compactes ; ce qui rend plus long le temps nécessaire à leur accroissement.

Toutes les parties du corps humain, même

dans l'état naturel, ne se développent pas d'une manière égale et proportionnée. Ainsi la tête et le ventre sont relativement plus volumineux chez l'enfant que chez l'adulte ; les organes de la génération restent dans un état presque stationnaires jusqu'aux approches de la puberté, et alors c'est dans ces parties que l'accroissement est le plus prompt et le plus sensible.

Ces considérations préliminaires , indispensables pour apprécier à leur juste valeur les signes déduits de l'accroissement du corps en hauteur, une fois posées, passons à l'étude de ces signes.

Plus la croissance se rapproche de l'état que nous venons d'indiquer, et plus les signes en sont favorables ; au contraire , plus elle s'en éloigne, et plus ils sont fâcheux.

La croissance trop considérable et trop rapide nuit toujours à la santé ; ne fût-ce que par l'affaiblissement qui en résulte. La croissance trop lente produit les petites tailles et les inconvéniens qui en sont l'inévitable conséquence.

Nous verrons que la promptitude et la force de l'accroissement sont bien plus fâcheuses en maladie qu'en santé.

Un accroissement trop prompt, et auquel les forces vitales semblent ne pas pouvoir suffire, est toujours fâcheux, même chez un individu bien portant d'ailleurs. La pâleur, l'amaigrissement, la faiblesse, des douleurs aux articulations, l'engorgement des glandes et des glandes inguinales surtout, latoux, la difficulté de respirer, sont autant de symptômes qui ne tardent pas à suivre ces croissances rapides.

Dans quelques circonstances, la rapidité de la croissance est telle, que toutes les fonctions en sont interverties. Les facultés intellectuelles perdent singulièrement de leur activité; la respiration est habituellement gênée; la digestion éprouve des dérangemens analogues à ceux qui ont lieu dans la fièvre hectique; il y a constamment une chaleur brûlante à la peau; les individus se plaignent de lassitudes extrêmes; souvent ils éprouvent une sorte de priapisme; et ils meurent au milieu de la plus effrayante consomption.

Il n'est pas rare de voir à la suite de ces croissances rapides la circulation se rallentir dans les extrémités capillaires surtout; et de là les engorgemens et les autres indispositions qui ont lieu alors.

Les mouvemens sont bien plus lents et bien plus difficiles chez les grandes personnes que chez les petites : aussi les premières offrent-elles presque toujours les caractères d'une constitution faible.

Les individus qui sont d'une très-haute taille, sans voir une constitution également robuste,

se tiennent rarement droits; et de là tous les inconvéniens d'une habitude du corps constamment courbée. Ils ont tous les jambes arquées en
dedans, à moins qu'ils ne soient gros et forts en
proportion; ce qui est rare (1).

On croit généralement, et plusieurs auteurs
ont avancé que les personnes d'une haute stature vivaient moins long-temps, et cela par une
vicieuse extension de cet aphorisme d'Hippocrate: *In corporis magnitudine juventutem quidem degere liberale est et non indecorum ; se-
nectutem verò degere incommodum et deterius
parvitate.* Dans cet aphorisme, le père de la médecine n'a eu en vue que les avantages ou les
inconvéniens, c'est-à-dire, la commodité ou la
gêne d'une petite et d'une grande taille, soit pour
la jeunesse, soit pour la vieillesse; mais il n'a
nullement parlé de la longévité qui tient aux
différences de stature.

Dans mes observations particulières, j'ai cru
trouver qu'en général les personnes grandes et
fortes, dont l'accroissement avait été gradué d'une
manière convenable, vivaient plus long-temps
que les petites personnes. Je lis la même chose
dans la sentence suivante de Bacon : *Diù et sen-*

---

(1) Fridéric. Hoffmann. Dissertatio medica de proce-
ritate corporis ejusque causis et effectibus, § VII—VIII.
Supp. t. I, p. 191.

sìm grandescere signum vitæ longæ ; si ad staturam magnam, magnum signum ; sin ad minorem signum tamen : at contrà velociter grandescere ad staturam magnam signum malum est; sin ad staturam brevem minùs malum (1).

Les accroissemens rapides qui surviennent durant une maladie, soit aiguë, soit chronique, laquelle doit être encore de long cours, sont toujours fâcheux. Ils donnent lieu à un affaiblissement qui laisse craindre que la gravité et la durée de la maladie ne l'emportent sur les facultés médicatrices de la nature et de l'art.

Dans les maladies aiguës, une croissance considérable et rapide à l'époque ou aux approches des crises, est toujours fâcheuse : elle est mortelle, si d'ailleurs elle existe concurremment avec d'autres signes fâcheux.

Souvent, à la suite des maladies aiguës, il se fait une augmentation considérable du corps en hauteur. Il en résulte toujours un affaiblissement proportionné de la constitution, et cet affaiblissement est bien plus grand, bien plus grave et bien plus fâcheux, si l'individu a passé l'âge ordinaire de la croissance.

La croissance qui a commencé durant la mala-

(1) Works of Francis Bacon, vol. 4. London, 1778, in-4°. Historia vitæ et mortis, p. 484, n° 40.

ladie, et qui continue encore pendant la convalescence, rend toujours celle-ci plus longue et
plus pénible : cette croissance devient souvent
une cause de rechute, et alors la maladie nouvelle mène le plus ordinairement à la mort.

Les individus d'une petite stature et d'ailleurs
d'une complexion assez forte, sont sujets aux
dyspnées, aux syncopes, aux apoplexies, aux maladies organiques du cœur.

La fréquence des battemens du cœur et des
artères est d'autant plus grande, que l'animal est
plus petit. Cela s'observe sur l'homme, comparé
dans ses différentes statures. Cela s'observe aussi
chez les différentes espèces d'animaux. Les pulsations artérielles du chien, par exemple, sont
plus fréquentes que celles de l'homme. Le battement du cœur et des artères de l'homme est incomparablement plus vite que celui du bœuf ;
et les mouvemens du cœur des moineaux se succèdent si rapidement, qu'à peine peut-on les
compter.

AUGMENTATION DU CORPS EN VOLUME.

Après avoir parlé de l'accroissement du corps
en grandeur, occupons-nous de son volume.
C'est une modification non moins importante de
la distribution des mouvemens et des humeurs
dans l'économie.

Une foule de circonstances accessoires contribuent à faire varier le volume du corps tant dans sa totalité que dans ses parties, sans que ces circonstances ni leurs résultats apportent la moindre influence sur le pronostic. Le séméiologiste doit seulement connaître ces modifications et en tenir compte, pour échapper aux erreurs qu'il ne manquerait pas de commettre sans cela.

Les principales de ces circonstances sont: 1° les différences sensibles des quatre grandes races de l'espèce humaine, l'arabe-européenne, la mongole, l'africaine et l'hyperboréenne ; quoique l'activité, l'intelligence et le génie de l'homme aient beaucoup fait pour détruire ces différences, et ne laisser entre elles que de simples nuances : 2° l'influence des climats, que les arts contrebalancent cependant avec tant de succès, et dont ils triomphent tous les jours davantage en combattant la nature par ses propres forces: 3° la puissance des sexes ; attirés l'un vers l'autre par un charme bien doux, nos efforts, s'ils étaient de quelque effet, tendraient plutôt à les conserver qu'à les détruire: 4° le pouvoir des âges, contre la marche desquels toutes les tentatives doivent rester vaines, parce que rien ne saurait arrêter ni suspendre la main rapide du temps : 5° l'action qu'exercent sur nous les habitudes, sous le joug desquelles nous plions sans le vouloir et presque sans y songer : 6° les modifications qui résultent du tempérament, et que l'homme éprouve sans le savoir: 7° enfin les changemens quelquefois avantageux, mais le plus souvent nuisibles, qu'apportent le genre d'occupations, la diversité des professions, et dont nous supportons les fâcheuses impressions par calcul plutôt que par tout autre motif.

Je n'entrerai pas dans les nombreux détails qui appartiennent à chacune de ces circonstances; mais afin de donner une preuve suffisante de leur influence aux yeux du séméïologiste, je dirai, en prenant la dernière pour exemple, que les hommes oisifs, indolens, et qui mènent une vie splendide et joyeuse, *laute et læte viventes*, ont en général un embonpoint plus considérable que ceux qui sont fortement occupés de corps et d'esprit, et dont la vie toujours sobre est aussi souvent soucieuse. Parmi les militaires, on voit que dans telle ou telle autre arme le volume du corps varie beaucoup. Ainsi, dans la cavalerie, les hommes prennent facilement du ventre, et les extrémités inférieures, au contraire, maigrissent. Les boulangers, les bouchers et les cuisiniers, ont en général un très-grand embonpoint. Les menuisiers ont les extrémités supérieures plus fortes que les inférieures : le contraire s'observe chez les tisserands, chez les danseurs et coureurs de profession, etc.

Une juste proportion de toutes les parties du corps entre elles, considérées sous le rapport de leur volume, constitue l'état le plus favorable à la santé et à la longévité.

Le corps prend souvent, soit dans sa totalité, soit dans une ou plusieurs de ses parties, un accroissement, un volume extraordinaires. Si cette tuméfaction n'est que momentanée et accidentelle; si elle dépend d'une cause extérieure, il faut en tenir peu de compte; mais il n'en est pas de même dans les diverses autres circonstances.

Les dangers attachés à cette augmentation du volume du corps varient beaucoup suivant les causes qui lui ont donné naissance; ils varient aussi selon les parties qui en sont devenues le siége.

Ces dangers paraissent bien plus grands lorsque la cause de la tuméfaction est interne que lorsqu'elle est externe; quand cette augmentation de volume dure depuis long-temps que dans les cas où elle est récente. Cette augmentation du volume ordinaire du corps, liée à la constitution des individus, n'indique guère qu'une prédisposition à telle ou telle autre lésion; tandis que si elle est accidentelle dans le cours d'une maladie déterminée, elle en marque la gravité, la période, aussi bien qu'elle en signale les dangers ou la sécurité.

Les individus qui ont la tête et la poitrine très-larges et très-fortes, tandis que le bassin est étroit et que les extrémités restent grêles, sont sujets aux syncopes, aux apoplexies, aux pleurésies et aux péripneumonies.

Ceux dont la tête est très-grosse et le cou grêle, dont la poitrine et le tronc se montrent longs et minces, et les extrémités allongées et maigres, sont singulièrement disposés à la phthisie.

Dans aucun cas, ce n'est un bon signe que le corps augmente subitement de volume: au contraire, c'est un signe avantageux que le volume du corps ne change point durant les maladies.

Cette augmentation, ou générale, ou partielle, ne tient quelquefois qu'à l'irritation du système. C'est ainsi que, dans les maladies aiguës graves, surtout pendant la période de crudité, la peau se tend, se gonfle et se durcit. Si cet état de la peau se manifeste plus tard, et sans être suivi d'une assez prompte et assez abondante évacuation par les sueurs ou même par les selles et les urines, le danger est grand : *Quibus cutes cir-cumtenduntur, aridæ ac duræ sine sudore, mo-riuntur* (1).

La peau qui se fronce et qui s'élève en petits tubercules très-rapprochés, comparable alors à la peau des oies, *cutis anserina*, est un des caractères de la période de spasme dans les affections nerveuses, de l'état d'irritation dans les ma-

---

(1) Hipp. epidem. lib. 6, p. 813, n° 29.

ladies aiguës, du frisson fébrile, du scorbut commençant.

La tuméfaction, le ballonnement de l'épigastre, des hypocondres et de tout l'abdomen, est d'un très-mauvais signe vers la fin des maladies aiguës, à moins que cet état n'appartienne à la perturbation critique, que l'ensemble des autres symptômes présage salutaire : plutôt ce ballonnement peut être produit par la période d'irritation de la maladie, et alors le pronostic n'a rien de fâcheux (1).

Dans les fièvres lentes nerveuses, dans les maladies typhoïdes, c'est un mauvais signe que le corps augmente de volume durant le cours de la maladie. Ce pronostic n'est pas moins fâcheux, si le corps ne diminue pas convenablement, c'est-à-dire, s'il n'éprouve pas un degré d'amaigrissement nécessité par la gravité et par la durée de la lésion.

Il est des constitutions, il y a des circonstances, on n'en saurait douter, dans lesquelles le système sanguin prend un développement extrême, une prédominance vicieuse ; et alors le fluide sanguin, l'un des principaux soutiens de la vie et de la santé, devient un des élémens les plus actifs de la maladie.

____

(1) V. tome premier, p. 385 et suivantes, ce que j'ai dit du météorisme et du gonflement de la région abdominale.

Chez ces individus, les affections de l'âme sont
très-vives, et leurs maladies toujours très-fortes,
lors même que ces lésions n'ont aucun rapport
avec l'état pléthorique : *Certum est plethorica
corpora, si febribus tentantur, graviter exer-
ceri..... ex quò tamen minimè sequitur ple-
thoram hujus febris esse causam* (1).

Ils ont une singulière disposition aux apoplexies, aux phlegmasies, aux éruptions fébriles,
et une aptitude fâcheuse à contracter promptement les maladies épidémiques et contagieuses.
De plus, ces maladies diverses sont toujours plus
graves chez eux que chez les autres : *Longâ et
multiplici experientiâ exploratum habemus
quod omnes plethorici ex acutis passionibus,
nec non epidemicis affectionibus ut sunt pes-
tis, variolæ, morbilli, febres continuæ, et intermittentes, catarrhales, inflammationes, apo-
plexiæ, graviùs et periculosiùs ægrotent quàm
alii* (2).

Enfin, ils sont sujets à diverses hémorragies
dont la diminution ou la suppression donne souvent lieu à des accidens toujours fâcheux et assez
ordinairement funestes.

Le sang peut s'accumuler sur un seul point de

-----

(1) Hoffmann. de plethora insufficiente morborum causa.
Supp. t. I, p. 510, § 14.
(2) Ibid. p. 509, § II.

l'habitude du corps, et y former une tuméfaction partielle et bornée; ce qui est très-commun. Il peut aussi se répandre d'une manière plus générale, comme par une injection moins circonscrite, et donner lieu à une sorte d'infiltration plus étendue et même universelle. On a un exemple curieux de cette dernière forme d'injection dans l'observation que M. Godefroy Coutanceau a publiée sous le nom peut-être impropre d'*apoplexie cutanée*. La mort en fut la prompte terminaison (1).

La tuméfaction est à peu près générale dans la fièvre inflammatoire, et le degré de l'enflure est presque toujours l'indice sûr de l'intensité de la fièvre. Cela est également vrai pour toutes les maladies éruptives fébriles à caractère; telles que la petite-vérole, la rougeole, la scarlatine, la variole, la miliaire. La tuméfaction précède l'éruption, et elle suit ordinairement la marche régulière de celle-ci, c'est-à-dire qu'elle va progressivement des parties supérieures aux inférieures. Une marche différente est toujours l'indice d'irrégularités dans les périodes de l'éruption ou d'une prolongation insolite de la fièvre; le signe presque certain de complications

______

(1) Godefroy Coutanceau, Apoplexie cutanée, Mémoires de la Société médicale d'émulation, première année, p. 72.

fâcheuses , de métastases ou de répercussions graves; et souvent enfin le présage de mauvaises terminaisons.

Dans les syncopes, l'afflux du sang vers la tête donne lieu à un gonflement particulier de la figure, et qui est un des indices de ces maladies. La face devient alors vultueuse. Cet état de la face est également un des signes précurseurs de l'apoplexie.

Quelquefois il n'y a qu'une seule partie de la face qui ait ce caractère, parce que l'engorgement est borné aux vaisseaux et au tissu cellulaire de cette partie; c'est ce qu'on observe dans les parotides, dans l'otite, dans l'ophtalmie, dans l'érysipèle, dans les fluxions, etc.

La face est quelquefois vultueuse durant les premiers momens de la période d'irritation des maladies en général, pendant les crises ou les accès violens des diverses affections nerveuses, etc., sans qu'on en puisse tirer aucune induction. Dans ces cas-là, cet état de la face n'est jamais que momentané.

Les inflammations et les engorgemens chroniques des organes produisent assez constamment une augmentation de volume des parties affectées et de celles qui les avoisinent. Souvent ce gonflement est sensible à l'extérieur, où il forme une tuméfaction qui, par sa présence, sert d'indice de l'existence de la maladie, et qui, par son développement, en laisse présager la gravité.

Il est quelquefois avantageux qu'une maladie dans laquelle il y a une affluence considérable des liquides vers un organe interne, détermine en même temps un gonflement plus ou moins prononcé vers les parties extérieures : alors la force de la lésion ne se concentre pas autant sur les parties internes, et elle peut être plutôt et plus heureusement terminée. Dans les fluxions et les métastases en général, les douleurs cessent dès que la tuméfaction se manifeste au - dehors. Les esquinancies deviennent ordinairement moins dangereuses quand les parties extérieures du cou se tuméfient.

Si le gonflement qui survient durant les maladies aiguës est accompagné des signes d'une atonie générale, s'il paraît être le résultat d'une faiblesse extrême dans le système des vaisseaux exhalans, qui permettent aux liquides de pénétrer dans le tissu cellulaire, le danger doit être calculé sur l'étendue de la maladie, c'est-à-dire de l'enflure, et sur l'importance des parties qui en sont le siége. C'est ainsi que, dans l'angine gangréneuse, toute la partie supérieure du corps est extraordinairement gonflée (1).

Dans la fièvre épidémique, dont Sarcone nous

____

(1) Kurt. Sprengel. instit. § 100, p. 101.

a laissé l'histoire, une tumeur circonscrite à la région du pubis et la tuméfaction de tout l'abdomen, jointes à une rougeur obscure de la face, au gonflement des yeux, à l'enflure de quelque articulation , etc. , annonçaient sûrement que le malade ne tarderait pas à sortir de la vie (1).

Indépendamment de l'irritation et du spasme qui déterminent, comme nous l'avons vu, des tuméfactions symptomatiques qu'il est essen'iel de connaître, parce qu'elles deviennent une source féconde de signes ; indépendamment de l'accumulation du sang qui amène des résultats analogues, il y a encore, comme produits de la nutrition altérée, les épanchemens de sérosité qui donnent naissance à un assez grand nombre de tuméfactions symptomatiques qu'on ne saurait trop méditer.

Les maladies muqueuses ou lymphatiques, on l'a déjà dit bien des fois, prennent une extension telle dans l'ensemble des maladies régnantes, qu'elles forment sûrement aujourd'hui la portion la plus considérable du domaine médical. Ce fait d'observation, dont on a plusieurs fois discuté les causes et l'origine, a une conséquence pratique dont on ne s'est pas du tout occupé. En effet, ce n'est pas seulement comme maladie essentielle

---

(1) Sarcone historia ragionata, § 717.

que cette prédominance des affections muqueuses
est remarquable ; elle l'est au moins autant comme
signe dans les autres maladies, c'est-à-dire qu'il
n'y a presque pas de maladie dans laquelle cette
prédominance du système muqueux ne vienne
fournir, en plus ou moins grand nombre, des
signes qui ajoutent encore aux dangers dont ces
malades sont menacés, ou qui augmentent les
espérances que la nature et l'art laissent concevoir. Donnons-en les principaux exemples (1).

Dans les fièvres muqueuses, dans la leuco-
phlegmasie, dans l'œdème et dans toutes les hydropisies, il y a des infiltrations partielles de sérosité. La figure en est surtout le siége dès le
début de la maladie.

Ces infiltrations partielles pendant le cours ou
à la suite d'une maladie aiguë, sont toujours fâcheuses ; la maladie n'en devient que plus grave :
*Aqua inter cutem omnis, si ex acuto morbo
existit malum ; non enim sedat febrem sed dolorem admodum infert ac mortem, fereque incipit ex parte inani, ac lumbis, jecoreque* (2).

La pâleur et la tuméfaction de la face, lors-

______

(1) On ne consultera pas sans fruit l'ouvrage de Charles
Pison, *De morbis a colluvie serosâ.* On trouvera une foule
de faits très-piquans et très-instructifs dans ce tableau,
dont toutefois les couleurs sont souvent outrées.

(2) Hippocrates in progn. p. 39.

qu'elles deviennent anciennes, sont l'indice certain de l'existence d'une lésion organique quelconque, d'obstructions ou de phlegmasies internes, et souvent de plusieurs de ces lésions à la
fois (1).

C'est à tort qu'on a regardé la face vultueuse
comme un signe d'apoplexie sanguine, et qu'on a
réservé la tuméfaction œdémateuse de la figure
pour servir de prodrome à l'apoplexie séreuse ;
il est fâcheux que la nature se refuse à sanction-
ner ces distinctions, d'ailleurs si faciles et si com-
modes.

Lorsque la tuméfaction de la face est le produit nécessaire et normal de la maladie, il n'en
faut pas mal augurer. Ainsi, le gonflement de la
figure et des paupières n'a rien d'inquiétant dans
l'anasarque, dans l'érysipèle, etc.

On voit quelquefois dans l'anasarque la partie
supérieure et postérieure du cou considérablement tuméfiée aussi bien que le dessous du menton, qui prend alors l'aspect du double ou
même du triple menton, que l'on observe chez
les individus chargés de beaucoup d'embonpoint:
alors la respiration est très-gênée, la maladie a
fait de grands progrès, et l'on doit craindre un

---

(2) Celse, cité par Klein, interpres clinicus : edente
F. J. Doublé, p. 272.

épanchement symptomatique ou consécutif dans la cavité thorachique.

La tuméfaction des paupières supérieures, à la suite de maladies aiguës, et qui persiste après la disparition des autres symptômes, est un signe de rechute : *Tumores in supernis palpebris relicti, dùm alia circumcircà gracilescunt, recidivas faciunt* (1).

Dans diverses maladies de poitrine, dans l'hydrothorax et dans l'asthme surtout, on voit quelquefois les tégumens de la paroi thorachique se tuméfier, s'engorger : si cette tuméfaction cesse pour faire place à un engorgement plus ou moins considérable des extrémités inférieures, il en résulte un soulagement au moins momentané.

Cet engorgement œdémateux des tégumens de la paroi thorachique dans la phthisie, est le signe d'une mort prochaine : on l'observe assez rarement.

Si, avec tous les symptômes de l'hydropisie, la tuméfaction est bornée à un des points de l'abdomen, à un seul côté, sans que le changement de position dans le lit apporte aucun changement dans la situation de la tumeur, on doit soupçonner une hydropisie enkystée.

Il ne faut rien espérer des hydropisies dans lesquelles la paracenthèse ou même l'usage des pur-

____

(1) Hipp. epidem. lib. 6, p. 821 , n° 60.

gatifs sont suivis d'une augmentation plus ou moins considérable de l'enflure générale.

Lorsque l'hydropisie du bas-ventre est essentielle, l'enflure des pieds se manifeste la première; mais quand elle est symptomatique d'un squirrhe ou de toute autre lésion organique des viscères, c'est la tuméfaction du bas-ventre qui se montre dès le début de la maladie.

Dans la phthisie, dans l'empyème, dans les maladies organiques du cœur et de tous les viscères, l'engorgement des extrémités inférieures ou supérieures est de mauvais augure. Le cas devient bien plus grave, si l'enflure gagne tout le corps.

Dans l'hydrothorax, l'enflure des extrémités supérieures commence du côté où existe d'abord l'épanchement; lorsque l'enflure se déclare aux extrémités inférieures, c'est que la maladie a fait de plus grands progrès.

Il faut cependant remarquer que l'œdématie des extrémités inférieures est commune à toutes les maladies longues, à toutes les convalescences difficiles: on la rencontre surtout à la suite des fièvres intermittentes rebelles, et sans que pour cela le pronostic en soit grave.

Dans les fièvres intermittentes rebelles, les extrémités inférieures, le bas - ventre, la figure même se tuméfient. Cet état est l'indice d'une assez grande faiblesse. Je n'ai jamais vu cela arriver chez des jeunes gens robustes, à moins qu'on n'ait abusé chez eux des purgatifs et du quina. Cet état est symptomatique de la fièvre, et il ne disparaît que lorsque celle-ci a été guérie. Tous les moyens qu'on oppose directement à cette enflure ne font qu'enraciner davantage la fièvre.

Les enfans qui viennent d'éprouver des fièvres intermittentes rebelles, sont sujets à des engorgemens mésentériques, à une émaciation extrême, à la fièvre lente, etc.

Il est remarquable, a dit Sydenham (1), que, lorsque les enfans ont été en proie à des fièvres intermittentes automnales, pour pouvoir compter sur une guérison durable de la fièvre, il doit se manifester dans la région abdominale une tumeur avec induration, fournissant au tact qui l'explore une sensation semblable au squirrhe d'un des viscères abdominaux ou à la tension flatueuse des hypocondriaques.

Ces tuméfactions sont quelquefois portées au point qu'elles s'ouvrent d'elles-mêmes pour donner issue à un liquide séreux plus ou moins abondant; le soulagement qui en résulte n'est que momentané : presque toujours cet accident a une terminaison funeste. Il faut en dire autant

______

(1) Sydenham opera. t. 1, p. 60. Historia feb. intermitt. anno 1661.

des divers moyens par lesquels l'art a essayé
d'imiter ces mouvemens automatiques de la nature.

L'œdème des extrémités inférieures est très-
commun dans les obstructions, les squirrhes et
autres lésions des viscères; dans les tumeurs qui
se développent trop souvent sur un des points de
la capacité abdominale; dans les engorgemens
des glandes. Cet œdème tire son pronostic de la
maladie à laquelle il est lié. Dans tous les cas, il
devient très-dangereux, s'il existe ou s'il augmente après des hémorragies symptomatiques.

Celui qui est lié à la goutte, à la gale, aux
dartres répercutées ou même existantes encore
dans toute leur force; celui qui est joint à des
ulcères variqueux, scrophuleux, vénériens ou
autres, prend ses significations de la maladie
principale à laquelle il se trouve associé ; mais
les dangers sont bien plus grands dans les cas
d'œdématie liée à une répercussion quelconque.

Presque toutes les maladies du système lymphatique sont caractérisées par des augmentations de volume, soit partielles, soit générales,
des organes qu'elles affectent, sans qu'on puisse
dire que le degré de tuméfaction soit un des
signes de l'intensité de la maladie. On n'a qu'à se
rappeler ce qui se passe dans les scrophules, dans
le carreau, dans les bubons, dans les parotides,
dans les premiers temps du cancer, dans l'élé-

phantiasis, dans la maladie glandulaire de Barbade, etc.

Chez les individus atteints de scorbut, l'œdème des extrémités est fort mauvais. Il faut en dire autant de celui qui, développé pendant la grossesse chez des femmes d'une constitution cachectique, ne se dissipe pas par l'accouchement.

L'enflure des extrémités qui naît vers le soir, et qui disparaît dans la nuit, prend sa signification de l'ensemble des symptômes auxquels elle se trouve jointe ; si ceux-ci sont d'un augure favorable, elle est avantageuse ; s'ils sont d'un sinistre présage, elle est fâcheuse.

Dans les cas d'œdème des extrémités, c'est un bon signe que, hors du lit, les membres engorgés conservent une chaleur modérée ; tout comme il est avantageux que, dans le lit, ils ne prennent pas une trop haute température.

L'œdème spontané, et qui ne dépend pas de causes fâcheuses, se dissipe aisément.

Les engorgemens partiels, les tuméfactions isolées des extrémités, ne sont pas toujours d'un mauvais augure ; ils peuvent être l'indice d'un abcès ou d'un dépôt critique, s'ils se manifestent dans les jours décrétoires et au milieu de l'appareil des symptômes qui caractérisent une bonne crise.

Plusieurs fois ces engorgemens ont servi de crise salutaire aux fièvres intermittentes ; d'autres fois ils ne sont que l'effet de la faiblesse, comme je l'ai déjà dit, et ce symptôme disparaît avec le retour des forces.

La tuméfaction des extrémités suspend momentanément les attaques d'asthme ; il est rare que cette crise soit complète et durable.

Il n'est pas rare de voir ces augmentations de volume des extrémités survenir après la répercussion d'une éruption, après la cessation subite d'une évacuation considérable ou long-temps prolongée ; et presque toujours alors ces mouvemens sont autant d'efforts salutaires de la nature.

La grossesse donne souvent naissance à des accidens semblables : l'accouchement en est la terminaison.

Dans d'autres circonstances, ces tuméfactions partielles sont l'indice d'une obstruction, d'un engorgement des viscères ; et dans d'autres cas aussi, ils ne sont produits que par de vicieuses médications. L'habileté et le tact du médecin font assez justice de ces distinctions, dont on tire ensuite de si grands avantages tant en séméiologie qu'en thérapeutique.

L'enflure se borne quelquefois aux pieds, aux malléoles, d'autres fois aux jambes ; et rarement l'étendue de la tuméfaction devient l'indice de l'intensité proportionnée de la maladie.

L'œdème des parties génitales est un des signes

les plus constans de l'hydrothorax qui a fait de grands progrès.

L'engorgement, la tuméfaction de tout le corps ou d'une de ses parties dans les fièvres putrides, est le signe d'une grande faiblesse. Cet état n'arrive guère que quelques jours avant la mort, ainsi que je m'en suis convaincu plusieurs fois.

Lorsque les fièvres lentes nerveuses ont fait des progrès considérables, et qu'il existe une atonie prononcée, toute l'habitude du corps devient molle, lâche et comme empâtée de sucs nourriciers mal élaborés. La maladie décide alors des tumeurs œdémateuses, des hydropisies partielles qui compliquent la fièvre d'une manière fâcheuse, en perpétuent la durée, et constituent un état absolument incurable.

Au commencement de diverses maladies, de la syphilis, de certaines phthisies, etc., le volume du corps paraît quelquefois ne subir aucun changement; mais, par un examen attentif, on reconnaît qu'il y a alors, et particulièrement au visage, une bouffissure déterminée probablement par le relâchement des solides, et par l'augmentation de la quantité des liquides ou de leur force expansible (1).

La disposition anatomique des organes qui sécrètent la bile est telle, que l'évacuation de cette

____

(1) Séméiotique de M. Landré - Beauvais, § 932, p. 382.

humeur, lorsqu'elle existe en trop grande quantité, devient très-facile ou du moins qu'elle peut s'accumuler dans plusieurs cavités sans donner lieu à aucune augmentation sensible du volume du corps. Il faut cependant excepter l'accumulation excessive de ce fluide dans la vésicule biliaire; accumulation qui, portée à un certain degré, donne naissance à une tumeur globuleuse que l'on sent au-dessous du bord antérieur du foie, au bas du côté droit de la poitrine, au-dessous des côtes asternales, et dont la forme, aussi bien que la position, varient par la situation diverse que l'on fait prendre au malade.

Ces tumeurs, accompagnées de coliques hépatiques violentes, dont elles sont souvent la terminaison, existent avec rétention de la bile dans la vésicule, quoique les malades rendent des selles bilieuses; la bile ne coulant alors que par regorgement.

La nature est bien plus efficace que l'art pour la guérison de ces tumeurs, toujours fâcheuses. Les purgatifs doux, précédés des délayans et des anti-spasmodiques convenables, sont les seuls moyens internes que l'on puisse employer. L'opération n'est praticable que dans les cas, très-difficiles à connaître, d'adhérence de la vésicule du fiel avec le péritoine (1).

______

(1) Bianchi historia hepatica; et l'excellent Mémoire de Petit, académie de chir. t. 1, p. 155.

Ces tumeurs trouvent leur solution spontanée dans les borborygmes, les douleurs hypogastriques, l'éruption des vents par l'anus, et les selles liquides plus ou moins copieuses (1).

Les gaz dégagés dans le corps par suite des divers actes de la digestion et de la nutrition, l'air qui pénètre dans l'économie par voie d'absorption, par la respiration et par la déglutition, jouent dans les maladies un plus grand rôle qu'on ne le pense communément.

Les vaisseaux absorbans et les vaisseaux lymphatiques, peut-être aussi le tissu cellulaire lui-même, sont les voies par lesquelles ces fluides aériformes pénètrent et circulent dans les diverses parties où on les rencontre.

On a des exemples d'accumulation des fluides gazeux sur différens points du corps, où ces fluides déterminent des tuméfactions plus ou moins volumineuses : les dangers en sont assez variés. Les faits les plus communs sur ces accumulations de flatuosités les montrent dans les mailles du tissu cellulaire, dans les intestins, dans la capacité abdominale, dans la poitrine, dans les reins, dans l'utérus, dans les veines, etc.

L'emphysème général ou partiel, qui suit quelques-unes des fièvres éruptives graves, est de mauvais augure.

____

(1) J. Delpech, Précis élémentaire des maladies réputées chirurgicales, t. 2, p. 268.

L'emphysème des nouveaux-nés est le plus souvent suivi de mort.

A la suite des contusions violentes et des fractures des côtes, s'il se déclare un emphysème, le cas est mortel : *Contusis fractisque costis emphysema lethale* (1).

L'emphysème de diverses parties est un symptôme assez commun chez les femmes hystériques; il n'ajoute rien à la gravité de la maladie (2).

Mais de toutes les causes de l'augmentation du corps en volume, la polysarcie est sans doute la plus répandue, celle dont les effets sont et plus fréquens et plus marqués. Son influence s'exerce à la fois sur l'état de santé, et alors elle se borne à donner naissance à de simples embarras des mouvemens, ou à produire des prédispositions morbifiques : sur l'état de maladie, et ici elle ajoute presque toujours aux dangers ordinaires de la lésion : enfin sur la convalescence, dont elle diminue presque toujours les chances favorables.

Un embonpoint médiocre est à la fois le caractère de la santé et l'apanage de la beauté. Il donne de l'aisance et de la grâce à tous les mouvemens du corps, et rend la vie agréable et commode.

Ce n'est guère que lorsque la croissance est ter-

____

(1) Amb. Paré, liv. 12, chap. 6, p. 293. Boerhaave, aphor. 323, et Vanswiéten, comment. p. 489.

(2) V. t. Ier, p. 203 et suiv., ce que j'ai dit des signes fournis par l'habitude extérieure du corps.

minée, que l'embonpoint commence ; parce qu'a-
lors il se prépare, il s'élabore une plus grande
quantité de suc nourricier qu'il n'en faut pour
fournir à la réparation des diverses pertes que le
corps éprouve.

On doit bien distinguer l'obésité accidentelle de
l'obésité habituelle ; l'obésité qui est survenue
tout à coup sans cause connue de celle qui est ou
héréditaire ou constitutionnelle. On sentira aisément combien doivent être différentes les significations de ces diverses obésités.

L'embonpoint chez des individus d'un caractère emporté, d'une humeur violente et d'un esprit opiniâtre, aussi bien que la maigreur du
corps chez les personnes dont les passions sont
douces, les mœurs faciles et la vie simple, égale
et tranquille, sont comme un brevet de longévité.

L'obésité, dans la jeunesse, conduit rarement
à une longue durée de la vie. L'obésité, dans la
vieillesse, est plus indifférente : *Macies cum affectionibus sedatis, tranquillis et facilibus ; pin-
guior autem habitus, cum cholerá, vehementiá et
pernitaciá, diuturnitatem vitœ significant : obe-
sitas autem in juventute breviorem vitam prœ-
monstrat ; in senectute res est magis indiffe-
rens* (1).

____

(1) Bacon, l. c. n° 39.

Les personnes chargées d'un grand embonpoint transpirent facilement.

Elles supportent bien plus long-temps l'abstinence : leur graisse est comme une provision de
sucs alimentaires mis en réserve, et que la nature
emploie alors à la substantiation du corps.

Les individus très-gras ont le pouls faible :
*Pulsum minùs validum in obesis observant me-
dici* (1).

L'obésité dispose au sommeil, et le sommeil
aux affections comateuses, à la syncope, à l'apoplexie. Ajoutons que, d'ailleurs, ces maladies
sont toujours plus graves et plus dangereuses
chez les individus qui ont un très-grand embonpoint.

L'obésité dispose singulièrement, tant en santé
qu'en maladie, aux infiltrations, aux engorgemens et aux hydropisies (2).

L'habitude des saignées répétées dispose à l'o-
bésité. Il en est de même des purgations douces,
de la vie aisée, de la nourriture très-succulente,
du sommeil prolongé, etc. (3).

Souvent, après un traitement anti-syphilitique

---

(1) Gerardi Vanswieten comment. in aphorism. Boer-
haav. t. 1, § 106.

(2) G. M. Gattenhoff et J. C. Scknorr. inaug. dissert.
de plethorâ. Heidelberg, 1779, § 61. Frank delectus dissertationum, t. 4.

(3) Ger. Vanswieten, l. c. t. 3, § 1010.

convenablement dirigé , et spécialement à la
suite du traitement fait par les frictions, le corps
prend un embonpoint considérable.

L'un des plus grands inconvéniens de la surabondance de la graisse est d'aller toujours croissant : *Scilicet ea est pringuedinis conditio, immò
malignitas, ut accedente quotidie succi nutritii
superfluâ copiâ novâ, indies augeatur illa, et
attollatur* (1).

Un autre inconvénient, c'est que la graisse ne
s'accumule pas seulement sous la peau, mais
aussi autour des organes les plus essentiels à la
vie, ou même dans leur propre substance, et
qu'elle gêne ainsi considérablement leurs mouvemens et leurs fonctions. On n'a qu'à repasser
rapidement dans sa mémoire les nombreux accidens et les maladies variées causées par l'accumulation de la graisse autour du cœur, des poumons, du foie, des reins, de la matrice et de
l'épiploon. Ces accidens sont d'autant plus graves
et leurs suites d'autant plus funestes, que les
mouvemens libres et les fonctions naturelles de
l'organe sont plus nécessaires à la vie. C'est
ainsi, par exemple, que ces dangers sont constamment et même assez promptement mortels
dans le cœur, dont la permanence des mou-

---

(1) Hoffmann de pinguedine seu succo nutritio superfluo;
opera. Supp. t. 2, p. 542, § 13.

vemens réguliers ne saurait être long-temps suspendue (1).

L'obésité promptement accrue, si elle coïncide avec quelque effort de l'organe vocal, peut
causer une diminution notable dans l'étendue
de la voix (2).

C'est d'abord sur les organes de la respiration
et sur les fonctions de ces organes que l'obésité
porte son influence fâcheuse. Tant que les personnes très-grasses respirent librement, facilement et sans bruit, on peut être tranquille :
*Prosperâ valetudine obesi communiter utuntur
donec spiritum sine faucium et pectoris incom-
modo ducent* (3).

L'accumulation de la graisse autour des cartilages du larynx, autour des muscles et des
glandes de cet organe, dans le tissu cellulaire de
la langue et de la bouche, donne lieu à la rau-

---

(1) Cœlii Aureliani de superfluâ carne. De morb. chron.
lib. V, cap. II.

Kerkringius, Bonnet, Morgagni, Corvisart, et tous les
auteurs d'anatomie pathologique.

(2) M. Rampont, de la voix et de la parole, dissert.
inaug. Paris, 1803, p. 147.

(3) Aug. Frid. Walther professor. Lipsicus. Dissertatio
de obesis et voracibus eorumque vitæ incommodis ac
morbis. Lipsiæ, 1734.

Frank delectus opusculor. t. 4, p. 253, § 11.

cité de la voix et à une sorte de ronflement pénible à entendre.

Dans le nombre des maladies de poitrine, celles qui tiennent au spasme ou à une lésion organique, ont surtout l'inconvénient de produire l'accumulation de la graisse vers les organes qui sont le siége de la maladie, et par conséquent le centre de l'afflux des humeurs. C'est ainsi que ces accumulations de matière sébacée sont constantes dans l'angine de poitrine, très-fréquentes dans l'asthme, dans les maladies organiques du cœur. La pleurésie, la péripneumonie, la phthisie, n'offrent pas ces résultats d'autopsie cadavérique.

Il est très-commun de voir la graisse se réunir sur un seul point à l'extérieur du corps, et y former ce que l'on connaît en chirurgie sous le nom de *tumeurs graisseuses*. Tantôt la matière sébacée accumulée est renfermée dans un kyste, et tantôt elle est libre dans un certain nombre de cellules. Dans le premier cas, quand il y a un kyste, ou la graisse a éprouvé des dégénérations qui changent le nom de la tumeur sans rien ajouter à son innocuité; ce qui constitue ou le méliceris ou l'athérome : ou bien l'accumulation du corps graisseux donne naissance, soit au stéatome, soit au lipome, suivant que la graisse s'est endurcie, a contracté une couleur blanchâtre, et s'est unie à un peu d'humeur lymphatique. Dans le deuxième cas, au contraire, quand la tumeur est libre au milieu des mailles du tissu cellulaire, la graisse a conservé son état naturel ; seulement elle a acquis un peu plus de consistance.

Les dangers de ces tumeurs ne se calculent d'une manière absolue que sur la gêne et l'embarras qu'elles occasionnent. Cependant on a vu quelquefois le stéatome dégénérer en cancer; ce qui n'arrive pas aux autres tumeurs de cette espèce (1).

C'est surtout comme disposant à contracter facilement des maladies, et comme rendant toujours plus graves celles qui se manifestent, qu'il faut considérer les inconvéniens de l'obésité. Ces inconvéniens sont d'autant plus graves, que ces individus jouissant en général, surtout en apparence, d'une constitution robuste, ils vont tous au-devant des maladies, plutôt qu'ils ne les évitent : *Ruunt in morbi servitudinem.*

Les individus chargés de graisse, avec cette constitution atonique qui leur est presque toujours départie, sont très-disposés à contracter facilement les maladies qui règnent épidémiquement, surtout si la maladie dominante dépend d'une constitution humide : *Si morbi epidemici*

---

(1) Traité des maladies chirurgicales et des opérations qui leur conviennent, par M. le baron Boyer, t. 2, p. 341, art. 12.

de statu aeris humido proveniunt, et illi qui hujus tentantur humidæ constitutionis habitúsque corporis laxioris sunt simul et pingues, tunc res periculosior (1).

Un embonpoint considérable dans les maladies, s'il n'est pas toujours fâcheux et nuisible, est au moins incommode et embarrassant, ne fût-ce qu'à cause de la difficulté qui en résulte pour les mouvemens à faire dans le lit.

Durant les maladies aiguës en général, les fâcheuses complications de putridité, de malignité, de gangrène, etc., sont beaucoup plus fréquentes et plus graves chez les individus chargés de graisse que chez les autres. Il est rare aussi que l'on observe chez les premiers des exemples de ces crises complètes, et qui terminent si heureusement les maladies les plus graves. Chez eux, enfin, les convalescences sont toujours lentes et embarrassées d'une foule d'accidens tous dépendans de la faiblesse.

SIGNES TIRÉS DES CONSTITUTIONS ATHLÉTIQUES.

Je placerai ici quelques considérations sur les constitutions athlétiques et sur les constitutions faibles. Ces considérations ne seront guère que le commentaire de cet aphorisme d'Hippocrate :

---

(1) Hoffmann opera. Supp. t. 1, de malignitate in morbis acutis, p. 520 , § 23.

Benè habita athletarum valetudo ad summum progressa, ubi ad plenitudinis extremum pervenerit, lubrica est, cum non possit eodem statu permanere neque quiescere. Quandoquidem verò non quiescit neque jam potest in meliùs progredi, reliquum est ut in deteriùs labatur. His igitur de causis pleniorem illum corporis habitum haud cunctanter solvere expedit, quo corpus alterius nutricationis initium sumat. Neque tamen eò deveniendum ut vasa extremè concidant (periculosum enim) sed qualis fuerit ejus qui sustinere debet natura eo usque progrediendum. Eádem verò ratione evacuationes ad extremum deductæ periculosæ; contràque refectiones ad summum progressæ, periculosæ (1).

Les facultés intellectuelles ont pris rarement un développement remarquable chez les individus doués d'une constitution athlétique. Ils n'arrivent guère à une grande vieillesse. Ils sont souvent malades, et la vie finit chez eux par des coma, des syncopes, des apoplexies, des catarrhes suffocans, des pleurésies violentes, des morts subites. Quelquefois aussi ils succombent à des maladies bilieuses graves. Hippocrate en a

---

(1) Hipp. s. 1, aphor. 3.

V. aussi le commentaire de cet aphorisme par Rieger. Hagæ comitum, 1767, in-8°, tom. I, p. 31 et suiv.

recueilli un fait remarquable dans l'histoire de la maladie de Biantes : *Bianti pugili cum naturâ vorax esset, contigit ut in affectiones cholericas, bile sursum et deorsum exeunte, delaberetur, ex carnis usu,* etc. (1).

Les constitutions athlétiques, qu'il ne faut pas confondre avec l'obésité, sont rarement portées de nos jours au point de devenir très-nuisibles. Elles sont, au contraire, presque toujours favorables dans les maladies aiguës, tant à raison des forces que la nature conserve chez les individus doués de cette constitution, que par le champ libre qu'elles laissent au médecin pour toutes sortes de médications.

Nous ne remarquons plus de nos jours, dans notre climat du moins, les effets fâcheux des constitutions athlétiques décrits par les anciens (2).

DES SIGNES TIRÉS DES CONSTITUTIONS FAIBLES.

Ce qu'il y a de plus remarquable chez les individus d'une constitution faible, et ce qui devient la source des avantages et des inconvéniens attachés à ce mode d'organisation, c'est la prédominance simultanée des systèmes nerveux et lymphatiques.

____

(1) Hipp. epid. lib. 5, § 27—6, p. 788.

(2) Hoffmann. Dissert. med. de athletis veterum. opera. Supp. t. 1, p. 364.

L'exaltation de la sensibilité, la faiblesse des mouvemens, la vivacité des passions, la susceptibilité du caractère, le sentiment exquis du plaisir et de la douleur, la disposition à la crainte, l'activité des facultés intellectuelles, l'impression facile et prompte des médicamens suivis d'une action peu proportionnée à leurs doses et à leurs propriétés générales, tels sont les caractères les plus tranchés des constitutions faibles.

Les personnes ainsi constituées sont plus susceptibles que les autres de contracter les maladies en général, et spécialement les maladies épidémiques, et les contagieuses dont les grandes voies de propagation sont, comme on le sait, le système nerveux et le système lymphatique ; mais ces personnes sont aussi plus disposées, par leur faiblesse même, à se prémunir contre des maux dont ils sont sans cesse menacés (1).

Les constitutions faibles apportent une singulière prédisposition aux complications malignes, dans les maladies aiguës, par suite de la prédominance du système nerveux, et une dis-

____

(1) M. Fouquier de Maissemy.—Avantages d'une constitution faible. Paris, 1802.

Quoique l'on puisse peut-être reprocher à cet estimable confrère d'avoir abusé de son sujet, on est cependant obligé de reconnaître, en le lisant, qu'il a défendu sa thèse avec une justesse de logique et une force de style qui entraînent.

position aux affections catarrhales, et par suite,
à la phthisie, à raison de la prédominance du
système lymphatique.

Le plus grand désavantage de ces constitutions faibles dans les maladies aiguës, c'est, sans
contredit, le défaut presque absolu de ces efforts
salutaires de la vie, de ces mouvemens étonnans de la nature, qui, connus sous le nom de
crises, jugent si heureusement les lésions les plus
graves.

Les individus faiblement constitués sont aussi
plus exposés aux maladies chroniques; chez eux
la nature manque de force pour s'opposer à la
formation des lésions qui constituent ces maladies, et l'art peut rarement se livrer à la plénitude de ses ressources pour les dissiper.

Le délire survient très-promptement dans
toutes les maladies qui existent, avec une faiblesse considérable de la constitution. Voilà pourquoi ce signe est si commun dans les maladies,
même légères, des enfans.

Si, dans les maladies, avec faiblesse extrême,
le froid succède promptement à une chaleur
violente; s'il se fait sentir d'abord aux parties
externes, et qu'il gagne ensuite successivement
l'intérieur du corps, c'est un mauvais signe.

C'est aussi, dans ce cas, un signe fâcheux que
les mouvemens volontaires et involontaires, portent les caractères d'une force excessive, et d'une
augmentation d'excitement très-considérable, de

manière à en imposer, et à laisser croire qu'ils sont produits par un accroissement réel des forces dans tout le système.

DIMINUTION DU VOLUME DU CORPS.

AMAIGRISSEMENT, ATROPHIE, CONSOMPTION.

La maigreur du corps, qui est naturelle ou constitutionnelle, n'est jamais de mauvais augure, quand elle n'est pas jointe à une maladie chronique. Cet état de la constitution est le plus favorable aux fonctions intellectuelles et autres de la vie, mais il nuit beaucoup à la beauté et à l'élégance des formes.

Les chagrins violens et les grandes peines de l'âme, les passions tristes, sont une cause inévitable d'amaigrissement :

Attenuant vigiles corpus miserabile curæ
Adducitque cutim macies et in aera succus
Corporis omnis abit; vox tantum atque ossa supersunt (1).

Il faut en dire autant de la jalousie chez les enfans, état presque toujours grave par ses conséquences ; de la masturbation, qui conduit trop souvent au marasme ; et de la vieillesse, dont la prolongation amène sûrement une maigreur, qui est le plus ordinairement sans inconvéniens.

----

(1) Ovid. metamorph. lib. 3.

L'amaigrissement accidentel, et qui se soutient malgré l'usage convenable des alimens et des boissons, est un des prodromes de la maladie en général, et le signe précurseur de l'atrophie et de la consomption, s'il dure un peu de temps.

C'est un très-mauvais signe dès le début des maladies, et plus encore dans la période d'imminence, que le malade maigrisse promptement et d'une manière sensible, comme s'il venait d'essuyer une longue maladie. Il faut craindre qu'il ne reste pas assez de forces à la nature pour résister à la lésion dont elle est atteinte, et que les facultés nutritives manquent de moyens de substantation pendant le temps de diète nécessité par la maladie.

L'amaigrissement considérable d'une partie isolée du corps prouve que la maladie a son siége là, ou dans un autre point lié avec celui-ci par une étroite sympathie.

Dans les maladies aiguës, le développement et la marche de l'amaigrissement n'ont rien de constant. C'est tantôt dès la première période qu'il devient sensible; tantôt pendant la seconde, au moment de la crise, durant la coction; tantôt, enfin, à la troisième, pendant et après la crise ou le jugement de la maladie.

L'amaigrissement modéré durant la seconde et la troisième périodes est tout-à-fait dans l'ordre de la nature, et par conséquent plus avantageux que nuisible, mais à ces époques même, il est fâcheux s'il est très-considérable.

Il est plus ordinaire que l'amaigrissement augmente beaucoup aux approches de la convalescence. La nature a fourni alors aux efforts critiques, nécessaires à l'heureuse issue de la maladie, et elle se trouve au moment de réparer avantageusement les pertes qu'elle a faites.

L'émaciation extrême du corps, même après une longue maladie, cause des inquiétudes pour le rétablissement des forces et le retour à la santé. La nature, dans ces cas, se laisse trop facilement aller aux causes, toujours trop nombreuses, de rechute qu'elle ne peut plus surmonter.

L'amaigrissement modéré qui arrive à la suite de maladies longues ou fortes, d'une diète prolongée, de veilles opiniâtres, d'évacuations abondantes, quelle qu'en soit la nature, n'a rien d'inquiétant.

C'est un mauvais signe, dans les maladies aiguës, que la figure éprouve un amaigrissement extrême; c'est l'indice d'une grande prostration des forces, et souvent de la terminaison prochaine de la maladie par la consomption.

L'amaigrissement à la suite des maladies, et qui persiste, quoique le malade prenne des alimens, annonce, ou que la nourriture est insuffisante, ou qu'elle n'est pas assimilée; si cela dure la rechute est inévitable. Hippocrate avait dit à-peu-près dans ce même sens : *Si quis a morbo cibum assumens non corroboratur, pluri alimento corpus uti significat : quod si non assumenti cibum hoc accidat scire oportet quod indigeat evacuatione* (1). Plus bas il ajoute : *Ejus qui ex ægritudine benè cibatur nihil proficere corpus malum* (2).

Si, après une longue maladie, le malade ne perd pas du tout de son embonpoint, il y a le même danger que s'il éprouve un amaigrissement extrême : *Febricitantium non omnino leviter permanere corpus et nihil minui , vel etiam plus quam ratio postulat contabescere, malum; hoc siquidem virium imbecillitatem, illud morbi diuturnitatem significat* (3).

L'émaciation après une fièvre ardente très-forte, et qui résiste aux moyens indiqués par l'art, entraîne le marasme (4).

Plus la maladie est grave, et plus l'amaigrissement doit être considérable ; c'est en général un bon signe que ces deux choses, la maladie et l'amaigrissement, conservent les rapports que l'expérience indique les plus avantageux.

----

(1) Aphor. 8, s. 2.
(2) Aphor. 81, s. 2.
(3) Hipp. aphor. 28, s. 2.
(4) Prosper. Alpin. de præsag. vitæ et morte, cap. 3, p. 279.

La maigreur de la figure est une des principales causes de la face dite *hippocratique*. La signification de cette physionomie spéciale est bien
plus grave lorsqu'elle se manifeste dans les trois
ou quatre premiers jours de la maladie, que
lorsqu'on l'aperçoit à la fin, après plusieurs
jours de diète, de fièvre, de douleurs, etc. Il faut
cependant s'assurer que cet état de la figure ne
tienne pas, comme je l'ai déjà dit, à quelques
fortes évacuations, à des insomnies prolongées,
à des chagrins, ou à des fatigues extrêmes, etc.
*Si igitur per initia morbi talis fuerit vultus,
nec dum scrutari aliis signis possibile sit, inter-
rogare oportet nùm vigilaverit homo, an alvus resoluta admodum fuerit, an fame affectus;
et si quid horum comprobet minori cum periculo
est : judicantur verò talia per diem et
noctem, si ob has causas talis fuerit vultus, si
verò nullum horum dixerit, neque prædicto tempore destiterit, exitiosum est* (1).

On soupçonnera, dit Prosper Alpin, que
l'état de la figure, qui nous occupe, tient à de
longues insomnies, si les yeux sont ternes, sales
et fatigués; à de grandes évacuations, si la pau-
pière supérieure tend toujours à s'abaisser,
malgré les efforts réitérés du malade, s'il existe
comme un état comateux, etc. : mais je l'ai dit

____

(1) Hip. progn. p. 37.

ailleurs, il n'y a pas de meilleur moyen pour bien asseoir cette distinction, fort importante d'ailleurs, que d'avoir égard à l'ensemble des symptômes de la maladie (1).

Dans la phthisie la poitrine maigrit sensiblement avant les autres parties.

L'amaigrissement qui suit une phlegmasie des poumons, soit la pleurésie, soit la péripneumonie, qui n'auraient pas été complétement jugées par les crachats ou par toute autre voie d'excrétion, laisse craindre la phthisie et la mort.

Il faut porter le même pronostic sur l'amaigrissement qui suit d'abondans crachemens de sang, surtout si cette émaciation résiste à l'usage d'une bonne nourriture; s'il s'y joint une fièvre lente, etc.

Dans toutes les espèces de phthisies on ne doit se livrer aux espérances flatteuses, que l'on conçoit trop souvent en vain, que lorsque l'amaigrissement a cessé, et qu'un embonpoint satisfaisant a été de quelque durée.

Ceux qui sont convalescens de fièvres éruptives maigrissent beaucoup moins que les autres : dans ces sortes de maladies l'organe extérieur devient le siége principal et presque exclusif des mouvemens et des forces ; il reçoit par conséquent, la plus grande partie des sucs nourri-

____

(1) L. c., p. 256.

ciers qui s'y trouvent portés par le travail auquel
cet organe est obligé de se livrer. Dans les autres
maladies, au contraire, c'est surtout à l'intérieur
que se concentrent les actions et les opérations
de la vie (1).

Dans les affections vermineuses des enfans,
dans le rachitis, dans les scrophules, et surtout
dans le carreau, le degré de marasme est, en
général, la règle des progrès qu'a faits la maladie,
et des dangers qu'elle présente. Il y a cependant
de nombreuses exceptions à cette règle; il y en
a même pour la maladie du mésentère, de toutes
celle qui souffre le moins d'exceptions. J'ai
vu, en effet, des enfans guérir quoiqu'ils fussent
arrivés au dernier degré de la consomption, et
j'en ai vu d'autres succomber, l'enfant conservant presque tout son embonpoint ordinaire (2).

L'amaigrissement modéré des femmes grosses
n'a rien d'extraordinaire ni d'inquiétant. Il n'en
est pas de même de la maigreur portée à un
certain degré. Non – seulement elle laisse à
craindre un accouchement laborieux, ou l'avortement; mais elle fait encore redouter cette

____

(1) Landré-Beauvais, p. 388, § 309.
(2) V. pour venir à l'appui de cette dernière observation, l'excellent Traité de M. Baumes sur l'amaigrissement des enfans, seconde édition, p. 58, § 8, et p. 87,
dixième observation.

espèce de phthisie, trop souvent funeste, qui se déclare chez les femmes en couches, et dont les progrès sont si rapides et si alarmans.

L'amaigrissement suit presque toutes les maladies organiques, et ici il n'est pas rare de le voir se joindre à l'œdème. Il est cependant remarquable que dans les obstructions graves des viscères abdominaux, l'amaigrissement est bien plus prompt et bien plus rapide que dans l'hydrothorax, par exemple, et que dans les anévrismes du cœur, où la maigreur n'a lieu que lorsque la maladie existe depuis long-temps, et qu'elle a fait des progrès considérables.

C'est un très-mauvais signe que l'amaigrissement des parties supérieures, dans l'ascite; l'abdomen et les extrémités inférieures, prenant, au contraire, un plus grand volume. Plus cette opposition est forte, et plus le danger est grand. On voit aussi dans quelques circonstances, à la vérité fort rares, les extrémités inférieures elles-mêmes éprouver à la fin de cette maladie un amaigrissement considérable : le danger n'en est que plus pressant.

L'atrophie d'un membre, d'une partie isolée du corps, est le résultat fréquent de la paralysie.

DÉVIATIONS DU CHYLE.

Mascagni a vu, à la suite de la rupture du duodenum, chez un enfant de 14 ans, le chyle répandu dans toute la capacité abdominale; il avait pénétré les vaisseaux lymphatiques superficiels, aussi bien que ceux des glandes et des viscères, et il s'était ainsi propagé jusqu'au conduit thorachique (1).

Soemmering a vu la même chose dans deux circonstances différentes, à la suite de la rupture de l'intestin iléum (2).

Je considérerai comme un fait important de déviation du chyle, la maladie d'une dame de Berlin, dont l'observation, empruntée des Ephémérides des Curieux de la Nature, se trouve consignée dans l'intéressant travail sur la maladie glandulaire de Barbade (3); ici le chyle s'était ramassé dans un kyste énorme développé graduellement vers la région ombilicale.

A côté de ces faits il faut placer un cas de déviation du chyle qui s'écoulait continuellement par une ouverture pratiquée à l'aide d'un instrument tranchant, à l'occasion d'une tumeur développée à la partie inférieure et latérale gauche du cou; le suc nourricier sortait en grande

----

(1) Historia et iconographia vasor. lymphat. folio. Senis, 1787, p. 20.

(2) Soemmering de morbis vasorum absorbentium, p. 38, § 20.

(3) Histoire de l'Eléphantiasis des Arabes, par M. Allard, p. 182.

quantité à chaque pansement par l'ouverture de la tumeur devenue fistuleuse (1).

Tous ces faits de déviation du chyle ont été suivis de la mort.

SIGNES DÉDUITS DES FONCTIONS DE LA GÉNÉRATION DANS L'UN ET L'AUTRE SEXE.

L'impénétrable voile que la nature, toujours prévoyante, a jeté à dessein sur la génération, ne s'est point étendu jusque sur la faculté d'observer les signes que cette fonction peut offrir au séméiologiste. Ici le champ est libre, et tout est à découvert de la part de la nature. La civilisation seule y a apporté quelques entraves par la retenue qu'elle commande et par la gêne qu'elle impose aux deux sexes, mais surtout aux femmes, toutes les fois qu'il s'agit de dévoiler quelqu'une de ces parties ou de révéler les douleurs dont elles sont le siége. Bien que cette extrême appréhension de blesser la modestie ait caché au médecin des renseignemens qui lui auraient été fort utiles, encore que cette excessive pudeur nous prive de la connaissance de quelques signes que nous aurions peut-être découverts sans cela, on ne peut cependant pas attribuer à cette seule

----

(1) Hoffmann opera. Supplement. 2, pars 2, p. 434 et seq. Disquisitio medica circa affectum pectoris rarissimum perpetui succi nutritii ex thorace stillicidii.

cause la grande pauvreté de la séméiotique dans cette portion de son domaine.

Comment, en effet, les fonctions diverses dont se compose la génération, fourniraient-elles un grand nombre de signes? Dès les premiers dérangemens de la santé, les organes destinés à la reproduction de l'espèce entrent dans un état d'inertie presque absolue. Le moindre degré d'affaiblissement les frappe d'une nullité parfaite; et, si l'on en excepte le petit nombre d'affections dans lesquelles ces organes deviennent le siége de la lésion, dans toutes les autres maladies, nul rôle ne leur est réservé. Ils ne prennent aucune part à ce qui se passe, et ils n'exercent aucune influence sur les mouvemens qui ont lieu. Leur libre action suppose une énergie de la vitalité, une force de l'imagination et une excitation des sens que la maladie éloigne ou même exclut entièrement.

Il est cependant quelques circonstances où la nature surmonte tous ces obstacles, et où cette fonction exécute tels ou tels mouvemens d'autant plus importans à considérer, qu'étant fort rares, leur développement suppose un concours de causes assez puissant, et par cela même très-essentiel à observer. Aussi allons-nous voir que, si les signes fournis par les organes de la génération sont peu nombreux, leurs significations deviennent, en revanche, bien tranchées et bien constantes.

C'est à l'époque de la puberté que les organes de la génération, chez l'un et l'autre sexe, prennent leur entier accroissement. Cette époque, ou le travail auquel la nature se livre alors, et les changemens qui en sont le résultat dans l'ensemble de la constitution, amènent dans l'économie des mutations le plus souvent salutaires, mais aussi quelquefois nuisibles.

Ce développement rapide des organes de la génération sert souvent de crise à l'épilepsie, à l'hystéricie, et à toutes les affections nerveuses. Elle juge favorablement les dispositions scrophuleuses et rachitiques, etc. Mais, d'un autre côté, c'est à cette époque que surviennent les habitudes hémorragiques, l'hémoptysie surtout ; et c'est souvent aussi alors que se déclarent les maladies héréditaires, particulièrement les affections syphilitiques qui tiennent à cette funeste source.

L'époque de la puberté est souvent aussi l'époque de l'invasion de maladies aiguës graves; et la coïncidence de ces deux opérations de la nature, le travail de la puberté et le travail de la maladie, constituent une complication toujours fâcheuse.

Dans le cours des maladies en général, les fonctions de la génération se présentent ou sous le rapport des désirs et des moyens, soit diminués, soit nuls; ou sous le rapport de ces mêmes désirs et de ces mêmes moyens, soit conservés dans leur état naturel, soit vicieusement augmentés.

Les choses sont dans l'état où il convient qu'elles se trouvent, si, pendant la maladie, les malades n'éprouvent aucun désir, et que les parties de la génération restent dans un repos et un abandon parfait; mais c'est le signe d'un abattement excessif, que ces parties aient acquis un relâchement et une mollesse extrêmes. Les signes de ce relâchement consistent, chez l'homme, dans le volume considérable qu'acquiert le scrotum, dans la prolongation des cordons et dans une sueur constante qui baigne le périnée : *Perinœi sudor largior et diutinus sœpe vim genitalem labescere facit vel id indicit* (1). Chez la femme, ces signes sont l'affaissement des mamelles, la flaccidité des parties externes de la génération, et une humidité extraordinaire qui se répand et au-dehors et au-dedans de ces parties.

Dès les premiers momens de la convalescence, c'est un bon signe que la facilité et la fréquence des érections, surtout lorsqu'à cet état se joint cette sensation particulière de plaisir qui caractérise les érections de la santé. Au contraire,

---

(1) Klein. int. clinic. ex pechl. ed. F. J. Double, p. 2o5.

l'impuissance à cette époque et la nullité des désirs, sont d'un fâcheux pronostic. On ne peut pas compter sur l'entier rétablissement des forces.

Un autre caractère de ces érections salutaires, c'est qu'elles soient de quelque durée ; car les érections presqu'aussitôt suivies de la chute involontaire du membre viril ne sont déterminées que par un état d'irritation dont il faut se méfier. On observe surtout ces érections imparfaites pendant les maladies, et même durant les convalescences longues et pénibles des individus qui ont contracté la funeste habitude de la masturbation.

Le priapisme ou la rigidité constante du membre dans les maladies aiguës, est le signe d'un spasme violent, de convulsions et de mort. On le remarque assez souvent chez les individus qui meurent de consomption. J'en ai vu un exemple mémorable chez un enfant de douze ans, qui succombait à une fièvre lente, suite incontestable des excès de masturbation. Un quart-d'heure encore avant sa mort, le malheureux éprouvait de violentes érections ; et quoiqu'il fût sans connaissance, il dirigeait sans cesse vers ces parties les mains de la personne qui lui prodiguait les derniers soins : c'était sa propre mère !

Une inflammation considérable sur un des points qui avoisinent les parties génitales, un furoncle ou un anthrax, surtout aux cuisses ou aux fesses, produisent des érections violentes involontaires.

Il faut en dire autant des accès de goutte et des fluxions hémorroïdaires; mais presque toujours ici les érections sont suivies d'une sensation douloureuse.

L'hydrophobie, la manie, l'hystéricie et l'hypocondrie, sont fréquemment suivies d'appétits vénériens insolites, et d'une sorte de lasciveté aussi pénible à éprouver que désagréable à observer; mais alors l'excrétion de la semence est très-lente à se faire, ou même ne se fait pas du tout. J'ai eu occasion de confirmer cette remarque chez un individu pendant un accès de fièvre intermittente. Hoffmann avait vu la même chose dans les affections maniaques : *Non rarò*, dit-il, *œstro venereo correpti (maniaci) coitum, si conceditur, frequenter celebrant ; et agitatis longiùs fœminis semen, vel non omninò, vel tarde, emittunt* (1).

Le priapisme qui a quelque durée , peut aussi être le prodrome d'une inflammation considérable ou même d'un abcès à la verge. Ce même état, lorsqu'il est la suite d'une longue continence, laisse craindre la paralysie, la ma-

____

(1) Hoffmann. affectus maniacus sensuum augmento stipatus. opera. Supp. t. 2, p. 3i6, § VI.

nie, la fureur : *Priapismus, ubi coles quasi te-
tano distentus est, metum habet, si pergat, inflammationis et abcessûs penis ; quandòque
excipit rigiditas. Si a seminis copiá, in nonnup-
tis, paralysis, mania, furor sequitur sœpis-
sime* (1).

L'inflammation de la membrane muqueuse de
l'urètre est fréquemment suivie d'érections violentes et toujours douloureuses.

M. le docteur Sumeire a vu le priapisme se
joindre aux accès d'une fièvre intermittente, caractérisée par un état spasmodique général (2).
Le docteur Paullini a fait la même observation à
l'occasion des paroxysmes d'une fièvre quarte (3).

J'ai observé plusieurs fois la rigidité de la
verge pendant les accès de violentes coliques,
sans que, dans cette circonstance, ce signe ait
paru avoir d'autre signification que celle du
spasme violent qui existait alors (4).

Une croissance trop rapide entraîne quelquefois un priapisme qui ajoute encore aux fâcheux
effets de l'accroissement.

La nymphomanie, qui est, dans certaines circonstances, une maladie essentielle, devient

(1) Klein. int. clinicus ed. F. J. Double, p. 77.
(2) Journal de Médecine, juillet, 1757, t. 7, p. 98.
(3) Paullini. observ. cent. 2, casus 27.
(4) V. t. 1, p. 437 et suiv.

aussi quelquefois symptomatique. Je l'ai observée à la suite de l'hystéricie, de la manie, et durant le délire fébrile d'une maladie aiguë. J'ai vu
aussi une femme, âgée de soixante-seize ans,
atteinte d'une hydropisie ascite, avec quelques
signes d'épanchement dans la poitrine, se trouver livrée, pendant plusieurs mois consécutifs,
à des accès de nymphomanie assez violens. Par
suite de son grand âge, elle avait perdu la vue et
une partie de ses facultés intellectuelles. Dans
cette sorte de délire habituel, elle offrait tous les
caractères d'une femme qui, au lieu de tomber
en enfance, comme on le remarque souvent,
serait revenue aux plus beaux momens de sa
grande jeunesse.

Il ne faut pas oublier qu'il est des professions
qui portent à la nymphomanie, et ce sont toutes
celles qui peuvent pousser l'hystéricie à son plus
haut degré. Les Grecs, dit Montaigne, des-
crioient les tisserandes d'estre plus chaudes que
les autres femmes à cause du mestier sédentaire
qu'elles font sans grand exercice du corps......
Ce tresmoussement que leur ouvrage leur donne
ainsi assises, les esveille et les sollicite : comme
faict les dames, le croulement et le tremblement
de leurs coches (1).

L'oisiveté surtout, lorsqu'elle se joint à une

____

(1) Essais. liv. 3e, chap. 11e, p. 805.

vie splendide, allume les désirs et provoque les besoins de l'amour :

Otia si tollas, periere cupidinis arcus
Contemptæque jacent et sine luce faces.

La santé et la sagesse, par conséquent, conseillent un usage modéré des plaisirs si heureusement inséparables de l'union des sexes. Quelques inconvéniens sont attachés à la privation absolue de ces plaisirs ; mais il est probable que les médecins, même anciens, ont chargé le tableau de ces inconvéniens : d'abord parce qu'il est rare qu'on s'y expose ; ensuite, parce que l'habitude que l'on contracte de ce genre de vie le rend bien moins à craindre ; enfin, parce que la nature trouve dans les pollutions nocturnes, modérées et tout-à-fait normales, un moyen toujours salutaire de sécrétion. Les hommes conservent à cet égard de grands avantages sur les femmes. Ainsi, il est très-rare d'observer, chez les hommes, des accidens graves causés par la privation des plaisirs de l'amour ; on en voit, au contraire, des exemples assez fréquens chez les femmes. Que de maladies de langueur, que d'affections nerveuses, que d'hystéricies, que d'ictères, que de chloroses, combien même de maladies aiguës, chez de vieilles filles, ne sont que le résultat du mariage trop retardé !

On lit, dans les auteurs anciens, plusieurs faits de folie, de mélancolie, de manie, d'épilepsie, de maladies convulsives et d'affections spasmodiques rebelles, de maladies aiguës même, et de langueurs générales causées par les excès de continence et de chasteté. Chez les hommes, on n'en rencontre presque plus de nos jours : *Plures enim ex retentione diuturnâ seminis superflui, atque ejus prohibitâ ejectione, in insaniam, melancholiam et maniam conjecti sunt, pluresque difficilis sanationis nervorum morbos convulsivos, spasmodicos, febres quoque acutas, atque etiam languorem totiùs corporis sibi contraxerunt* (1).

En revanche, les maladies et les accidens de maladies qui proviennent de l'abus du rapprochement des sexes, sont très-nombreux et très-fréquens. Ils ont tous leur source dans l'épuisement des forces qu'entraîne l'émission souvent réitérée de la semence, et dans les vives secousses et les violentes perturbations, qu'imprime à tout le système chacune de ces éjaculations.

Les personnes qui se livrent avec fureur à ce genre de jouissances, usent très-rapidement leur vie. Les premières impressions fâcheuses qui en résultent s'exercent sur les facultés intellectuelles, qui en sont comme anéanties. Bientôt les forces

---

(1) Hoffmann dissert. med. de morbis a nimiâ et intempestivâ venere oriundis. opera. Supp. 2, t. 1, p. 492, § 11.

musculaires s'en ressentent vivement; les facultés digestives en éprouvent aussi de violentes atteintes; la vue s'affaiblit ou se perd en entier; et les forces vitales diminuent au point que ces individus contractent, bien plus facilement que d'autres, les maladies épidémiques ou contagieuses qui règnent alors. Leurs maladies aiguës les plus légères dégénèrent promptement, soit en malignes, soit en putrides; elles ne suivent aucune marche régulière, et ne sont plus susceptibles de ces mouvemens salutaires qui, sous le nom de *crises*, en amènent la prompte et l'heureuse terminaison : *Seminis prodiga ejectio partium omnium solidarum tenorem infirmat. Ab eâ debilitas, inertia, macies, tabes a pulmonum vitio et alia singularis quæ a dorso nomen habet. Indidem sensuum hebetudo, languor, fatuitas, animi deliquium, convulsio* (1).

Quand les désirs vénériens sont portés à un haut degré, l'imagination s'enflamme, l'âme s'électrise, le corps a besoin de mouvement, et l'on éprouve un bien-être général et une sensation particulière de force et de plaisir qui se répand dans toute l'économie, et qui porte spécialement sur le centre épigastrique une sorte d'impression agréable qu'on ne saurait définir. Lors-

---

(1) Kloekhoff de morbis animi ab infirmato tenore medullæ cerebri, p. 37, in-8°. Trajecti ad Rhenum, 1753.

qu'au contraire ces désirs satisfaits sont éteints par des jouissances excessives, les facultés intel-lectuelles tombent dans l'apathie. A peine s'il reste assez de sensations pour éprouver le besoin du repos, auquel on se livre sans le vouloir, et que l'on goûte sans le savoir. Il se déclare comme un serrement pénible à la région de l'estomac; et si l'on se replace souvent dans des états sem-blables, l'inappétence, la maigreur, le marasme et la consomption, sont trop tôt la triste punition de ces blâmables excès.

Il est peu d'observateurs qui ne contiennent quelques faits d'apoplexie, de manie furieuse et d'épilepsie causées par l'abus du coït et surve-nues pendant l'ardeur de l'acte même de la co-habitation; il n'est point de praticien qui n'en puisse citer quelque exemple (1).

Les annales de la science renferment plusieurs faits de gangrène spontanée survenue à la suite des excessives jouissances de l'amour. C'est très-probablement à une gangrène déterminée par une cause semblable qu'a succombé l'un des plus célèbres physiologistes de nos jours.

---

(1) Henricus Ab. Heer. observ. 18, p. 176, et ob-serv. 8, p. 103.

Schenkius, observat. med. lib. 1, p. 41.

Bartholin, cent. 6, hist. 94.

Lœlius a fonte consult. med. consult. 94, p. 176, etc.

Cet abus des plaisirs est promptement mortel chez les individus qui, s'en étant rendus coupables, sont pris de fièvres ou malignes ou putrides quelconques. Sous la zone torride, dit M. Bally, on prédira avec certitude qu'un étranger succombera, si la fièvre jaune le saisit au milieu de l'épuisement produit par la cohabitation. On a vu, en Espagne, que les nouveaux mariés et les libertins avaient été la proie de la mort dans une proportion beaucoup plus grande que les autres personnes (1).

Bien que les excès de la jouissance nous présentent, dans la pratique, de graves inconvéniens, ces inconvéniens ne sont pas cependant les seuls ; ils ne sont peut-être même pas les plus redoutables. Il y a aussi ceux qui tiennent à ces mêmes jouissances prises à contre-temps et dans des momens peu convenables, dont il faut également tenir compte, et qui fournissent un plus grand nombre de données réellement séméiologiques que les premiers.

L'usage des embrassemens, pendant le premier travail de la digestion, est d'une pratique dangereuse. On a vu plusieurs fois l'apoplexie et l'épilepsie en être la suite ; et toujours il en résulte un extrême affaiblissement.

---

(1) Du Typhus d'Amérique ou Fièvre jaune, par V. Bally, p. 271.

Cet usage est encore plus pernicieux durant tous les mouvemens fluxionnaires, quelle qu'en soit la nature, et surtout à l'époque des accès ou des crises de goutte. J'ai vu plusieurs fois, chez le même individu, la fluxion goutteuse se porter d'une manière très-violente, soit dans la tête, soit sur la poitrine, soit à l'estomac, par suite de l'usage même modéré du coït.

L'union des sexes, chez les individus grièvement blessés, chez ceux qui viennent de subir une grande opération chirurgicale ou qui éprouvent une abondante suppuration, n'est pas moins fâcheuse. Hoffmann rapporte l'observation d'un jeune homme de vingt ans qui avait reçu un coup d'arme à feu au front, suivi d'une large plaie, avec enfoncement de plusieurs esquilles dans la propre substance du cerveau. Au moyen des secours bien entendus et employés à propos, l'art parvint à écarter tous les accidens. Le blessé allait très-bien, lorsqu'au quatorzième jour de la blessure il reçut sa maîtresse dans son lit. Dès ce moment il se déclara des tremblemens dans tous les membres, des céphalalgies violentes, des vertiges de convulsions ; et le malheureux succomba le soir même à une attaque d'apoplexie, dont l'existence fut confirmée, après la mort, par l'ouverture de la tête (1).

____

(1) Hoffmann, l. c.

Fabrice de Hildan cite le fait d'un jeune homme auquel on avait amputé la main, et qui, bien qu'on lui eût interdit les approches de sa femme, provoqua lui-même l'émission de la semence pendant le cours de la maladie : *Ipse emisit sperma citra coitum.* La plaie était presqu'entièrement cicatrisée, tous les symptômes avaient disparu. Dès ce moment la fièvre se ralluma ; il se déclara des spasmes, le délire ; et le malade mourut le quatrième jour après son imprudence (1).

L'usage des plaisirs de l'amour, dans les maladies en général, a aussi des suites souvent funestes. Le même Fabrice de Hildan a vu un homme atteint de pleurésie vraie, laquelle fut complétement jugée au septième jour par des sueurs abondantes, éprouver de nouveau, au 10ᵉ jour, de sa maladie, de la fièvre avec plusieurs autres symptômes de mauvaise nature, et mourir le treizième jour pour avoir habité avec sa femme la nuit même qui précéda la rechute (2).

Hoffmann rapporte une pleurésie arthritique chez un homme adonné au vin et aux femmes. La maladie, convenablement traitée, paraissait jugée au septième jour, lorsque le malade se livra imprudemment à l'acte vénérien. La maladie

----

(1) G. Fabr. Hildani. Observat. et curationem chirur-gicarum centuriæ. cent. 1ᵃ, obs. 22, p. 37.

(2) Ibidem cent. 4ᵃ, observ. 26, vol. 2, p. 54 p.

reparut avec plus d'intensité ; tous les symptômes reprirent une plus grande force ; on craignit, pendant quelques jours, la gastrite et l'entérite. La guérison fut encore une fois le résultat des soins les plus éclairés (1).

On voit, par tout ce qui précède, que c'est surtout lorsque la nature est fortement occupée d'un travail important, quel qu'il soit, que les éjaculations sont suivies d'accidens graves ; sans doute à raison de l'épuisement qui suit nécessairement cette sorte de distraction des forces et leur concentration simultanée sur plusieurs points de l'économie.

Une autre réflexion qui se présente naturellement, c'est que ces accidens funestes ont toujours eu lieu sur des hommes. Les femmes, qui en sont presque entièrement exemptes, peuvent plus impunément se livrer à ce genre d'imprudences. Chez elles la jouissance elle-même coûte peu à la nature. Il y a une bien moindre déperdition de substance que chez les hommes ; et la secousse violente, l'ébranlement universel qu'éprouvent les systèmes nerveux et musculaire, ne sont presque rien pour la femme : lorsqu'ils ont lieu, c'est l'imagination qui en fait tous les frais.

Il ne faut cependant pas trop se laisser aller à

____

(1) Hoffmann, l. c.

la description des inconvéniens attachés à l'abus des embrassemens du sexe. Les peintres ne sont pas les seuls qui aient souvent outré la nature pour ajouter à l'effet du tableau. Il est une telle espèce de plaisir, une si particulière sorte de jouissance attachées au commerce des sexes, que nous sommes sans cesse excités, de notre propre impulsion, à en abuser : mais presque toujours le remède se trouve à côté du mal; et s'il était dans les intérêts de la création que nous fussions irrésistiblement attirés par la force du plaisir, il est aussi entré dans ses calculs de ne nous départir qu'une certaine dose de moyens pour nous y livrer. L'on ne saurait risquer à ce jeu plus que ses propres ressources; encore, pour les épuiser, faut-il recourir à des artifices, à des incitations que la nature réprouve, que la morale condamne, et que le remords doit suivre.

Le commerce licite d'une seule femme, toujours la même, produit rarement des accidens graves ou des maux de longue durée : ce n'est guère que la variété des mets qui cause les indigestions.

Les jouissances solitaires, dont on ne retrouve que trop d'exemples dans l'un et l'autre sexe, ont toujours les plus déplorables effets. Ici les ressources ne sont jamais épuisées, à cause de l'excitation sans cesse renouvelée par l'action mécanique que l'on prolonge à volonté; et malheureusement on a toujours à sa disposition, et, le dirai-je ? sous sa main, les moyens de la reproduire dans tous les instans.

Par cette honteuse manœuvre, la perte de la semence a bien d'autres inconvéniens, elle est suivie d'une beaucoup plus grande atonie. La nature manque des secours si heureusement excitans de l'imagination que rien n'enflamme. Il n'y a point cette ardeur véhémente, ces violens tressaillemens dont le cœur, brûlé d'amour et de joie, embrase tout l'individu. La douce chaleur, les émanations vivifiantes que l'on se communique, et dont on se pénètre réciproquement dans l'union des sexes, n'existent point pendant d'aussi blâmables pratiques. Tout reste froid, excepté les mouvemens musculaires des extrémités supérieures, dont la longue agitation et l'extrême fatigue ajoutent encore à l'épuisement des forces vitales.

Presque tous les auteurs de médecine pratique ont parlé des funestes effets de l'onanisme. La consomption dorsale en est le dernier terme. Hippocrate en avait déjà donné une description, suivant sa grande et belle manière (1).

Mais si la masturbation offre de si grands dangers en pleine santé, on sentira aisément tout ce

---

(1) Hipp. de morbis. lib. II. Van-der-Linden, tomus II, p. 75, § 49.

qu'elle doit faire de mal dans le cours des maladies, soit aiguës, soit chroniques.

Les pollutions spontanées nocturnes ou diurnes, qui ne sont que trop souvent le résultat des vicieuses habitudes dont nous venons de parler, deviennent toujours fâcheuses ; elles le deviennent bien davantage en maladie : *Pollutio morbo cita morbum semper auget* (1).

Les pollutions sont souvent poussées à un tel point de force et de fréquence, que le marasme en est la triste conséquence.

L'un des grands inconvéniens de ces effusions involontaires de la liqueur séminale, c'est qu'une pollution en amène une autre, et que plus l'habitude de ces pertes de l'humeur spermatique devient ancienne, et plus les accidens en sont fréquens.

Les pollutions qui ne sont que le résultat d'une extrême continence, qui ne se renouvellent qu'à des époques assez éloignées, sont plus salutaires que nuisibles ; elles ajoutent aux forces de la vie et au bien-être de la santé. Ces pollutions ont quelquefois servi de crise à des maladies nerveuses, à l'hypocondrie, par exemple. Mais il faut bien prendre garde que l'habitude ne les rende d'abord plus fréquentes et enfin funestes par leurs fâcheux effets.

Les pollutions spontanées se lient à plusieurs

____

(1) Tissot, de morbis ex manustupratione, p. 267.

maladies comme symptôme : on les rencontre surtout dans les lésions dont l'état nerveux est le principal caractère. Frank parle d'une colique spasmodique suivie de mort, et qui amena plusieurs pollutions. Il rapporte aussi un fait d'hydrophobie à laquelle se joignirent des érections incroyables, et en un seul jour 3o pollutions (1).

Les pertes involontaires de la semence sans aucun désir amoureux, sans idée libidineuse et sans orgasme vénérien, ne sont pas aussi communes qu'on le pensait dans un temps où l'on regardait comme perte de semence les simples sécrétions de l'humeur prostatique ou même de la mucosité épaissie de la membrane muqueuse de l'urètre. Mais il y a quelques exemples de ces pertes de semences bien constatées : c'est à tort qu'on les a absolument niées de nos jours. J'en ai vu deux observations. Wichmann en a recueilli aussi pluieurs (2); et Morgagni, sans en citer de cas particulier, reconnaît que cet accident arrive quelquefois (3).

A moins que l'on ne soit assez heureux pour

____

(1) Epitome de Curandis hominum morbis, § 54o, lib. V, pars 1ᵃ.

(2) Is. Era. Wichmann de pollutione diurnâ frequeutiori , sed rariùs observatâ, tabescentiæ causâ. Comm. Lips. t. 26, p. 586.

(3) Morgagni de sedibus et causis morbor. epist. 44, § 16.

remédier de bonne heure à ces accidens, la consomption en est l'inévitable conséquence.

La stérilité, dont il ne nous appartient guère de parler ici, vient tantôt d'une manière absolue du côté du mari, tantôt d'une manière exclusive du côté de la femme. Quelquefois aussi elle a sa source dans des dispositions, soit physiques, soit morales relatives, ou de la part de la femme par rapport au mari, ou de la part du mari par rapport à la femme.

Les causes de stérilité sont fort nombreuses. Plusieurs sont très-connues ; mais beaucoup aussi nous échappent le plus ordinairement. Parmi ces dernières, il faut surtout compter l'atonie, la résolution, la paralysie de la matrice, auxquelles on n'a pas assez fait attention, et dont il serait cependant d'autant plus essentiel de tenir compte, que celles-là pourraient être susceptibles de guérison (1).

Les femmes qui n'ont point fait d'enfans, soit que la nature les ait frappées de stérilité, soit qu'elles aient renoncé aux doux liens du mariage, éprouvent fréquemment de violens maux de nerfs, surtout après l'époque de la cessation. Cet état nerveux de leur constitution vient sans

____

(1) V. Christ. Gott. Gruner. Dissertatio inaug. med. de causis sterilitatis in sexu sequiori, etc., § 22. Thesaurus dissert. medicor. rarior. Heidelbergæ, 1785, p. 183.

cesse compliquer, d'une manière fâcheuse, les maladies aiguës ou chroniques dont elles sont atteintes durant le cours de leur vie.

Au contraire, les femmes qui ont fait un trop grand nombre d'enfans se trouvent dans un état d'épuisement si considérable, que l'ensemble de leur constitution, et particulièrement les organes de la respiration, en éprouvent toujours de fortes atteintes. Telle est la malheureuse condition de ce sexe, qu'il porte tout le poids de la conservation de l'espèce, et qu'il est presque également puni ou pour avoir rempli le noble but auquel le Créateur l'avait appelé, ou pour avoir voulu échapper à sa trop pénible destinée. La nature, en quelque sorte marâtre à l'égard des femmes, les a chargées de la plus mauvaise part, du lot le plus fâcheux de la vie. Elles se trouvent, pandant plusieurs mois de suite, en danger de mort pour devenir femmes ; durant leurs trente plus belles années, elles sont malades plusieurs jours chaque mois pour rester femmes ; enfin, pendant deux ou trois ans on les voit continuellement menacées de perdre l'existence pour cesser d'être femmes.

Ces différentes situations, dans lesquelles tombent nécessairement tous les individus de ce sexe, ont les plus grandes influences sur leurs maladies, dont elles augmentent ou diminuent les dangers ordinaires. Le médecin praticien ne

doit jamais perdre de vue ces considérations,
pour en tirer au besoin tout le profit et en faire
toutes les applications possibles.

SIGNES FOURNIS PAR LA CHALEUR DU CORPS.

La puissance remarquable, l'étonnante faculté
dont jouissent les êtres vivans et animés de résister à la fois et à l'action du froid et à l'influence
de la chaleur, en se maintenant à une température, soit supérieure, soit inférieure, à celle du
milieu dans lequel ils sont placés, constitue ce
qu'on appelle, dans la science de la vie, la chaleur animale.

Cette faculté n'appartient pas exclusivement
à telle ou telle autre fonction, comme on l'a cru
et comme on le pense encore trop généralement.
Elle ne dérive pas de la circulation ni de la respiration, par exemple. Elle n'a son centre de
production dans aucun organe fixe, dans aucun
système anatomique déterminé. Ni le cerveau et
les nerfs, ni le tissu cutané, ni les organes digestifs, ne sont le lieu particulier de sa formation.
Sa génération n'est pas l'effet de phénomènes purement chimiques, physiques ou mécaniques,
ainsi qu'on l'a prétendu. Elle est le résultat incontestable de l'ensemble des fonctions de l'économie ; tous les organes concourent à son développement, et son foyer est dans le foyer même
de la vie.

Cette proposition, dont la démonstration serait déplacée ici, explique pourquoi la chaleur
varie dans la plupart des maladies. Elle fait connaître comment toutes les fonctions ont une influence marquée sur ses nombreuses modifications. Elle rend aussi raison de l'importance et
de la longue série des signes que l'on déduit de
ses infinies variations.

Sans chercher à démontrer la vérité de notre
assertion sur les vraies sources de la chaleur animale ; sans entrer dans le détail des faits emprun-
tés de l'anatomie comparée, de la physiologie
générale et de la pathologie, qui lui servent de
base, nous ne résisterons pas cependant au besoin de faire remarquer d'avance ce que nous
aurons plusieurs fois occasion de dire dans le
courant de cet article, savoir, que la chaleur du
corps éprouve des changemens considérables,
soit en plus, soit en moins ; qu'elle subit de
grandes altérations sous le rapport de ses qualités; et enfin qu'elle se maintient dans son état
naturel, indépendamment des dérangemens de
chacune des fonctions de la vie. On retrouve successivement les divers changemens de la température du corps également liés, soit à l'état sain,
soit à la lésion de chacune de nos fonctions considérées séparément, et abstraction faite de toutes
les autres.

La chaleur animale, telle qu'il convient au

séméïologiste de l'envisager, peut pécher ou par sa quantité ou par ses qualités. Etudiée dans ces deux grandes divisions, elle se présente sous les quatre points de vue qui suivent :

1° L'état naturel de la chaleur;

2° L'augmentation de la chaleur;

3° Les altérations de la qualité de la chaleur;

4° La diminution de la chaleur.

La température ordinaire du corps humain a été fixée à trente ou trente-quatre degrés, thermomètre de Réaumur; mais il n'y a rien de certain à cet égard. Indépendamment des nombreuses circonstances autres que les causes morbifiques capables de changer la température du corps, on la voit varier considérablement chez les divers individus; en sorte que la mesure de convention une fois admise, on trouve, quand on veut la mettre en pratique, que les cas d'exception sont plus nombreux que ceux de l'application de la règle.

La chaleur animale est plus considérable chez les enfans que chez les adultes; elle l'est aussi davantage chez les personnes qui travaillent et s'agitent beaucoup, que chez les gens oisifs et paresseux.

La température du corps baisse toujours un peu le matin; elle augmente d'une manière sensible au milieu de la journée; et, le soir, elle est plus élevée qu'à toute autre heure. C'est à cela, dit Gattenhoff (1), que l'on doit attribuer l'exaspération des symptômes morbifiques qui a lieu en général pendant la nuit.

Un sommeil calme et tranquille, à moins qu'on ne soit surchargé de couvertures, fait diminuer la température du corps de quatre à cinq degrés environ. Si le sommeil est agité, la chaleur augmente.

Au moment du réveil, il y a une augmentation sensible de chaleur ; et comme le pouls devient aussi alors plus plein et plus vite, ce qui se laisse encore plus fortement remarquer chez les malades que chez les bien portans, on pourrait, si on n'y réfléchissait pas, prendre cet état pour un mouvement fébrile, et commettre par suite des erreurs graves.

La température élevée de l'atmosphère, les alimens épicés, les boissons spiritueuses, les médicamens thermantiques, un travail extraordinaire, de longues courses, la danse, le saut, de grandes craintes, de violens chagrins, la colère, produisent une augmentation de chaleur, laquelle n'a rien qui tienne de la maladie.

Les nombreux changemens qui ont lieu dans la chaleur animale peuvent être saisis tantôt par

---

(1) G. M. Gattenhoff. respond. F. J. Swarz. Caloris febrilis examen. Heidelbergæ, 1775. Frank delectus opusculor. t. 7, p. 67.

le malade, auquel seul ils sont rendus sensibles et qui en rend compte ; tantôt par le médecin et par les assistans seulement, qui les découvrent et qui en jugent, soit par la sensation du toucher, soit par l'évaluation thermométrique, le malade ne s'en apercevant nullement lui-même ; et tantôt enfin par le médecin et par le malade à la fois.

Indépendamment de ces moyens d'investigation de la température du corps, il y a encore une série de symptômes qui accompagnent le plus ordinairement ses principales variations. Ce sont surtout ces symptômes qui font distinguer les variations morbifiques de la chaleur, de ces mêmes variations qui ne seraient qu'accidentelles et passagères.

L'augmentation morbifique de la température du corps est ordinairement accompagnée des symptômes suivans : malaise ; douleur ; faiblesse ; rougeur des yeux, de la face, et souvent de tout le corps ; sécheresse de la peau et de la bouche ; altération considérable ; céphalalgie ; pouls fort et fréquent ; urines rouges ; etc.

La diminution morbifique de la température du corps, le froid lié à l'état de maladie, est éga_lement joint à une série de symptômes qui aident à le signaler : tels sont les tremblemens de tout le corps ; les lassitudes ; l'anxiété ; la pâleur de la peau, qui devient plus ou moins froncée ; les che-

veux et les poils se hérissent ; les ongles paraissent
livides , etc.

On ne saurait trop insister sur l'observation
de ces symptômes pour arriver à la juste appréciation de la température du corps, et pour rec-
tifier toutes les imperfections et toutes les inexac-
titudes inséparables des trois autres moyens que
nous avons pour arriver à ce but, et qui sont :
1° le rapport du malade ; 2° le toucher ; 3° les instrumens de physique.

Quel est le médecin qui n'a pas à se plaindre
de l'infidélité des rapports des malades en général , et surtout à l'occasion de l'évaluation de la
chaleur ressentie ? L'imagination est presque toujours mise à la place de la sensation ; et lors même
que les malades sont à la fois et dans la position
la plus avantageuse et dans l'intention la plus
ferme d'accuser juste, la langue leur refuse des
termes clairs et précis pour dire vrai. Les expressions manquent pour rendre les nuances infinies
dont les variations de la chaleur animale sont
susceptibles en maladie.

Le tact est de tous les moyens le plus sûr ; il est
aussi le plus usité : mais il ne faut pas oublier
que la sensation qui résulte du corps que nous
touchons, se compose à la fois et de la température du corps touché et de la température de la
main qui touche. Ainsi, si le médecin a les mains
très-froides, la partie dont il cherchera à explorer

la chaleur lui semblera toujours très-chaude ; et, au contraire, si ses mains sont chaudes, il éprouvera par le tact une sensation de froid proportionné. Deux moyens sont en notre pouvoir pour redresser en partie cette erreur. Le premier consiste à acquérir, par une grande habitude du toucher, l'idée la plus claire possible de la température habituelle de notre main et à régler nos jugemens en conséquence. Le second a pour objet d'éviter soigneusement tout ce qui peut rendre les mains ou trop chaudes ou trop froides, afin de les maintenir sans cesse à la température douce et modérée de l'état de santé.

Les évaluations thermométriques sont très-peu employées, et l'on aurait tort de regretter l'oubli dans lequel on les laisse avec juste raison. Bien que ce moyen ait pour lui toutes les apparences de la plus sévère exactitude et d'une rigueur mathématique, il est cependant aisé, en y réfléchissant un peu, de sentir son inutilité pour déterminer au lit du malade le degré de la chaleur animale. A peine les divers instrumens de physique peuvent-ils ajouter quelque chose aux éclaircissemens que nous fournissent les autres sources d'instruction. S'il existe en effet des cas dans lesquels l'augmentation et la diminution de la chaleur deviennent seulement sensibles pour le malade ; s'il y a des circonstances telles qu'une

partie offre une augmentation déterminée de
température, tandis que la chaleur est diminuée
dans les autres; si les altérations diverses de la
nature de la chaleur et du froid offrent des signes
non moins importans que leur augmentation et
leur diminution, les seules qui puissent être indiquées par le thermomètre; si le froid et la chaleur ressentis par le malade peuvent être très-
violens, pendant qu'au contraire le thermomètre ne marque que de légères variations, il est
assez démontré qu'on ne saurait accorder une
grande confiance à ce moyen d'investigation.

Ce n'est que par une grande habitude du toucher et par un long exercice dirigé à la fois et
sur les malades et sur les personnes en santé,
que l'on parviendra à juger sainement de la chaleur animale; après avoir acquis dans l'observation de l'ensemble des signes cette finesse de tact
qui caractérise le médecin, et qui, réunie au savoir qu'on acquiert et aux qualités que la nature
nous donne, constituent le génie médical qui
n'est réservé que pour le petit nombre.

Plus la chaleur se rapproche de l'état naturel
et habituel, et plus le pronostic est favorable. Il
faut cependant tenir compte aussi de tous les
autres signes; car si dans une maladie aiguë, accompagnée de symptômes de mauvaise nature,
la chaleur reste dans l'état naturel, on doit
craindre la malignité; mais si cet état favorable

de la chaleur se manifeste dans le cours d'une maladie bénigne , la nature se suffira à elle-même, et la terminaison sera à la fois heureuse et prompte.

SIGNES TIRÉS DE L'AUGMENTATION DE LA CHALEUR.

C'est un très-bon signe qu'il se répande dans tout le corps une chaleur douce et égale sur les diverses parties : *Optimum autem fuerit universum corpus æqualiter esse calidum atque suaviter* (1). On peut être sûr qu'alors il existe une harmonie satisfaisante entre les solides et les fluides, et qu'il n'y a point dans l'économie de spasme considérable. Cette chaleur est , de plus, le garant du bon état des forces vitales. Si, au contraire, la chaleur est inégalement répartie sur les diverses parties du corps, la moindre crainte que le praticien doive concevoir dans ce cas est la formation d'un spasme partiel , d'un point d'irritation ou d'un centre fluxionnaire.

Les signes que l'on déduit de la chaleur dans ces circonstances , ne sont pas bornés là : le siége de la chaleur augmentée est aussi l'indice du siége de la maladie : *et quâ corporis parte inest calor, ibi morbus est* (2).

____

(1) Hipp. in prognost. On lira aussi avec fruit le Commentaire de Duret, in-fol. Lutetiæ Parisior. p. 391.

(2) Hipp. Aphor. 39 , s. 4.

Avicenne a fait une application particulière de cette sentence à l'empyème ; et il a avancé que l'augmentation de la chaleur sur un des points de la cavité thorachique, dans cette maladie, était l'indice du siége précis de l'épanchement de la matière purulente. Il conseille d'appliquer un linge humecté sur la poitrine, et la partie correspondante au point du linge qui aura le plus promptement séché, sera le siége de l'empyème. L'observation n'a pas suffisamment confirmé l'assertion d'Avicenne.

A l'époque de la première éruption des règles, il survient souvent des chaleurs irrégulières, quant à leur apparition et quant aux parties qui en sont le siége. Ces chaleurs affectent plus particulièrement le visage. Lors de la cessation des règles, il y a presque toujours de grandes variations dans l'état de la chaleur animale. Les femmes sont alors sujettes à éprouver des frissonnemens irréguliers. Souvent aussi elles ressentent des bouffées de chaleur qui surviennent tout à coup, surtout à la face (1).

Très-souvent après les fièvres, de quelque espèce qu'elles soient, après celles qui se sont jugées spontanément, comme à la suite de celles dont l'art a heureusement triomphé, il reste une augmentation réelle de chaleur qui se continue

____

(1) Landré-Beauvais, p. 417.

et se prolonge pendant huit à dix jours dans la convalescence. Cette augmentation de chaleur n'a rien qui doive inquiéter le médecin, le malade ou les assistans. Si tous les autres symptômes n'inspirent pas d'ailleurs de semblables craintes, on ne doit redouter ni rechute ni convalescence pénible. Dans ces circonstances, j'ai vu fréquemment les sueurs partielles se déclarer à l'avantage du malade; et c'est sans doute là le cas de faire l'application de ce passage du père de la médecine : *Quibus calores multi quandoque sedantur hi, non per totum corpus, sed aut circa cervicem, aut sub alis, aut capite sudant, et liberantur* (1). Prosper Martian, qui a voulu d'ailleurs donner une mauvaise explication physique de ce passage, en a toutefois confirmé la vérité (2).

Je n'oublierai pas de consigner ici une observation analogue par rapport à la fréquence du pouls, laquelle se fait aussi remarquer plusieurs jours après la solution complète des fièvres, et qui continue même assez avant dans la convalescence; sans qu'on doive pour cela considérer cet état comme fébrile, lui opposer des médications inutiles, et soumettre les convalescens à un régime sévère qui ne ferait que s'opposer au rétablissement des forces. Cette remarque, que tous

____

(1) Hipp. epid. lib. 7.

(2) Prosp. Martiani Hipp. cous. notationibus explicatus Epidem. lib. 7, s. 11, p. 372.

les praticiens sont dans le cas de faire chaque jour, et qui échappe cependant à la plupart, je l'appuyerai de l'autorité de Morgagni, que l'on ne consulte jamais sans fruit toutes les fois qu'il s'agit de confirmer un résultat d'observation bien saisi : *Haud rarò, pervictis jam febribus, œgri tamen, si nihil aliud quam frequentiam pulsuum attendas, febricitare videntur; eoque a minùs peritis, magisque timidis medicis in lectulo usque et usque retinentur, cum indè paulatim, ut vires sinunt, si convalescere quidem velimus, sint extrahendi* (1).

Sarcone, dans l'épidémie qu'il a décrite, a aussi confirmé cette vérité d'observation. On remarquait, dit-il, chez plusieurs convalescens, une certaine agitation dans le pouls qui se manifestait vers le soir, et qui offrait toute l'apparence d'un paroxysme fébrile. Cet état cédait à de légères sueurs, le plus souvent partielles (2).

Avec la grande sagacité d'observation qui le caractérise et toute la sage réserve qu'il ne cesse jamais d'avoir, Hildenbrand, dans son beau traité du typhus, soupçonne que le sentiment particulier d'une chaleur vive apparente, et qui semble augmenter sous la main exploratrice, pourrait avoir quelque rapport avec la contagion

____

(1) Morgagni de sedibus et causis morborum epist. 24, art. 33.

(2) Sarcone, ouv. cité, § 420.

par contact immédiat, et signaler peut-être le moment de son invasion. Quoi qu'il en soit, ce sentiment n'est pas dû à une véritable augmentation de chaleur, puisque l'application du thermomètre, ainsi que le remarque si justement Curt. Sprengel, n'indique qu'un bien moindre degré de température (1).

Ajoutons ici que l'on a également donné, comme signe du moment de l'invasion de la contagion, un sentiment de froid répandu sur toute la surface du corps, et que ce signe n'a cependant pas plus de valeur que l'autre. L'instant où l'infection arrive nous est encore inconnu ; rien ne peut jusqu'à présent le déceler à nos yeux. S'il en était autrement, la thérapeutique de la contagion proprement dite, aurait fait de plus grands progrès. Jallonnons avec courage et franchise les points de la science que l'humaine faiblesse n'a pu atteindre. C'est ainsi que les astronomes marquent avec soin les hauteurs auxquelles la vue de l'homme ne saurait s'élever.

Alexander a expérimenté que la sueur ne coule qu'à un certain degré de chaleur, et que son éruption est également empêchée par la chaleur ou trop forte ou trop faible.

Dans toutes les fièvres continentes, il y a le soir une augmentation sensible de la chaleur.

____

(1) Hildenbrand, du Typhus contagieux, traduit de l'allemand par M. Gasc, p. 37.

C'est surtout dans les fièvres bilieuses fortes, essentielles, et dans les fièvres ardentes des anciens, que l'analyse fidèle donne comme une complication des fièvres bilieuses et des fièvres inflammatoires; c'est surtout dans ces deux ordres de fièvres que l'on a remarqué les augmentations les plus considérables de la chaleur.

Mais ces fièvres ardentes se compliquent aisément de malignité; et alors la chaleur se montre modérée et douce au lieu d'être forte, et d'avoir ce caractère d'âcreté qu'on lui connaît. A peine même alors si la chaleur s'éloigne de l'état naturel; ce qui est un signe évident de malignité que viennent d'ailleurs toujours confirmer la sécheresse de la peau, les grandes douleurs de tête, les insomnies opiniâtres, les convulsions, etc.

Si, avec une augmentation considérable de la chaleur, il se déclare des convulsions de quelque durée, il faut désespérer du malade. Cela arrive trop souvent dans les fièvres malignes, et le délire s'y joint presque toujours.

Une chaleur brûlante sur la région abdominale, est le signe d'une inflammation proportionnée des viscères contenus dans cette cavité. Cette phlegmasie, souvent essentielle, est plus souvent encore symptomatique des fièvres putrides et des fièvres malignes. Le pronostic en est toujours grave.

Lorsque dans le cours d'une maladie aiguë

quelconque, une chaleur forte, universelle ou partielle, cesse tout à coup, ou même fait place à un froid plus ou moins considérable, le cas est mortel, surtout s'il s'y joint une diminution considérable des forces vitales.

C'est presque toujours un signe avantageux que la chaleur augmentée se concentre sur les extrémités inférieures : on doit augurer que la maladie se dirige vers ces parties, et la métastase est constamment favorable. Cela est surtout vrai pour les maladies de poitrine. Hippocrate avait noté tous les avantages attachés aux abcès des extrémités inférieures dans les lésions des organes de la respiration. Depuis le père de la médecine, on a recueilli plusieurs observations qui constatent cette vérité pratique. J'en ai moi-même rencontré dans ma clinique spéciale; et c'est d'après de semblables résultats d'observation que j'ai rédigé en précepte thérapeutique la préférence à accorder aux exutoires portés sur les cuisses et les jambes pour les diverses affections des organes de la respiration. Ceci sera plus amplement développé ailleurs.

Les distributions irrégulières de la chaleur sur telle ou telle autre partie, les autres restant froides, sont un signe de malignité; surtout lorsque ce phénomène se remarque aux deux joues. Il peut d'ailleurs, considéré plus généralement, devenir l'indice assez positif de la prédominance d'une humeur fluxionnaire, d'une affection scorbutique, et quelquefois aussi d'une maladie nerveuse.

La concentration de la chaleur à l'intérieur est le signe de l'inflammation ou d'un abcès à ces parties : au contraire, le transport et l'acculamation du calorique sur les parties extérieures, laissent toute sécurité, par rapport à la situation des organes.

Dans le principe de la phthisie, et tant que la maladie est sous l'empire de l'état inflammatoire, la phlegmasie du poumon, pour peu qu'elle soit aiguë, porte sur la gorge, sur la bouche et sur les lèvres une sensation de chaleur et d'âcreté assez pénibles. L'air expiré est comme une vapeur chaude, sèche, et plus ou moins brûlante. Alors il n'y a pas encore de suppuration ; mais elle ne tarde pas à arriver. Dans la phthisie tuberculeuse, on n'observe rien de semblable : presque toujours ici l'inflammation a un caractère de chronicité tel, qu'il exclut tous ces phénomènes.

La chaleur qui est fixée sur les parties internes est bien plus grave que celle qui a son siége à l'extérieur. Van-Swieten regarde spécialement comme fâcheuses les augmentations de température qui arrivent au cœur et aux hypocondres.

L'augmentation de la chaleur, soit générale, soit locale, et qui est de très-longue durée, est fâcheuse, parce qu'elle entraîne une considérable déperdition de forces, et qu'elle est alors suivie du délire et des convulsions. Cependant il vaut encore mieux, dans ces changemens de température, que l'augmentation de la chaleur se répande à peu près uniformément dans tout le corps, au lieu de se concentrer sur un seul point.

La chaleur qui perd beaucoup de son intensité après une évacuation considérable, le pouls ayant d'ailleurs acquis de la force et de la régularité, annonce que la crise sera salutaire.

Si, à la fin des maladies, la chaleur se répand d'une manière assez uniforme sur toutes les extrémités, on peut assurer que la crise a été complète.

Dans les maladies aiguës, la concentration de la chaleur sur la tête, lorsqu'elle est durable, laisse craindre le délire, la phrénésie, les convulsions et la mort.

Hors des maladies aiguës, cet état est souvent le prodrome de l'apoplexie ou le signe d'une attaque prochaine de migraine.

Chez les hydropiques, les extrémités, qui de très-froides qu'elles sont ordinairement deviennent tout à coup, et sans cause connue, plus ou moins chaudes, annoncent une inflammation toujours fâcheuse de ces parties; le plus souvent alors la gangrène en est la funeste conséquence :

Hydropici crura marmoris instar frigida , dum incipit putrescere stagnans lympha , calent , inflammantur (1).

Dans les inflammations, soit aiguës, soit chroniques de la vessie, mais surtout dans les premières, les malades se plaignent d'une ardeur interne considérable. Ils ont besoin de respirer un air frais et souvent renouvelé ; et cependant la température du corps est très-basse, et les extrémités inférieures et supérieures restent très-froides. Non-seulement alors l'inflammation est très-grave, mais je l'ai vu souvent se terminer par la gangrène de l'organe, et peu après par la mort.

Dans les gangrènes sèches et dans les gangrènes spontanées qui se trouvent encore à leur période d'imminence, les malades se plaignent d'une chaleur intolérable dont ils fixent le siége à la partie même menacée de gangrène ; bien que cette partie soit sensiblement refroidie.

L'asthme, l'angine de poitrine, les catarrhes, les pleurésies et les péripneumonies, déterminent une chaleur brûlante à la poitrine : mais, dans la péripneumonie, il y a des frissons lors de l'invasion ; il se développe ensuite une chaleur plus ou moins intense, et dont le caractère est relatif à la fièvre essentielle qui complique la

____

(1) Van-Swieten commentaria. t. 1, § 85, p. 122.

phlegmasie du poumon. Durant cette affection, le malade éprouve souvent, à la poitrine, le sentiment d'une ardeur brûlante ; l'air expiré porte une chaleur vive sur le gosier et dans la bouche. Si avant le quatorzième jour, ou au plus tard à cette époque, la résolution et ses signes n'ont pas paru, et s'il arrive des horripilations vagues, souvent répétées, sans cause manifeste, ces frissonnemens indiquent que la suppuration s'établit. Les horripilations sont plus marquées à la poitrine ; lorsqu'elles ont cessé, il se manifeste de la chaleur et de légères sueurs partielles sur la région thorachique (1).

Les maladies hystériques, comme toutes les affections nerveuses chroniques, empruntent leurs principaux signes de la diminution de la chaleur vitale. Dans celle-ci cependant les accès se manifestent à la suite et au milieu de chaleurs quelquefois brûlantes, et dont la sensation est particulièrement plus forte à la région épigastrique. Il est des circonstances où ces chaleurs sont vagues, et vont du bas-ventre à la poitrine, en se fixant souvent pendant assez long-temps sur un de ces points. Il n'y a ici ni fluxion, ni inflammation à redouter. L'état nerveux rend raison de tous ces phénomènes, qui ne changent en rien le pronostic à porter sur cette situation.

____

(1) M. Landré-Beauvais, § 1013, p. 416.

La deuxième période de la révolution fébrile se compose d'une chaleur générale dont la durée et l'intensité sont assez considérables. Quelque forte que paraisse cette augmentation de chaleur, elle n'offre rien d'inquiétant ; c'est tout au plus si elle est l'indice de la violence de la fièvre, à laquelle seule il faut avoir égard pour apprécier les dangers qui peuvent exister. Des sueurs plus ou moins abondantes sont ordinairement la conséquence de cette période de chaleur.

La chaleur, dans les fièvres, n'est pas le produit exclusif, la conséquence nécessaire du froid, puisque plusieurs observations bien constatées prouvent que la chaleur peut exister sans frisson préalable, même dans les fièvres intermittentes et rémittentes; et que, d'un autre côté, le frisson n'est pas toujours suivi de chaleur (1).

La chaleur ne pourrait pas non plus servir de symptôme pathognomonique à la fièvre. Nous verrons plus bas des fièvres dont le frisson n'est point suivi de chaleur. Les algides pernicieuses, les intermittentes des vieillards, offrent aussi ce caractère. D'un autre côté, une chaleur analogue à la chaleur fébrile peut exister sans fièvre : *Altera res*, a dit Celse, *cui credimus, calor,*

----

(1) Senac. de recondita febrium intermittentium et remittentium naturâ, p. 60.

æque fallax ; nam hic quoque excitatur œstu , labore, somno , metu, sollicitudine (1).

La chaleur qui a été précédée de froid, et qui, après avoir eu une certaine durée, se termine par des sueurs abondantes, n'a rien de bien inquiétant : c'est le propre de la chaleur fébrile dans les fièvres intermittentes simples, qui sont presque toujours bénignes.

La chaleur qui débute sans frisson préalable dans un accès de fièvre intermittente, est d'un mauvais pronostic; il faut surtout, en fait de maladie, que toutes choses arrivent comme elles ont coutume de le faire.

La chaleur fébrile, considérée dans ses dangers relatifs par rapport au frisson, présente bien moins de dangers que celui-ci. L'un produit une concentration vicieuse des mouvemens et des forces à l'intérieur, et par conséquent un affaiblissement proportionné des forces vitales ; l'autre, au contraire, dirige les mouvemens vers la périphérie, et relève puissamment les facultés vitales. Aussi a-t-on observé que, dans les fièvres intermittentes qui se terminent par la mort, c'est surtout durant le frisson qu'arrive la fatale catastrophe (2).

-----

(1) Celsus, lib. 3, cap. 6, p. 129.

(2) Monro de morb. castrens, p. 164.

  Sydenham opera, p. 94—101.

  Van-Swieten, t. 2, p. 514.

SIGNES TIRÉS DES ALTÉRATIONS DES QUALITÉS DE LA CHALEUR,

Hippocrate attachait la plus grande importance à l'étude de la chaleur dans les fièvres. Non-seulement il avait consacré un grand nombre de sentences à expliquer les signes déduits de l'augmentation et de la diminution de la température du corps, c'est-à-dire des signes dépendans des quantités diverses de la chaleur animale; mais il s'était encore appliqué à découvrir les significations dérivées des altérations diverses de la chaleur, considérée dans ses qualités. On trouve même dans ses ouvrages une sorte de classification des fièvres, à laquelle cette seule considération sert de base : *Febres aliæ quidem mordaces sunt manui ; aliæ lenes ; aliæ verò non quidem mordaces sed augescentes ; aliæ autem acutæ quidem sed quæ a manu vincantur ; aliæ statim adurentes ; aliæ semper debiles, siccæ ; aliæ salsuginosæ ; aliæ ad manum humectæ*, etc. (1). Galien, en commentant à sa manière ce passage d'Hippocrate, dit cependant: *Magna utilitas ex hujusmodi differentiarum cognitione percipitur, ipsis videlicet singulis propriam medicationem requirentibus* (2).

---

(1) Hipp. de morbis popularibus , lib. 6, s. 1ᵃ. Vander-Linden, p. 798.

(2) Galenus in lib. 6. Hipp. de morb. vulg. com. 1, tomus 2, cap. 3, p. 159, G.

Les pathologistes ont profité de ces précieuses observations du père de la médecine, et ils ont aussi divisé la chaleur, altérée dans ses qualités, en plusieurs espèces. Les uns ont beaucoup trop réduit le nombre de ces altérations : tels sont Nietzki, Macbride, Petit Radel qui n'a fait que copier ce dernier, etc. D'autres, au contraire, à l'exemple de Galien, ont augmenté outre mesure les divisions d'Hippocrate, sans doute déjà trop nombreuses.

Serai-je assez heureux pour éviter ce double écueil? Je vais exposer avec franchise les altérations de la chaleur, que l'observation la plus sévère m'a fait distinguer au lit des malades. Peut-être ne les ai-je pas toutes vues ; mais je crois avoir saisi celles qui se sont présentées à ma pratique : si je me trompe, c'est de bien bonne foi.

Je tirerai de préférence les noms de mes divisions de la qualité même de la chaleur viciée, et non pas, comme on l'a fait jusqu'à présent, des maladies où ces altérations ont spécialement lieu. Nous aurons ainsi à examiner successivement :

1° La chaleur erratique ;

2° La chaleur hectique ;

3° La chaleur ardente ;

4° La chaleur halitueuse ;

5° La chaleur mordicante ;

6° La chaleur septique.

1º CHALEUR ERRATIQUE.

Une chaleur qui n'a rien de déterminé, ni quant à son siége, ni quant à sa durée, ni quant à son intensité ; qui passe rapidement d'un lieu à un autre ; qui vient par bouffées et comme par éclairs, lesquels alternent avec des frissons irréguliers et vagues : tels sont les principaux caractères de cette chaleur, que les pathologistes ont appelée *nerveuse*, parce qu'elle appartient surtout aux maladies de cette espèce.

La chaleur erratique a lieu le plus souvent sans fièvre. La sensation qui la constitue se manifeste plus spécialement aux extrémités ; et c'est là ce qui distingue cette chaleur, dans les maladies nerveuses, d'avec cette même chaleur dans les affections catarrhales, auxquelles elle appartient aussi. Dans les lésions de la membrane muqueuse, la chaleur a également une marche vagabonde. Elle se fait de la même manière, par éclats et comme par bonds, alternant avec des frissons vagues ; mais ici les sensations de la chaleur et du froid sont plus intimes, plus profondes, et elles se portent plus particulièrement sur le tronc.

Dans la chaleur erratique, il n'y a ni altération considérable, ni céphalalgie forte. Le pouls, au lieu d'être fort, grand et fréquent, se montre serré, petit, et un peu plus vite que dans l'état ordinaire. Les urines, devenues très-limpides, coulent en grande quantité ; et la chaleur que le malade ressent d'une manière souvent très-vive, est à peine appréciable par le toucher. La peau donne presque toujours une sensation de froid à la main qui l'explore.

Cette chaleur, que nous avons vu exister dans les affections catarrhales , se rencontre dans les maladies nerveuses , soit aiguës, soit chroniques, et plus particulièrement dans les fièvres malignes, dans l'hystéricie, dans l'hypocondrie, et enfin chez les femmes dont le travail de la cessation se fait d'une manière lente et pénible.

C'est le propre de toutes les maladies de mauvais caractère, quelle que soit leur nature, des fièvres malignes, des typhus, de débuter tantôt par le frisson , et tantôt par la chaleur ; sans que ni l'un ni l'autre de ces deux phénomènes se trouve jamais poussé très-loin, ni pour sa durée, ni pour son intensité (1). Quelquefois aussi la chaleur et les frissons alternent plus ou moins

______

(1) Huxham. de febrib. lentis nervosis opera , t. 2, p. 78.

Sim. Herz. Observata quædam ad similitudinem nervosæ febris cum malignâ spectantia. Consulter surtout la partie clinique de cette dissertation, p. 83 et suiv., dans Frank, delectus opusculor. t. 11.

irrégulièrement dans un seul et même cas particulier de ces maladies (1); et quelquefois encore on
les voit exister simultanément. La fièvre, dit
M. Bally, en traitant du typhus d'Amérique,
débute, brusquement, sans symptômes préliminaires, par un frisson qui dure peu, et par un
tremblement d'une ou même de deux heures qui
ne revient plus. D'autres fois elle s'annonce par
une simple augmentation de chaleur. Communément, le frisson paraît avant la douleur de tête.
On a parlé aussi d'une sensation intérieure de
froid coexistant avec une chaleur brûlante sur
les parties extérieures; mais ce phénomène s'est
rarement présenté à mon observation (2).

Aussi, dans ces sortes de cas, ni la chaleur, ni
le frisson, ne sauraient fournir au séméïologiste
de grands éclaircissemens. M. Bally remarque,
au sujet de l'épidémie qu'il décrit (3), que le
frisson du début ne fournissait pas beaucoup de

---

(1) Hildenbrand, Traité du Typhus contagieux, p. 39-
40—47.

(2) Voir Bally, du Typhus d'Amérique ou Fièvre jaune,
chap. 6, s. 1, p. 209.

C'est, sans contredit, un des meilleurs traités que nous
ayons sur la fièvre jaune. Il réunit les agrémens du style,
aux avantages de la méthode et à l'exactitude de l'observation.

(3) Voir Bally, l. c. p. 275.

présages. Si néanmoins il était très-violent, les symptômes qui succédaient acquéraient plus d'intensité. Répété dans le cours des périodes subséquentes de la maladie, il constituait un mauvais pronostic.

2º CHALEUR HECTIQUE.

Une chaleur brûlante et sèche; également sensible et pour le malade et pour le médecin; qui a choisi son siége principal dans la paume des mains, à la plante des pieds et sur les pommettes; que rien ne peut diminuer, même momentanément; qui augmente d'une manière sensible après les repas; dont la durée constante n'offre guère que de légères modifications passagères quant à l'intensité; accompagnée de fièvre lente et presque continue, de rougeur aux joues, de soif modérée, d'amaigrissement rapide, de l'aridité de la peau; avec une sécheresse de la langue, laquelle ne conserve aucun rapport avec la soif; avec chaleur d'entrailles, constitue cette altération spéciale de la chaleur désignée par ces mots : *Chaleur hectique.*

On a vu des malades atteints de cette viciation de la chaleur, dont la peau était fortement électrique.

Cette chaleur appartient à toutes les suppurations lentes des viscères, à toutes les phthisies, à toutes les consomptions les plus graves.

La chaleur hectique est rarement précédée de frisson, et souvent aussi les sueurs qui arrivent ont lieu sans rien changer à l'état de la température du corps. La fièvre continue, ainsi que la chaleur, quoique les sueurs aient cessé de couler. Souvent même les frissons se mêlent aux sueurs.

Si une telle chaleur alterne avec le frisson, et si ces alternatives sont fréquentes et prolongées, il n'est pas rare de voir les convulsions survenir, ce qui aggrave singulièrement le pronostic. J'ai cependant vu souvent de telles alternatives avoir lieu sans convulsions subséquentes, dès le principe même de la fièvre hectique et long-temps avant la fatale catastrophe.

Dans les fièvres hectiques, mais surtout à leur début et quelquefois aussi à une époque assez avancée de la maladie, il n'est pas rare de ne trouver qu'une légère augmentation de la chaleur, laquelle est d'ailleurs également répandue sur toutes les parties du corps où elle se montre encore constamment la même; ce qui en impose à plus d'un praticien. Mais le reste des symptômes éclaire assez sur les dangers de cet état, qui ne saurait être définitivement jugé par la simple considération de la chaleur.

3o CHALEUR ARDENTE.

Une chaleur considérable que l'on pourrait comparer à l'impression que produisent sur la peau les corps embrasés, et qui donne la sensation d'une espèce d'âcreté; assez également répandue sur tout le corps, quoiqu'elle se fasse sentir vivement à la région épigastrique; appréciable tantôt par le malade exclusivement, tantôt par le médecin seul, et quelquefois par l'un et l'autre; accompagnée d'une couleur jaune ou pâle-verdâtre de la peau, surtout de la peau du visage et de la conjonctive; jointe à la sécheresse et à l'aridité de la langue; à une soif extrême avec un violent désir de boire de l'eau froide, laquelle diminue momentanément la chaleur : telle est la chaleur ardente.

On la retrouve dans toutes les maladies bilieuses graves, et même dans les maladies aiguës du foie. Elle est aussi un des symptômes des coliques bilieuses, de la présence des calculs biliaires et des accidens morbifiques auxquels ils donnent souvent naissance, de l'ictère aiguë surtout, et du *cholera morbus*.

L'intensité et la durée de la chaleur ardente, sont le signe incontestable de la gravité de la maladie à laquelle elles sont unies.

C'est toujours un signe très-avantageux lorsque cette chaleur est suivie d'un peu de moiteur

à la peau. Elle perd alors la plupart de ses mauvais caractères, et la maladie a aussi diminué.

Si, à la suite de cette moiteur, l'état de la chaleur ne change pas, si la peau redevient aride et
âcre, le danger est plus grand que jamais.

Les frissons vagues qui précèdent assez souvent la naissance de cette chaleur, n'ont aucune
signification. Ceux qui la suivent en ont une très-
fâcheuse, surtout dans le cholera morbus, où ils
annoncent la gangrène du duodenum et de l'orifice pylorique qui termine quelquefois cette maladie, ainsi que l'ont démontré les ouvertures
des cadavres (1).

4° CHALEUR HALITUEUSE.

La chaleur halitueuse, qui suit les fièvres inflammatoires simples et même les phlegmasies
bénignes, comme l'ombre suit le corps, présente
les caractères suivans : chaleur modérée et douce
universellement répandue sur toute l'économie,
également sensible et pour le malade et pour le
médecin, n'offrant jamais beaucoup de sécheresse, et au contraire produisant ordinairement
sur la main qui l'explore cette vapeur légèrement humide qui lui a fait donner son nom.

____

(1) Acta medica Berol. dec. 11, vol. 8, p. 80.
Hoffmann. med. rationalis. de cholerâ.

Cette chaleur est presque toujours accompagnée de soif violente; de céphalalgie; d'accélération de la respiration; de la force, de la grandeur et de la fréquence du pouls; de constipation, etc.

On la trouve quelquefois bornée à un seul point; et c'est toujours alors le signe d'une phlegmasie particulière, soit externe, soit interne; mais même dans le cas de phlegmasie partielle, c'es une chose favorable que la chaleur halitueuse soit générale.

Tels sont les avantages et les heureux effets de la chaleur halitueuse, que, quelle que soit la maladie dans laquelle on la rencontre, elle est toujours d'un bon augure.

Un frisson léger assez vague précède constamment le développement, la naissance de la chaleur halitueuse; mais ce frisson une fois dissipé ne reparaît plus, à moins qu'il ne se manifeste une complication fâcheuse de la maladie; et alors la chaleur cesse d'être halitueuse.

5° CHALEUR ACRE ET MORDICANTE.

Cette modification spéciale de la chaleur du corps est caractérisée par la singulière circonstance d'une sensation piquante et incommode appréciable par le malade, et appréciable aussi par le tact un peu prolongé des médecins et des assistans, sur la paume des mains desquels elle porte une impression très-justement comparée par Galien à la douleur que la fumée détermine sur les yeux. Joignez à cela que le pouls n'est ni fort, ni développé; que le malade se plaint continuellement de nausées et d'anxiétés à la région précordiale; que cette chaleur, quoique existant sur toute l'étendue de la peau, est cependant plus forte sur certaines parties; que, par sa nature, elle paraît naître des parties profondes; et vous aurez une idée juste de la chaleur âcre et mordicante.

Cette chaleur, que l'on rencontre fréquemment dans les maladies bilieuses fortes, dans les fièvres inflammatoires graves, dans les fièvres ardentes, dans les complications des fièvres élémentaires simples avec la putridité et la malignité, dans les fièvres malignes essentielles, n'est jamais d'un bon augure.

L'un de ses pernicieux effets, lorsqu'elle se trouve poussée à un haut degré, c'est de donner facilement naissance aux convulsions et à leurs suites fâcheuses : c'est ainsi qu'il convient d'interpréter cet aphorisme d'Hippocrate : *Ex vehementibus ardoribus convulsio, aut nervorum distentio, malum* (1).

______

(1) Hipp. aphor. s. 7, sect. 13.

6º CHALEUR SEPTIQUE.

Une augmentation universelle de la chaleur; égale sur toutes les parties du corps; qui porte à la main exploratrice cette sensation piquante et âcre dont je viens de parler, mais d'une manière plus douce et plus uniforme; accompagnée de la faiblesse et de la fréquence du pouls, d'un abattement considérable des forces (1), de la pâleur du visage et du corps, de nausées, etc., donne pour résultat la chaleur que j'appellerai *septique*.

On la rencontre dans toutes les maladies pu-

---

(1) Je ne négligerai pas de faire remarquer ici, comme je l'ai dit ailleurs, que la faiblesse n'est cependant pas un caractère exclusif de la putridité, et que c'est une grande erreur d'avoir donné aux maladies putrides le nom d'*adynamiques*; ce qui a plusieurs fois conduit à des fautes graves de thérapeutique. Les phénomènes de l'état putride ne dépendent pas de la faiblesse seule, et souvent ils n'ont presque point de rapport avec elle. Dans quelques circonstances, l'homme peut parcourir tous les degrés de faiblesse sans contracter l'état de putridité; et au contraire, dans d'autres cas de putridité les plus remarquables, dans le scorbut, par exemple, les malades ne tiennent point le lit, et les forces vitales ne sont pas sensiblement affaissées. Quelquefois aussi cependant la diminution des forces est liée à l'état putride; mais alors même la faiblesse a des caractères tout particuliers, et que j'ai indiqués ailleurs.

trides avec ou sans fièvre; mais elle est bien plus prononcée dans les affections putrides fébriles: ainsi elle est peu sensible dans le scorbut ordinaire, et elle devient très-marquée dans les cas de scorbut accompagné de fièvre.

Cette chaleur, inséparable de la putridité, ne prend pas d'autre signification que celle qui résulte de la disposition morbifique elle-même.

Il y a ceci de remarquable, c'est que cette chaleur septique est un des premiers signes de putridité qui se manifestent à l'observateur, et que celui-ci est très-évident, et même qu'il existe déjà depuis plusieurs jours avant que les autres aient commencé à paraître : cela est surtout vrai par rapport à la fuliginosité des dents, de la langue et de la bouche; à l'odeur particulière des déjections, etc.

ALTERNATIVES DE FROID ET DE CHAUD.

Dans les maladies aiguës et quelquefois aussi dans les affections chroniques, on remarque des passages, des transitions, tantôt ménagés et tantôt rapides du froid au chaud et du chaud au froid.

Lorsque ces changemens se font brusquement et qu'ils se répètent souvent, c'est toujours un mauvais signe. Cela annonce, soit un affaiblissement extrême, soit une oppression considérable des forces. Quelquefois cet état indique la formation d'une phlegmasie interne grave, ou le développement d'une complication, soit putride, soit maligne. Chacune de ces significations se trouve liée à un ensemble de symptômes qui lui servent de caractères.

Ces alternatives répétées de chaud et de froid présagent, dans certaines circonstances, la longue durée de la maladie : *Ubi in toto corpore mutationes, ut scilicet corpus refrigeretur, vel rarius calefiat, longitudinem morbi significat* (1).

Le changement qui se fait du froid au chaud est bien moins grave que ne l'est la transition opposée, toutes choses égales d'ailleurs.

Dans ces fréquentes mutations, le danger augmente, si à chaque transition on observe une inégalité remarquable relativement à l'intensité du froid ou de la chaleur qui se manifeste actuellement, par rapport à ce qui avait lieu auparavant ; si le froid et la chaleur occupent d'autres points que ceux antérieurement occupés ; si l'étendue de leur siége varie, etc. : tout cela se remarque particulièrement dans les fièvres malignes graves.

Ces transitions réitérées, qui arrivent au moment de la crise et au milieu de symptômes vagues quant à leurs significations, deviennent l'indice de l'espèce de lutte qui s'établit entre la nature et la maladie. C'est alors que

____

(1) Hipp. aphor. 40, s. 4.

lés secours bien entendus de l'art venant à propos au secours de la nature, celle-ci triomphe de son ennemi; mais il faut savoir saisir et l'occasion et le genre des indications.

Ce qui arrive au moment des crises par rapport aux alternatives réitérées du froid et de la chaleur, s'observe aussi dans la période d'imminence des maladies. Par la même raison aussi cet état de la température du corps est-il un des prodromes les plus constans des maladies en général.

Dans les fièvres intermittentes, cette succession régulière du froid et du chaud, une fois pour chaque accès, constitue l'état naturel de la maladie: il est par conséquent bien plus avantageux que nuisible.

C'est un fort mauvais signe que quelques parties isolées s'échauffent et se refroidissent alternativement et dans un très-court intervalle de temps. Galien avait déjà remarqué que c'était un signe de grande malignité, et l'expérience a constamment confirmé son pronostic à ce sujet. La mort est inévitable, si à ce signe, de quelque durée, il se joint une prostration considérable des forces.

SIGNES TIRÉS DU FROID.

La physique et la chimie modernes ont renversé tous les systèmes que les siècles précédens avaient tour à tour vu naître pour expliquer la nature et la production du froid : il est généralement reconnu aujourd'hui que l'absence du calorique en est la seule cause.

Mais en médecine, où nous trouvons sans cessse la physique et la chimie en défaut, ce qui est aux yeux du praticien le froid, ne tient pas seulement et ne tient pas toujours à la diminution du calorique. Nous verrons plus bas que l'irritabilité augmentée de la peau, donne souvent naissance à l'ensemble des phénomènes qui constituent le frisson ; et cette importante considération, cette grande vue dans la doctrine de la chaleur animale, en élève encore la théorie, toute vitale, au-dessus des lois ordinaires de la physique et de la chimie générales.

Souvent il existe un frisson considérable qui n'est ressenti que par le malade, et que les instrumens de physique ne laisseraient même pas soupçonner.

Des causes, autres que les influences des maladies, donnent naissance au frisson. Ainsi, l'exposition subite à l'air froid ; un repos prompt et absolu à la suite de grandes agitations ; le bain ; une digestion un peu pénible ou la digestion ordinaire commençant, surtout chez des individus faibles, peuvent déterminer un refroidissement qui n'a rien de morbifique. Mais alors le froid reste modéré ; il est égal sur toutes les

parties du corps, et il s'y joint une sorte de bien-
être plutôt qu'une sensation de malaise et de
douleur, comme cela a lieu dans le froid qui accompagne les maladies.

Le froid n'est pas toujours également réparti
sur tous les points de l'économie. La nature présente à cet égard une infinité de variations qui
ne sont assujetties à aucune règle, et qui, à l'instruction résultante de la connaissance du fait en
lui-même, joignent souvent le faible mérite de la
singularité. C'est ainsi que les parties supérieures
restent froides pendant que les inférieures sont
chaudes, et réciproquement. On a vu des malades se plaindre de chaleur forte dans toute une
moitié perpendiculaire du corps, l'autre étant
très-froide (1). Senac a vu un fébricitant qui
n'avait qu'un bras très-froid, etc.,

Plus les parties qui deviennent froides se trouvent éloignées du centre de la vitalité, et moins
le pronostic a de valeur et de force. La faiblesse
même modérée suffit pour refroidir ces parties,
telles que les pieds, les mains, les oreilles et le
nez. On voit la même chose à la suite d'une digestion pénible, d'un chagrin violent, etc.

Dans l'hydropisie générale et dans les diverses
espèces de phthisies et de consomptions, le re-

(1) Senac. l. c. p. 45.
(2) Grainger historia febrium anomalium, p. 12.

froidissement extrême de tout le corps devance d'assez près la mort.

L'hémorragie nazale, aussi bien que l'hémoptysie et l'hématemèse, sont précédées d'un sentiment de froid qui saisit toute l'habitude du corps. C'est une chose que je n'oublierai pas de faire remarquer ici, que cette concentration des forces vers les parties intérieures, qui précède constamment tout effort considérable de la part de la nature, et principalement les efforts critiques, quelle que soit leur nature.

Le frisson qui en résulte offre encore ici cet avantage, qu'il sert à faire distinguer dès le principe les hémorragies actives des hémorragies passives. Dans les premières, la concentration des mouvemens et des forces est très-prononcée, et tous les symptômes qui en sont l'effet acquièrent une grande intensité. Dans les autres, dans les hémorragies passives, la température du corps change à peine ; le malade n'éprouve qu'un léger refroidissement, et la faiblesse en est le principal caractère.

Les frissons ou refroidissemens qui reviennent fréquemment dans les maladies aiguës, annoncent du danger. La femme de Droméade mourut le sixième jour de sa maladie, à la suite d'un troisième frisson. Une des suivantes de Pantimèdes eut le premier jour de sa maladie un frisson qui se renouvela le lendemain ; elle mourut le

septième. Pythion, qui eut aussi plusieurs refroidissemens, mourut le dixième jour. Les redoublemens , dans sa maladie , arrivaient les
jours pairs.

Les frissons qui surviennent le sixième jour
d'une maladie aiguë, annoncent beaucoup de
danger. La femme de Droméade eut un frisson
le sixième jour de sa maladie, et expira dans la
même journée. La vierge de Larisse, dans la maladie de laquelle les accès avaient lieu les jours
pairs , et qui eut aussi plusieurs frissons le
sixième jour, surmonta cependant sa maladie.
Il est vrai qu'il se présenta en même temps plusieurs signes favorables ; l'éruption menstruelle
eut lieu pour la première fois pendant le cours
de cette maladie ; les urines furent abondantes
et de bonne qualité ; il y eut le sixième jour
même une hémorragie nazale copieuse ; et le frisson fut suivi de sueurs générales avec soulagement.

Rien n'est pernicieux, dit Hippocrate, dans
les maladies aiguës , comme une suppression
d'urines qui succède à un refroidissement ou
à un frisson (1). J'ai vu une fois ce symptôme précéder l'inflammation et la gangrène de la vessie,
à laquelle succomba un jeune homme de trente
ans, qui avait pris intérieurement une quantité

____

(1) Hipp. in coac. s. 1, p. 419, text. 5.

indéterminable de cantharides. La femme de
Cyzique, dont Hippocrate rapporte l'observation, étant attaquée d'une fièvre aiguë, fut
saisie le quatorzième jour d'un froid aux extrémités, à la suite duquel les urines s'arrêtèrent.
La malade perdit bientôt connaissance, et mourut le dix-septième jour de sa maladie.

Les frissons qui surviennent dans les fièvres
aux jours décrétoires, avec des signes de coction,
et auxquels succèdent des évacuations remarquables, sont le plus souvent salutaires. Chærion
rendit, le huitième jour de sa maladie, des urines
d'une meilleure couleur, avec un peu de sédiment blanchâtre. Le dix-septième, il eut un frisson suivi de sueur, et qui fit cesser la fièvre.

Les sueurs sont surtout avantageuses à la suite
de ces frissons. Si, au milieu des symptômes les
plus graves, dit Leroy, il survient un frisson qui
soit immédiatement suivi d'une sueur très-co-
pieuse, universelle, et qui soulage évidemment
le malade, cette sueur est salutaire. Elle termine
la maladie par une crise complète (1).

S'il arrive à la fin d'une fièvre rémittente de
mauvais caractère, et dont les redoublemens
aient toujours été en augmentant, en dévelop-
pant d'ailleurs des symptômes formidables; s'il

---

(1) Du Pronostic dans les Maladies, par M. Leroy,
p. 105, § 470.

arrive, dans de telles circonstances, qu'un nouveau redoublement débute par un refroidissement excessif des extrémités ; si ce refroidissement s'étend et se propage au point de gagner
les extrémités inférieures, dans toute leur étendue, qu'il rend froides comme le marbre ; si ce
froid dure deux ou trois heures, et même davantage, de tels signes donnent tout lieu de craindre
que le malade ne succombe dans le redoublement dont ils sont le prélude (1).

Cette sensation pénible de froid que les malades éprouvent fréquemment, et de laquelle ils
se plaignent avec amertume, est produite ou par
des spasmes considérables fixés sur la peau et les
extrémités des vaisseaux tant sanguins que lymphatiques, ou bien par un degré d'affaiblissement considérable des solides, ou enfin par un
rallentissement proportionné du mouvevement
des fluides. Dans le premier cas, le pronostic
se tire du degré du spasme, et il n'est jamais
très-grave : dans les deux autres, le danger est
toujours plus grand.

Le froid, de quelque durée, qui a lieu dans les
maladies éruptives, en action ou répercutées,
dans les grandes inflammations sans signes de
suppuration prochaine, laissent craindre la terminaison par la gangrène ; surtout s'il s'y joint la

---

(1) Leroy, ibid. p. 72, § 320.

faiblesse et l'inégalité du pouls, le délire, l'abattement des yeux, etc.

Dans les grandes inflammations, dont la marche est régulière et la terminaison heureuse inévitable, cette sensation de froid est un des indices de la suppuration.

Le froid plus ou moins intense, soit général, soit local, et qui fait place à une chaleur douce, laquelle naît graduellement au milieu d'un rétablissement proportionné des forces vitales, est toujours d'un fort bon augure.

Les frissons qui se déclarent au milieu du délire ou des convulsions, sont fâcheux : on peut être sûr qu'il y a un trouble général dans l'économie et une irrégularité extrême dans la distribution des forces.

S'il se manifeste un frisson vers l'époque critique, sans qu'il y ait de crise apparente et sans que la maladie diminue d'intensité, on doit craindre une rechute et très-souvent aussi la complication d'une éruption pourprée ; surtout si ce froid survient avec des horripilations.

Les frissons prolongés et souvent répétés qui suivent d'abondantes évacuations, soit naturelles, soit provoquées par les secours de l'art, sont d'un fâcheux pronostic. Si ces frissons sont de peu de durée, et qu'ils cèdent facilement aux moyens capables de réveiller la chaleur, ils ne sont que le

signe de la syncope que déterminent ordinairement toutes les évacuations fortes.

Dans les hydropisies en général, lorsque la
fièvre s'allume, il n'est pas rare de la voir se composer exclusivement du frisson. La nature n'a
pas assez de moyens pour fournir aux dépenses
qu'entraîne de sa part la réaction qui constitue
la période de chaleur. Cet état peut durer quelque temps; mais il a toujours une mauvaise
issue.

C'est un signe mortel dans les fièvres continues, que les parties extérieures soient froides
sans que la fièvre cesse, et que le malade se sente
brûler intérieurement : *In febribus non inter-
mittentibus si partes exteriores frigeant, inte-
riores urantur, et sitimhabeat, letale* (1). Il convient toutefois de remarquer ici, avec Prosper
Alpin (2), que lorsque, dans les fièvres, les extrémités sont froides, il faut consulter avec soin
tous les autres symptômes; car si ce froid se manifeste vers la fin de la maladie, que les forces se
trouvent dans une situation favorable, et que
tous les autres signes soient salutaires, on n'a
guère à prédire que le changement de la maladie
continue en fièvre intermittente. Dans les cas

---

(1) Hipp. aphor. 48, s. 4.

(2) Alpinus de præsagiendâ vitâ et morte, lib. 2,
cap. 16.

contraires, le froid des extrémités est mortel, surtout si le hoquet, le délire, l'assoupissement, les difficultés de respirer ou d'autres symptômes semblables viennent s'y joindre.

La certitude de l'existence d'une phlegmasie interne ajoute encore, dans des cas semblables, à la gravité du pronostic.

Le refroidissement de toutes les parties extérieures du corps est un des symptômes qui appartiennent le plus particulièrement aux affections hystériques et hypocondriaques. L'intensité du froid est presque toujours l'indice de la gravité de la lésion : *Partes interim externæ, massaque carnea à spiritibus, jam aliò raptis, magná ex parte destitutæ, eò usque frigescunt sæpe, non in hác solá affectús hysterici specie, sed in aliis omnibus, ut cadavera non frigeant magis* (1). Ailleurs Sydenham dit, avec raison, que ce froid cadavéreux, qui appartient aux affections hystériques, est le prélude et comme l'indice des symptômes les plus mauvais qui appartiennent à cette maladie : *Hoc interim observatu dignissimum est quod non rarò notabilis quædam externarum partium refrigeratio symptomatis his omnibus viam quasi sternit et plerumque non nisi paraxysmo finito dispellitur : quam quidem refrigerationem haud semel*

____

(1) Sydenham opera, t. 1, p. 262.

isti ferè, quâ rigent cadavera parem comperi;
pulsu nihilominùs rectè se habente (1).

Ce froid réel qui accompagne les affections
hystériques, n'est jamais rendu sensible au degré auquel il existe. On a vu même des exemples
dans lesquels, quoiqu'il fût très-considérable, il
n'était cependant pas du tout senti. Morgagni
rapporte l'histoire d'une femme hystérique qui
avait le sang décidément froid, sans qu'elle eût
aucune sensation analogue.

Une impression assez forte et un peu durable
de froid sur le sommet de la tête, est un des principaux signes des affections hystériques.

Les vieillards se plaignent aussi fréquemment
d'une sensation analogue. Elle est ordinairement
très-forte quelque temps avant la mort sénile.

Sydenham a vu aussi les dyssenteries qui ré-
gnaient épidémiquement en 1669—70—71—72,
débuter par le rigor, ou les horripilations, et être
suivies de la chaleur comme dans les fièvres intermittentes. Bientôt les déjections étant très-
fréquentes, les extrémités supérieures et inférieures se refroidissaient ; il se manifestait une
telle diminution de la chaleur vitale en général,
que les malades se trouvaient dans le plus grand
danger : *Nunc cum rigore horroreque aggreditur
hic morbus, quos sequitur totius corporis ca-*

____

(1) Sydenham opera, t. 1, p. 259.

lor ut in febribus solenne est; atque hunc brevi post ventris tormina . . . . . . Non dolores tantùm summos atque œgritudinem adfert hoc malum, sed nisi perritè tractetur, ingens etiam in vitœ discrimen œgrum perducit. Cum enim jam imminutœ caloris vitalis ac spirituum copiœ a crebris hisce dejectionibus antè exhauriantur quàm peccans materia possit e sanguine exturbari, manuum ac pedum frigore superveniente, a morte periclitabitur (1).

Le sentiment de froid dans la colonne vertébrale a été regardé, dès les temps les plus reculés, comme un signe précurseur des spasmes et des convulsions. Avant le tétanos, les malades éprouvent souvent un sentiment de froid sur toute l'étendue de la colonne vertébrale. Lorsque cette maladie est déclarée, on voit fréquemment le visage devenir pâle et se couvrir d'une sueur froide. Les extrémités se refroidissent aussi, et une sueur de la même nature se répand par tout le corps. Lorsque les spasmes sont à la fois rapprochés et violens, le pouls se montre quelquefois plus grand et plus fréquent que dans l'état naturel; le visage est rouge, et une sueur chaude couvre toute la peau (2).

Si les femmes en couches se plaignent de froid

____

(1) Sydenham de dyssenteria, cap. III, p. 109, t. 1.
(2) Landré-Beauvais, § 1010, p. 413.

dans la région abdominale, il faut craindre l'invasion d'une fièvre aiguë : si cette sensation de froid se manifeste pendant le cours, et particulièrement à la fin de cette fièvre aiguë, chez une accouchée, le danger est grave, et l'on a presque sûrement à combattre une disposition gangreneuse des intestins.

Le refroidissement modéré des extrémités inférieures aux approches des temps critiques, et avec un ensemble de signes favorables, est de fort bon augure. C'est une preuve que la nature concentre ses forces et ses mouvemens d'une manière avantageuse, et vers les lieux convenables, pour préparer et compléter heureusemenr le travail critique.

Le refroidissement des extrémités dès le principe des maladies, et qui offre quelque durée, est un signe de malignité, ou du moins l'indice que la maladie sera très-longue. Prosper Alpin a confirmé la vérité de cette signification durant une épidémie de fièvres malignes qui régnait à l'époque où il écrivait son livre (1).

Le refroidissement des extrémités précède souvent l'invasion de la diarrhée et de la dyssenterie; ordinairement même il en signale l'invasion. Si ce refroidissement dure long-temps, et s'il est

----

(1) Prosp. Alpin. l. c. lib. II, cap. 15, p. 124.

porté à un très-haut degré avec des douleurs violentes du ventre, c'est un mauvais signe.

Le refroidissement des extrémités avec la lividité des parties, dans le cours des maladies aiguës, est un signe très-fâcheux. Dans les fièvres intermittentes, cet état est lié à la marche ordinaire de la maladie : aussi il n'offre rien d'inquiétant.

Le refroidissement des extrémités, tant supérieures qu'inférieures, est le premier signal des fièvres intermittentes, et surtout de celles qui marchent sous le type tierce.

Le refroidissement des extrémités inférieures est un signe mortel à la fin de la plupart des maladies aiguës, surtout si on ne peut pas parvenir à les réchauffer : *In morbis acutis extremarum partium frigus malum* (1). La mort est bien plus certaine, et surtout elle est très-prochaine, s'il se manifeste des sueurs visqueuses, grasses et froides ; si le pouls se perd sous les doigts qui l'explorent, etc.

Dans les phlegmasies des viscères, le refroidissement des parties extérieures, quand il est poussé à un certain degré, est fort à redouter.

Le refroidissement des extrémités, pendant la période d'augmentation des maladies aiguës, ou

____

(1) Hipp. aphor. 1, s. 7, V. quoque Epid. lib. 1, s. 3, ærg. 1.

dès le principe de leur état, est ordinairement
de très-mauvais augure. Cela se trouve particulièrement applicable aux fièvres ardentes, ainsi
qu'on en rencontre fréquemment des exemples
dans les épidémies d'Hippocrate. Silène, qui succomba à sa maladie, avait, le sixième jour, les extrémités froides et livides : *Silenum qui in plata-
mone habitabat, juxta evalcidis œdes, ex laboribus, compotationibus, et exercitationibus
intempestivis febris vehementissima prehen-
dit..... Sexto circa caput parum sudavit, extrema frigida, livida, magna jactatio, etc.* (1).
Il faut en dire autant des observations de Philiscus et d'Eracinus, également terminées par la
mort : *Philiscum qui propter mœnia habitabat,
primo die febris acuta invasit.... quintò circa
meridiem parum idque sincerum de naribus
stillavit.... omnia extrema undiquaque frigida* (2). *Erasinum qui ad bootœ torrentem habitabat febris a cœnâ vehemens corripuit, ad
meridiem valdè insanivit.... Summa corporis
frigida et liventia.... Sub solis occasum de-
functus est* (3). On peut citer encore les cas du
jeune homme qui demeurait sur la place des

____

(1) Hipp. epid. lib. I, s. 3, æg. 2.

(2) Ibid. ægrot. I.

(3) Ibid. ægrot. 8.

Menteurs, de la femme d'OEceta, de la femme de la place des Menteurs, etc.

Si, dans les maladies aiguës, la tête et les extrémités restent froides, le ventre et les côtés étant chauds, c'est un mauvais signe : *Caput autem et manus et pedes si frigida sunt malum est ubi et venter et latera calida* (1).

La femme de Philinus de Thase, qui avait, dans le commencement de sa maladie, les extrémités froides et le ventre brûlant, expira le vingtième jour de sa maladie.

Un froid continuel aux extrémités supérieures et inférieures, que l'on parvient difficilement à réchauffer, avec une couleur bleuâtre à la peau, constitue un des principaux signes des maladies organiques du cœur et de ses annexes.

Lorsque l'hydropisie de poitrine est parvenue à un certain degré, les malades se plaignent de froid, même au milieu des chaleurs les plus violentes de la canicule. Ce froid est particulièrement sensible aux extrémités : la tête et le tronc produisent, au contraire, une haute sensation de chaleur.

Dans les fortes douleurs du ventre, le refroidissement des extrémités annonce le plus grand

---

(1) Hipp. in prognost.

(2) Histor. morbor. Vratislav. de hydrope pectoris, p. 437, cap. 1, § XI.

danger : *Ex vehementi partium quæ ad ven-
trem attinent , dolore extremorum refrigeratio
malum* (1). La femme qui demeurait chez Tisa-
mène , avait des tranchées et des coliques continuelles : les extrémités devinrent froides ; tous
les remèdes qu'on employa furent inutiles.

Quand les doigts et les ongles deviennent froids
et lividés, la mort n'est pas éloignée. La femme
qui demeurait chez Aristion, attaquée d'esquinancie , eut le troisième jour de sa maladie les
doigts froids et lividés : deux jours après elle
mourut.

Le refroidissement de la paume des mains,
dont la peau est d'ailleurs dure et tendue, représente cet état qu'Hippocrate a désigné par ces
expressions , *perfrigerationes cum duritie ,* et
qui est le caractère d'un grand nombre d'inflammations des principaux viscères. Pezold a eu
la douleur de l'observer chez son infortunée
épouse, peu de jours avant qu'elle ne succombât
à l'inflammation de l'utérus qui la lui ravit (2).

Le froid est un phénomène qui se manifeste et
dans les fièvres continues et dans les intermittentes ; mais il n'est pas le même dans ces deux
ordres de fièvres. Il y a des fièvres continues de

---

(1) Hipp. aphor. 26 , s. 7.
(2) Pezold de prognosi in febribus acutis, § 61.

mauvaise nature qui sont accompagnées d'un froid considérable et de fâcheux augure ; mais, en général, dans ces fièvres il est moins long, moins fort, et il offre d'autres caractères ; d'où il suit que l'observation de la marche et des caractères de ce phénomène peut fournir les signes propres à fixer d'avance l'espèce et le genre de la maladie qui va avoir lieu.

On peut même, par l'observation de la période de froid, distinguer le premier accès d'une fièvre intermittente d'avec la fièvre éphémère. Dans celle-ci, il n'y a ni *horror*, ni *rigor;* la durée du frisson est bien moindre; et si, avec cela, on n'observe que peu ou point de céphalalgie; s'il n'y a ni douleurs, ni lassitudes générales; si la respiration reste à peu près naturelle; si enfin on n'aperçoit que les accidens qui tiennent à la fièvre, et que celle-ci ait déjà duré plus de douze heures, on est sûr qu'on n'aura qu'une fièvre éphémère. On sait assez alors quel doit être le pronostic.

Un frisson tout à fait analogue à celui des fièvres continues, rémittentes et intermittentes, a lieu dans des circonstances morbifiques bien différentes; mais l'action d'un calcul biliaire dans le canal cholédoque, l'introduction du cathéter dans la vessie, la simple injection d'un lavement chez des individus atteints d'hémorroïdes, l'étranglement d'une hernie, un abcès, etc., donnent lieu à un frisson semblable. Senac a vu un militaire atteint d'un abcès au foie, et qui, deux jours avant sa mort, éprouva un frisson continuel (1).

L'un des caractères des fièvres inflammatoires générales, c'est d'éclater sans symptômes précurseurs. Mais leur début se manifeste par un frisson peu intense et qui ne se renouvelle pas, si la maladie suit une marche régulière. C'est surtout dans ces cas que les crises sont précédées de ces frissonnemens ou horripilations qui annoncent, comme nous le verrons, que la crise sera salutaire.

Dans les fièvres muqueuses et dans les catarrhales, la maladie débute par des horripilations vagues. Ces horripilations prennent de l'intensité à mesure que la maladie fait plus de progrès; et dans le cours de la maladie, il se présente des alternatives fréquentes de froid et de chaud, sans que ces deux états conservent rien de régulier. Ils ont cela de particulier, qu'ils arrivent ordinairement le soir.

L'invasion des fièvres bilieuses est signalée par un frisson assez fort, et dans lequel le malade éprouve moins un refroidissement réel, une sensation de froid décidé, qu'une sensation analogue à celle que feraient éprouver un grand

____

(1) L. c. lib. 1, cap. 8, p. 42.

nombre de piqûres légères à la peau. Cet effet est le résultat presque exclusif de l'irritabilité augmentée. Le calorique y a peu ou n'y a même point de part.

Dans les fièvres gastriques et même dans les embarras gastriques simples, le froid se compose d'un frisson irrégulier et vague, dont le début et même le siége principal se fixent entre les épaules.

Il est des fièvres, les anciens les nommaient *épiales*, qui s'accompaguent, pendant tout leur cours, d'un froid continuel dans toute l'habitude du corps. La nature manque ici des forces nécessaires pour opérer la réaction qui termine ordinairement le frisson : aussi les spasmes sont inséparables de ces fièvres, qui ne sont en quelque sorte que la première partie des fièvres intermittentes, dont elles ont tous les inconvéniens sans jouir des avantages attachés à la crise partielle qui constitue la période de chaleur.

Les frissons qui surviennent dans les fièvres continues, quelle que soit leur nature, sont d'assez mauvais augure, à quelque époque qu'ils se déclarent d'ailleurs. Dès les premiers temps de la maladie, ils laissent craindre les complications, soit putrides, soit malignes. Pendant l'augment et avant le temps de la crise, ils sont le signe de l'oppression des forces, et présagent la longueur de la maladie. Aux époques cri-

tiques, ils sont bien plus fâcheux encore, surtout si la faiblesse est considérable et s'il s'y joint
d'autres mauvais signes. Enfin, à l'époque de la
convalescence ils annoncent ou la rechute, ou la
conversion de la maladie.

Il ne faut pas confondre les frissons irréguliers
et plusieurs fois répétés dont nous parlons, avec
les frissons qui, dans les fièvres continues, commencent les redoublemens ou les exacerbations
fébriles : ceux-ci n'offrent rien d'inquiétant par
eux-mêmes.

Le frisson fébrile est bien plutôt une production de l'irritabilité augmentée de la peau, qu'il
n'est une modification réelle de la chaleur animale (1). Quelquefois, il est vrai, à ce frisson
se lie une diminution sensible de la chaleur ;
mais le plus souvent la température du corps
reste dans son état ordinaire, ou même augmente assez fortement. Les observations de Haller et de Dehaën ont démontré que souvent,
dans la première période de la fièvre, la chaleur
thermométrique, non-seulement conserve le
même degré que dans l'état ordinaire, mais

---

(1) Senac. lib. 1, cap. 8, p. 41 et suiv.

    G. M. Gattenhoff. respond. J. C. Tremelio. Dissert.
inaug. sistens frigoris febrilis examen. Heidelberg, 1776, § IV. Frank delectus opusculor.
t. 7, p. 24 et suiv.

augmente encore de douze ou treize degrés
(Farenheit); le malade se plaignant toujours
d'un froid glacial et qu'il supporte à peine.

Ce qui prouve irrévocablement que le frisson
et la chaleur elle-même ne sont, dans quelques
circonstances, que l'effet de l'irritabilité morbifique , c'est la simultanéité d'existence de ces
deux phénomènes, la chaleur et le frisson , dans
certaines circonstances ; et alors, comme l'a ingénieusement pensé Grimaud, le froid senti
n'est qu'une sorte d'association d'idées formée par
la nature ; le resserrement de la peau étant lié
au froid réel. Aussi cette sensation de froid, sans
diminution absolue de la température, existe-
t-elle toutes les fois qu'il y a un resserrement de
la peau, quelle qu'en soit la cause produc-
trice.

On voit par-là que le frisson fébrile appar-
tiendrait autant et même davantage à l'article
suivant, aux phénomènes de l'irritabilité. Nous
le conserverons toutefois à l'article de la chaleur, ne fût-ce que pour nous conformer aux
usages reçus.

Cette période fébrile du frisson est surtout remarquable par la concentration des mouvemens
et des forces à l'intérieur. La concentration est
telle, lorsque le frisson est considérable, que les
individus qui y sont en proie deviennent hébétés
et comme stupides ; ils restent insensibles à tout ce

qui les environne au point qu'on a vu plusieurs fois, durant le frisson des fièvres quartes, des malheureux se brûler les pieds jusqu'aux os, et sans s'en apercevoir.

Le frisson fébrile prend un caractère différent dans les diverses maladies auxquelles il s'associe; et c'est surtout sous ce beau rapport que la séméiotique le revendique.

Dans les fièvres quotidiennes, dans les intermittentes muqueuses, dans les catarrhales, et plus sensiblement encore dans les fièvres quartes, le frisson fébrile consiste dans un froid pénétrant, en tout semblable à celui qu'éprouverait un homme réellement exposé à un froid rigoureux.

Dans les fièvres tierces, dans les intermittentes bilieuses, le frisson excite moins une sensation de froid bien décidée, qu'une sensation analogue à celle que feraient éprouver une infinité de petites pointes dont la peau serait percée.

Dans les intermittentes inflammatoires, il y a plutôt de simples horripilations qu'un frisson véritable : c'est ainsi qu'on voit débuter, dans le beau traité de Strack, toutes les fièvres intermittentes avec inflammation locale. Ces horripilations se montrent d'abord légères, superficielles. Bientôt elles sont suivies d'une chaleur d'assez longue durée, et qui est halitueuse presque dès son début. Il faut cependant en excepter, ainsi que l'a judicieusement remarqué Grimaud , toutes les fièvres inflammatoires dont l'invasion a été précédée de causes capables de porter des spasmes violens sur le tissu cutané. Telles sont l'exposition long-temps soutenue à l'ardeur du soleil, l'impression d'un froid rigoureux , les bains froids, les bains dans des eaux astringentes ; car la fièvre qui suit l'action de causes semblables peut être inflammatoire, quoiqu'elle débute par un frisson bien marqué et qui se prolonge même assez long-temps.

Indépendamment de la diminution de la chaleur, sensible, tantôt pour les malades , tantôt pour les assistans seulement, et quelquefois aussi pour les uns et les autres, il est encore quelques symptômes qui caractérisent le frisson fébrile : tels sont la chair de poule, la pâleur de la peau, la lividité des ongles, les tremblemens des membres et de tout le corps, l'immobilité, la lassitude des membres qui sont comme brisés, l'apathie, une insensibilité extrême, etc.

Dans les intermittentes nerveuses, le frisson, ordinairement superficiel , est souvent interrompu par des éclairs, des bouffées de chaleur assez fortes, mais aussi assez peu durables pour que le frisson reprenne le dessus ; et dans ces alternatives de froid et de chaleur, le froid domine tellement quant à la durée, qu'il semble ne

pas discontinuer. La période fébrile ainsi carac‑
térisée, se prolonge bien au-delà du temps ordi‑
naire aux autres frissons.

Dans les fièvres intermittentes , le frisson n'est
jamais mauvais, puisqu'il entre nécessairement
dans la composition de ces maladies ; mais il
faut qu'il soit suivi de la chaleur qui lui sert de
crise : sans cette condition, le frisson est fort redoutable, ainsi qu'on le voit dans les intermit‑
tentes pernicieuses algides. Ici la mort est cer‑
taine , si le quinquina n'arrête pas le deuxième
accès ; ou si la nature, à ce deuxième accès , ne
détermine pas, à la suite du frisson moins long-
temps prolongé, une chaleur légèrement halitueuse, et accompagnée de plus de force et de
plus de développement dans le pouls (1). Morton, qui a aussi partagé cet avis, rapporte à ce
sujet l'observation d'un jeune homme attaqué
d'une fièvre tierce, qui eut le frisson pendant
trois jours sans chaleur subséquente, et qui succomba au milieu de fréquentes syncopes qui en
furent la suite (2).

Toutefois les praticiens n'oublieront pas que
dans quelques fièvres intermittentes simples et
très-bénignes des vieillards, le frisson est suivi

---

(1) Torti Therapeutice specialis ad febres intermittentes
perniciosas, lib. 3, cap. 1, p. 138 ; et lib. 4, cap. 2,
p. 211 et suiv.

(2) Morton opera, t. 1, de febribus, cap. 1, p. 21.

de peu de chaleur, ou même que cette seconde période manque entièrement, surtout lorsqu'à la faiblesse de l'âge il se joint d'autres causes d'affaiblissement. La maladie n'en est pas pour cela plus grave ; tout le danger naît de l'âge des individus ; et les toniques, convenablement employés, en font assez bonne et assez prompte justice.

Plus le frisson est violent et durable dans les fièvres, et plus l'accès sera fort et la fièvre dangereuse. Cette sentence offre cependant de nombreuses exceptions. Si la durée du frisson se prolonge outre mesure, on doit craindre les engorgemens des viscères, les phlegmasies internes, des spasmes violens, et tous les accidens qui s'ensuivent.

Dans les fièvres intermittentes qui tendent à la continuité, le frisson s'efface davantage à chaque accès, et il finit par disparaître tout à fait ; mais la chaleur persiste avec toute son intensité.

Dans les fièvres intermittentes de longue durée, c'est d'un bon augure que la diminution graduée du frisson d'accès en accès : c'est ainsi qu'on arrive à une guérison parfaite.

Lorsque chaque redoublement d'une fièvre rémittente débute par un frisson, on doit juger que cette fièvre est, dans le fait, une véritable intermittente, que ses accès prolongés font paraître sous le type de continue. Aussi ces fièvres,

quand elles se terminent heureusement, ont-
elles coutume de se changer en fièvres évidemment intermittentes.

FRISSONNEMENT.

HORRIPILATION , HORROR, RIGOR.

Une légère sensation de froid, laquelle n'est
guère appréciable que par l'individu qui l'en-
dure; dont le début se fait ordinairement sentir
chez les hommes sur la région dorsale, et presque toujours, chez les femmes, sur les lombes;
accompagnée de cet état spécifique de la peau
que l'on connaît sous le nom de *chair de poule;*
liée à des tremblemens , à des frémissemens plus
ou moins considérables de tout le corps, et particulièrement de la langue, de la mâchoire inférieure et des genoux; avec ou sans fièvre, constitue ces mouvemens particuliers de l'économie
désignés par les mots *horror, rigor.*

Quelques pathologistes ont fait de grands efforts pour assigner à chacune de ces expressions un sens différent, et les distinguer l'une de
l'autre (1). On a dit que l'*horror* consistait dans

____

(1) V. Vallesii commentaria in Hippocratems , lib. 4,
    epidem. p. 416.

Nietzki tractatus de febribus complicatis. Halæ Mag-
    deb. 1753, § 11, p. 1.

Gehler de horrore ut signo. Lipsiæ, 1757, § 6,
    p. 6.

un frémissement de la peau seule, tandis que le *rigor* pénétrait tout le corps. La langue médicale n'est pas assez arrêtée pour s'astreindre à telle ou telle opinion : et en recherchant, dans les divers auteurs de pathologie et de séméiotique, le sens positif de ces deux mots; en étudiant surtout les significations pronostiques qui leur sont liées, on trouve qu'ils ont été réciproquement confondus l'un avec l'autre; qu'on peut les employer alternativement l'un pour l'autre; et que, dans quelques cas seulement, on les a distingués par les degrés d'intensité, l'*horror* étant plus léger que le *rigor* dont il est en quelque sorte le premier échelon.

On sent bien qu'il ne sera pas question ici du *rigor* que quelques auteurs, Celse entr'autres, ont pris comme synonyme des affections tétaniques.

Ce qui prouve bien que l'*horror* et le *rigor* ne sont que de simples modifications, quant à l'intensité de ce phénomène; et qu'il faut absolument que le séméiologiste les confonde en une seule et même source de signes, de la même manière que la nature confond leurs significations, c'est que l'on voit les auteurs qui ont le plus cherché à les distinguer, et qui ont par suite traité séparément des signes de chacun d'eux, se répéter d'une manière frappante dans l'un et l'autre article, et redire, en parlant du *rigor,* tout ce qu'ils ont avancé en traitant de l'*horror.* Cette remarque est surtout curieuse à faire dans la méditation de Prosper Alpin et de Gruner.

La frayeur, la vue ou même le souvenir de quelque objet désagréable ; une digestion un peu pénible ; le bain chaud ou froid donnent naissance à ces phénomènes qu'on a appelés *horror*, *rigor*, et que je désignerai indifféremment par les mots *horripilation*, *frissonnement*.

Il est assez ordinaire chez les enfans en bas âge, et particulièrement chez ceux qui sont faibles, de voir l'expulsion de l'urine précédée d'un frissonnement qui n'a pas échappé à l'observation des personnes habituées à soigner ces enfans.

C'est surtout sous le rapport de la concentration des forces, à laquelle il est toujours lié, qu'il convient d'envisager le *rigor* et ses effets divers dans les maladies.

Nous verrons ces frissonnemens se présenter successivement à l'observation clinique, 1° sous forme périodique ; 2° à l'état symptomatique ; 5° comme mouvement réellement critique, et fournir dans ces diverses cathégories des significations bien différentes.

Les horripilations périodiques précèdent les accès des fièvres intermittentes ; elles n'ont rien qui puisse alarmer. Mais ces mêmes frissonnemens qui se répètent et reviennent à divers intervalles dès le début d'une fièvre continue, sont d'un mauvais augure ; ils laissent craindre une

maladie longue et même une terminaison fatale,
s'ils surviennent plus tard , le malade étant
d'ailleurs très-faible : *Si rigor incidat in febre
non intermittente, ægro jam debili, lethale* (1).
*In febribus si rigores contingant sexto die, dif-
ficilem habent indicationem* (2).

Si dans les mêmes circonstances le *rigor* est
suivi assez tôt d'une chaleur douce et de sueurs
de bonne nature, on doit tout espérer : *Plurimi
ægrorantium circá crisim rigebant et maximè
quibus sanguis non fluxisset ; superrige-
bant autem iidem et sudabant* (3). Si, au contraire, les sueurs sont partielles, froides, et qu'il
y ait d'ailleurs des douleurs fortes de la tête et
du cou, aphonie, etc., la mort est certaine : *Qui
ex rigore perfrigent et unà dolore tum capitis ,
tum cervicis impliciti, mox voce capti, parvo
sudore madent, ut se collegerint, moriuntur* (4).

Le frissonnement qui se manifeste dans une
maladie aiguë de long cours, et qui revient ensuite périodiquement, est d'un bon augure ; il

----

(1) Hipp. aphor. 46, s. 4.
(2) Ibid. aphor. 29.
(3) Vallesii comment. in Hipp. lib. 1, epidem. s. 3,
    p. 36.
     V. aussi Prosp. Alpin. l. c. p. 206. Gelher. l. c.
    § 12, p. 26.
(4) Hipp. in Coac. V. quoque Valles. l. c. p. 40.

est le signal de la transformation de la maladie continue en intermittente, mutation qui est toujours salutaire. C'est ainsi, je pense, qu'il faut interpréter cette sentence du père de la médecine : *Febre ardente detento, si rigor supervenerit solutio contingit* (1).

Les horripilations qui surviennent dans les phlegmasies des viscères très-avancées, sont d'un augure peu favorable ; la fièvre lente et la consomption naissent presque toujours à la suite. Ces horripilations ont cela de particulier, qu'elles commencent presque toujours vers le lieu qui est devenu le siége de la maladie.

Dans les phlegmasies des viscères, le début de l'inflammation, sa terminaison par la suppuration et la fièvre lente qui suit trop souvent celle-ci, sont également caractérisées par le *rigor*; l'époque à laquelle ce symptôme se manifeste, et les autres signes dont il est accompagné, en précisent assez la signification.

Chez les hypocondriaques et les hystériques, les horripilations sont très-communes et très-fréquentes, sans jamais présenter aucun danger.

Le *rigor* qui se joint à de grandes distorsions des yeux, à des convulsions, au délire ou à des évacuations de mauvaise nature, est funeste.

____

(1) Aphor. 58, s. 4.

Celui qui est accompagné d'une fièvre lente continue, de toux fréquente et sèche, de difficulté de respirer, est le signe de la suppuration imminente du poumon et de tous les accidens qui en sont les fatales conséquences.

Les fortes congestions vermineuses entraînent de violentes et de fréquentes horripilations.

Aux approches des mouvemens métastatiques, aussi bien qu'avant les conversions des maladies, il se déclare des frissonnemens qui, joints à d'autres symptômes, viennent nous signaler ces changemens importans dans l'état des maladies.

Dans les fièvres continues, le *rigor*, surtout chez les individus cacochymes, est symptomatique de la chaleur elle-même, ainsi qu'on le voit souvent pendant le cours des fièvres putrides. Baillou compare ce phénomène aux frissonnemens analogues qu'éprouvent les personnes âgées et cacochymes exposées aux ardeurs du soleil. Ce *rigor* n'est point du tout alors le signe de la suppuration d'un des viscères internes. Citons le passage en entier de Baillou : *Qui fit ut in febribus continuis perpetua horrescendi quædam sit vicissitudo ? an omninò metus suppurati in parte aliquá, quod magna medicorum pars suspicatur ? nequàquam. Nam quum in febribus putridis præsertim si cacochymia magna sit quæ in-*

cendium conceperit, dum calor ex intervallis invalescit, et putridus vapor effertur a foco ad partes, reliquas feriens partes, tum horroris occasio adest. Omnes enim cacochymi dum vehementer repentè incalescunt, horrent, quod in externis videre licet : nam si quis cacochymus insoletur, paulò post horrescet et febriet (1). Baglivi a aussi confirmé cette vérité d'observation, à l'appui de laquelle il rapporte deux cas particuliers (2).

On regardera comme favorable et comme critique le *rigor* qui se déclare au milieu d'autres signes critiques, et par exemple avec tous les signes de coction du côté des urines, des diverses évacuations, et surtout des sueurs ; avec la diminution de tous les symptômes, la cessation de la fièvre, etc. C'est ainsi que Cléonactis éprouva le quatre-vingtième jour de sa maladie des frissonnemens considérables ; mais le même jour il eut des sueurs abondantes, les urines déposèrent un sédiment rougeâtre et uniforme, et la maladie fut ainsi complétement jugée (3).

---

(1) Ballonii. opera. tom. 1, lib. 11, epidem. et ephemerid. p. 88.

(2) Baglivi prax. lib. 1, § 1, p. 80, de rigore acutorum.

(3) Hipp. epidem. lib. 1, ægrot. 6.

On considérera, au contraire, comme non critique celui qui revient à plusieurs reprises ; car le *rigor* critique est un : et enfin on prendra une mauvaise opinion de celui qui est accompagné de lassitudes, d'anxiétés, de stupeur, d'une grande faiblesse, de sueurs froides, de déjections fétides, et qui se déclare en vain ou qui n'a pas de résultat ; une métastase fâcheuse en est presque toujours la suite (1).

Baillou avait remarqué que c'est surtout vers la tête que se fait la métastase à la suite de ces *rigors* nuls, ou qui se déclarent en vain, sans résultat. Après avoir fait remonter cette observation aux anciens, il en cite deux cas tirés de sa propre pratique. Il ajoute que ce qu'il a vu à cet égard pour le *rigor*, est également vrai pour les sueurs : *Mirum illud quod aliquandò a veteribus observatum est, rigores inanes et qui frustrà fiunt translationem ad caput afferre solere symptomaticam. Quod in domino de* Grosbois *deprehensum est, cui quum periodici essent horrores, illi aut arte, aut casu cessantes comatosam in cerebro dispositionem attulerunt. Id quoque verum perspicitur in monspessulo satellite regio, cui dolor cum æstu summo caput occupat ineuntibus paroxysmis, quum non oboriantur rigores qui oboriri de-*

---

(1) Baglivi. l. c.

*bent; nam quum rigores isti apparebant, nihil
tale contingebat. Id quod de rigoribus dicitur,
idem de sudoribus audiendum* (1).

Les horripilations qui surviennent dans les
fièvres déterminées par l'abus des alimens et des
boissons, et qui reparaissent à plusieurs reprises,
sont d'un très-fâcheux pronostic ; on en trouve
plusieurs exemples dans les épidémies d'Hippocrate. On en lit un très-détaillé et suivi d'utiles
commentaires dans Baillou (2).

Le *rigor* qui se manifeste dès le début des
fièvres continues, est un des signes de l'imminence de la malignité : *Cœteris prœterea consentientibus.* On peut lire l'observation de Pythion de Thase , et le commentaire qu'en a
donné Vallesius (3).

Dans les complications des fièvres entre elles,
et surtout dans les complications des intermittentes, on observe des *rigors* légers, fréquemment répétés et qui n'ont d'autre signification
que celle de la complication.

On retrouve ces mêmes horripilations irrégulières chez les nouvelles accouchées ; à la suite

––––––––––

(1) Ballonii opera epidem. et ephemerid. lib. 1, constitutio hyemalis, p. 44.

(2) Idem. consilior. medicinalium, lib. 1, consil. 110,
p. 431 et suiv.

(3) Vallesii. l. c. p. 299 et suiv.

des fausses-couches, ou même quelque temps avant; dans les retards ou les suppressions des règles.

Dans les hémorragies internes qui suivent l'accouchement, le *rigor* est très-salutaire : il annonce la cessation très-prochaine de la perte.

Le *rigor* qui n'est pas produit par une phlegmasie, débute en général chez les femmes par la région lombaire, d'où il se propage aux autres parties. Chez les hommes il naît aussi le plus souvent des régions postérieures du corps : *Rigores incipiunt mulieribus a lumbis et per dorsum in caput feruntur. Quin et viris etiam parte corporis posteriore magis quam anteriore* (1).

Des horripilations irrégulières sans fièvre à la suite des plaies-graves de la tête, sont toujours suspectes. Elles laissent craindre des épanchemens plus ou moins considérables, et le délire en est presque toujours la suite (2).

Les horripilations qui persistent encore et reviennent à plusieurs reprises après les évacuations critiques, sont de mauvais augure : *A sudore horror non bonum* (3).

---

(1) Vallesii. l. c. lib. 2, s. 3, p. 166; lib. 6, s. 3, p. 639.

(2) Van-Swieten in Boerhaave commentar. t. 1, § 275, p. 452.

(3) Hipp. aphor. s. 7.

Dans les Coaques on lit le passage suivant : *Qui post sanguinis ex naribus eruptionem ex tenuibus sudoribus perfrigescunt malè habent.*

Dans les fièvres continues, le *rigor* ne se présente guère qu'au début de la maladie ; c'est un mauvais signe qu'il revienne durant le cours de la maladie. Il est aussi plus léger que dans les fièvres intermittentes. Il faut craindre celui dont la durée et la force laissent des doutes sur le type continu et intermittent de la maladie.

De légères horripilations fréquemment répétées et dont le siége presque exclusif est dans le dos, avec des sueurs partielles et peu considérables, annoncent ou une maladie longue ou une insomnie très-douloureuse.

Des frissonnemens considérables et fréquens avec engourdissement des extrémités, sont des symptômes certains de malignité.

Le frissonnement n'est pas toujours le même dans toutes les maladies ni dans leurs diverses périodes. Il présente une foule de variations tirées de sa durée ou de sa force, et qui sont déterminées par la nature de la maladie, par ses diverses périodes, par les dispositions idiosyncratiques, etc.; ainsi, par exemple, plus la maladie est grave et plus ces frissonnemens sont longs et intenses. Leur durée et leur force se font surtout remarquer dans les fièvres quartes, tandis qu'ils se manifestent presque toujours d'une manière assez modérée dans les tierces bénignes. Chez les vieillards et les personnes cacochymes, ils offrent des degrés d'intensité incomparablement plus forts que chez les jeunes gens et les personnes bien constituées.

On observe plusieurs fois le *rigor* dans le cours de la plupart des fièvres exanthématiques, dans la rougeole, dans la scarlatine, dans la miliaire, dans l'ortiée, mais surtout dans la petite-vérole. Ici le *rigor* n'a pas seulement lieu au début de la maladie au moment de la fièvre d'incubation; il se manifeste encore avant la fièvre d'inflammation, au moment de la fièvre de suppuration, et même aux approches de la dessication. Dans tous ces cas, le frisson est toujours favorable, pourvu qu'il se manifeste dès les premiers momens de chacune de ces périodes, car plus tard il deviendrait inquiétant. Il faut toutefois observer bien attentivement le frisson de la fièvre de suppuration. Si, à cette dernière époque, il est plus long et plus fort qu'il n'a coutume de l'être, on peut s'attendre à l'affaissement subit de l'éruption, qui prend une teinte brunâtre; et la maladie, dont l'issue est alors très-douteuse, se complique évidemment de malignité.

Le frissonnement est inséparable de la fièvre pourprée blanche; il sert de signe à cette éruption , laquelle se manifeste ordinairement au sixième jour des fièvres continues: le danger du *rigor* doit se déduire de l'ensemble des signes concomitans (1).

Le *rigor* qui a lieu dans les fièvres éruptives lors des circonstances déjà signalées, qui arrive subitement et sans cause connue, qui est accompagné d'une grande faiblesse, est un signe mortel. Il s'est fait alors une métastase de la maladie à l'intérieur, et très-probablement une inflammation gangréneuse de quelque viscère (2).

Le *rigor* est un des signes qui annoncent la pleurésie essentielle : *Cum rigore fere semper veri morbi accedunt pleuritici* (3).

Dans les fièvres continues, le *rigor* porté à un certain degré suppose toujours le bon état des forces vitales, surtout s'il est suivi d'une chaleur douce, de sueurs, ou de toute autre évacuation salutaire; si le malade se trouve mieux ; s'il se déclare pendant l'état de la maladie , aux jours décrétoires, à la suite des signes de la coction; et s'il se trouve jugé par les sueurs.

___

(1) Gehler. l. c. § 17, p. 34—35.

(2) Christ. Gott. Schatterus. Trillero præside. Dissert. inaug. de horrore in febribus exanthematicis , præsertim variolis , signo plerumque letali. Trilleri opera , t. 3, p. 3o8.

(3) Dehaen. opera, t. 2, p. 220 , de pleuritide et peripneumoniâ , cap. 4.

Le *rigor* qui revient plusieurs fois dans les maladies aiguës, sans être suivi de mouvemens et d'évacuations critiques, laisse craindre une hémorragie, le délire, les convulsions et la mort.

Dans les fièvres intermittentes, les frissonnemens qui se répètent à plusieurs reprises, sans que la chaleur leur serve de crise suffisante, sont de mauvais augure.

Quelque considérable que soit le *rigor* fébrile, il est de bon augure s'il est suivi de chaleurs proportionnées : on est sûr alors que les forces vitales se trouvent dans une heureuse situation (1).

Dans les fièvres ardentes, le *rigor* peut indiquer également ou la permutation de la maladie ou une nouvelle complication : *Rigor etiam in ardentibus et per metaptosin et per epigenesin potest evenire* (2). Il ne restera aucun doute sur le véritable sens que l'auteur ajoute aux termes métaptose et épigénèse, quand on aura lu le passage suivant du même auteur : *Est itaque metaptosis permutatio unius in alterum priore abeunte ; epigenesis vero propagatio, hoc est id quo manente priore denuò adnas-*

____

(1) Prosp. Alpin. lib. 3, cap. 10, p. 205—6.
(2) Steph. Roder. Castrensis : quæ ex quibus : opusculum verè aureum, ac præcipua prognoseos mysteria reseraus, lib. 1, cap. 8, p. 16.

citur ; et pour laisser encore moins de doute sur sa véritable pensée à cet égard, l'auteur cite le passage suivant de Galien : *Transmutatur morbus quandò, priore cessante, advenit alter; supervenit autem quandò, altero adhuc manente, alter adjicitur* (1).

Le *rigor* est très-souvent l'indice d'un foyer abondant de suppuration, et, suivant Baillou, de la résorption du pus dans la masse du sang (2). Dans ces circonstances, le *rigor* a une durée qui lui donne comme l'apparence de l'état chronique.

Dans l'hépatite dont la terminaison va avoir lieu par suppuration, il se manifeste un *rigor* qui, né du foyer même de la maladie, est aussi bien plus prononcé sur ce point. A ce *rigor,* qui n'est pas de très-longue durée, succèdent toujours de la chaleur et des sueurs également plus considérables dans la partie affectée.

---

(1) Roderic Castrensis. l. c. cap. 2, p. 4.

(2) Ballonii consult. lib. 1, cas. 110.

On trouve aussi plusieurs faits réunis pour appuyer cette sentence, dans Bonet, Sepulchret. anat. lib. 1, s. 14, observ. 12—13—14—15—16—17, p. 349 et suiv.

1° La sensibilité augmentée.

2° La sensibilité diminuée.

3° La sensibilité dépravée.

Il est avantageux que le malade conserve sa sensibilité physique et morale ; qu'il soit affecté comme dans l'état naturel par le froid et le chaud, et par les autres agens qui peuvent frapper ses sens ; que l'âme montre sa sensibilité ordinaire dans les circonstances qui peuvent l'intéresser ou l'émouvoir (1).

Le développement excessif de la sensibilité est toujours un mauvais signe dans les maladies aiguës ; on doit supposer la présence d'une irritation considérable et craindre le délire. Cette exaltation de la sensibilité est un des premiers avant-coureurs de l'hydrophobie où le seul aspect de l'eau qui récrée si heureusement la vue, suffit pour déterminer les plus formidables convulsions : on la remarque aussi dans l'hystéricie et dans l'hypocondrie. Ici la délicieuse odeur d'une rose est douloureuse au point de produire la syncope. L'intensité de l'exaltation de la sensibilité est le caractère le plus certain de la gravité de l'affection nerveuse.

L'augmentation de la sensibilité dans les maladies aiguës, telle qu'on l'observe fréquemment, au point que les malades redoutent une lu-

---

(1) Leroy, pronostic, § 95, p. 3o.

mière un peu vive, que le moindre bruit les étonne, qu'ils éloignent tout ce qui les entoure, que le plus petit mouvement les remplit de frayeur et de crainte, et qu'ils tressaillent par le plus léger contact, est un fort mauvais signe : on doit craindre le délire, les convulsions et la mort.

Cet état est surtout remarquable dans les phlegmasies graves des viscères abdominaux.

La sensibilité est exaltée dans les fièvres inflammatoires générales ; elle l'est aussi sur le lieu qui doit être le siége de la maladie aux approches des phlegmasies.

Dans le cours d'une maladie aiguë, à l'époque de la crise, la marche de la nature étant d'ailleurs régulière, si au milieu des symptômes favorables il se déclare une sur-excitation de la sensibilité vers quelque point, on peut assurer que c'est là que se fera la crise.

L'exaltation de la sensibilité dans les affections spasmodiques est peu redoutable, pourvu qu'elle ne dépasse pas les bornes. Elle se trouve tout-à-fait en rapport avec la nature de la lésion ; mais cette même exaltation dans les maladies essentiellement atoniques, est un fort mauvais signe ; la mort est très-prochaine. C'est ce qui s'observe fréquemment dans les fièvres putrides, et, dans tous les cas, où la mort arrive par un excès de faiblesse.

La diminution de la sensibilité que les patho-

logistes ont désignée par les mots *anœsthésie*,
dysœsthésie, est comme naturelle à plusie urs
maladies ; et ici elle n'a aucune valeur fâcheuse.
C'est ainsi que dans les paralysies , dans la catalepsie, dans l'extase, dans l'ivresse, dans les accès
épileptiques ou apoplectiques , dans quelques
cas de frisson fébrile, la perte de la sensibilité
n'a d'autre signification que celle de la maladie
à laquelle elle se trouve liée.

L'anæsthésie, dans les maladies aiguës, surtout si elle se joint à une grande prostration des
forces, est un mauvais signe ; elle précède souvent
les éruptions miliaires et pourprées, les fièvres
malignes et putrides.

La diminution ou la perte du sentiment dans
les fièvres inflammatoires, dans les phrénésies ,
dans les coliques violentes, et surtout dans le
cholera morbus, annoncent un danger pressant.

La dysæsthésie est d'autant plus dangereuse
qu'elle est plus généralement répandue sur le
corps; que son principal siége réside sur des
parties plus importantes à la vie par la nature
de leurs fonctions, et qu'elle est de plus longue
durée.

Dans les maladies aiguës, l'insensibilité du
corps, jointe à la torpeur des facultés intellectuelles, est pernicieuse. Cet état suppose une
faiblesse considérable, réelle ou apparente, pro-

duite par un engorgement ou un spasme dans le cerveau.

Une sensation comme d'épaississement et de gêne dans les mouvemens des mains et des doigts, avec une diminution notable de la sensibilité, est un signe certain de pléthore sanguine portée à un haut degré. Il n'est pas rare de voir ce signe précéder les apoplexies complètes ou incomplètes. J'ai eu fréquemment occasion d'en faire la remarque, à ces époques où la constitution de l'air rend comme constitutionnnelles, dans la capitale, les diverses apoplexies. On peut d'après ce seul signe, qu'il ne faudrait cependant pas confondre avec les engourdissemens qui précèdent les paralysies partielles, se décider pour l'emploi des saignées générales ou locales, abondantes ou ménagées, suivant les circonstances.

L'anæsthésie, jointe aux affections comateuses, est de mauvais augure, surtout dans le cours d'une maladie aiguë et avec le délire.

Si cet état d'insensibilité est poussé au point d'entraîner une léthargie profonde, ou bien de donner naissance à un besoin irrésistible du sommeil; s'il s'y joint de la démence, du délire, ou une absence telle de l'esprit, que le malade perde à l'instant même la mémoire des choses qu'il a sollicitées avec le plus d'instances; si pressé, par exemple, du besoin d'uriner, il demande le vase de nuit, et que bientôt il oublic qu'on le lui a donné ; si, interrogé à haute voix, il ne répond pas aux questions qu'on lui adresse ; si on peut le piquer, le pincer ou lui tirer les cheveux, même assez fortement, sans qu'il s'en plaigne ; si, succombant malgré lui à cet état de stupeur, il reste couché sans mouvement et comme sans vie, les membres épars et presqu'à l'abandon, la mort est aux portes.

Dans les violentes attaques d'hystéricie, on rencontre quelquefois une anæsthésie poussée à ce degré ; et cependant l'accès une fois passé, le malade revient tout à fait à lui-même.

Si le malade, ayant la bouche très-sèche et le corps très-chaud avec une fièvre ardente, il ne se plaint cependant pas de soif ; si on le trouve les pieds et les mains froids hors du lit ; s'il a des déjections alvines et s'il urine sans le sentir ; s'il paraît ne prendre aucun intérêt à ce qui se passe autour de lui ; s'il se comporte avec indifférence dans les scènes les plus attendrissantes, on doit en conclure qu'il est devenu insensible, et que son cerveau est grièvement affecté. Tous ces signes sont regardés comme mortels par Hippocrate.

La distribution irrégulière et vicieuse de la sensibilité sur diverses parties du corps, au point qu'elle se concentre presque exclusivement sur une seule partie, est un des caractères fâcheux des fièvres malignes.

Dans les maladies des femmes en couches, que l'on a à tort réunies sous un même nom et sous un même genre, puisque l'expérience apprend que les affections puerpérales peuvent être fort variées par leur nature, on trouve ceci de commun, une vicieuse concentration de la sensibilité sur la région abdominale : et ce symptôme, qui est le résultat de l'accouchement, et qui a été de plus la source de l'erreur dont nous nous plaignons, sert aussi d'indice à la gravité de la maladie. Ces parties se trouvent atteintes d'une débilité radicale, et la lésion porte là ses principales atteintes.

Il arrive souvent que, dans des lésions d'ailleurs graves et éminemment fébriles par leur essence, on n'observe aucun des phénomènes qui appartiennent à la fièvre. La nature n'a pas les mouvemens assez libres pour la produire ; ses élémens existent, mais ils ne peuvent être mis en jeu. « Le non développement de la fièvre qu'on observe quelquefois dans des affections douloureuses très-fortes, provient souvent, dit M. Caizergues, d'une mauvaise distribution des forces sensitives. L'organe frappé de douleur absorbe une quantité de sentiment telle, que le corps ne peut ressentir le stimulus de la cause matérielle contre laquelle doivent s'élever les mouvemens de la fièvre ; élan généreux de l'âme sensitive, ainsi que s'exprime ingénieusement le professeur Fouquet (1). »

SIGNES FOURNIS PAR LES FONCTIONS DES SENS EXTERNES.

D'après le plan que je me suis tracé, et dans l'ordre successif des matières que j'ai entrepris de traiter, l'examen des signes fournis par les fonctions des sens externes se présente naturellement à nos méditations.

Remarquons, en passant, que c'est à l'usage des fonctions de ces sens que nous devons tous les avantages de notre existence. Les charmes de la conversation, les plaisirs de la société, l'inappréciable don des idées, l'empire de la mémoire, le pouvoir de la volonté, la force de l'imagination, la rapidité de la pensée, l'usage de la raison, tous ces élémens de notre félicité morale nous viennent en grande partie d'eux.

Deux considérations également importantes tendent à donner à cette série de signes un intérêt particulier, et en font une source féconde d'instruction séméiologique. La première de ces considérations, et c'est celle qui va nous occuper spécialement, se déduit de l'utilité et de la

______

(1) F. C. Caizergues, fragment de physiologie méd. dissert. inaug. in-4°. Montpellier, an 8, p. 40.

multiplicité des signes tirés des fonctions des sens externes. L'autre considération naît de ce que les impressions reçues par les organes des sens externes étant les régulateurs et la base des sensations et des idées, il est important de bien connaître l'état des fonctions de ces organes pour apprécier au juste les modifications qu'offrent au séméiologiste les sensations et les idées des malades. En effet, comme nous le verrons ailleurs, deux causes principales produisent, constituent dans les fièvres le délire et les rêvasseries, par exemple. Ou ce sont les sens externes qui perçoivent et transmettent ces fausses sensations à l'organe des fonctions intellectuelles qui est resté sain ; ou c'est cet organe dont la propre lésion altère, change et dénature les perceptions des sens externes , d'ailleurs naturelles ou normales. Ces deux espèces de délire, dont je m'occuperai plus bas, et que j'ai distinguées plusieurs fois au lit des malades, offrent des dangers variés ; mais ce n'est pas ici le lieu d'en parler : qu'il me suffise de signaler ce point de séméiotique pour avoir constaté, sous un nouveau rapport, l'importance de l'étude des signes fournis par les fonctions des sens externes.

Ce qui ajoute encore à tout l'intérêt qu'offre l'étude des fonctions des sens externes, c'est que, par une circonstance de structure qui présente à la fois et de grands avantages et de nombreux inconvéniens, chacun de ces sens reçoit des impressions plus ou moins fortes et plus ou moins variées, d'abord des objets extérieurs, et, en outre, des divers mouvemens qui se passent dans l'intérieur de l'économie ; d'où il arrive qu'ils éprouvent des altérations très-variées, et qu'ils deviennent autant de sources de signes dont l'observation clinique tire le plus grand parti. Ainsi, d'un côté, l'organisation, la structure des sens externes est telle, qu'ils sont continuellement en contact immédiat avec les agens externes ou environnans ; et, de l'autre, leurs liaisons, leurs dépendances sympathiques avec tous les organes de l'économie, les tient en communication constante avec eux.

Tout le monde sait en quoi consiste l'intégrité de ces fonctions, c'est-à-dire, leur état naturel ou normal. La vue nette, claire et étendue ; l'ouïe facile, exacte et fine ; le goût sain, délicat et sûr ; l'odorat subtil, exquis et prompt ; le tact exercé, fidèle et libre sur toutes les parties extérieures du corps : telles sont, en général, les conditions principales de l'intégrité des fonctions des sens externes.

Il faut cependant remarquer que l'activité des fonctions des divers sens externes, et de chacun d'eux en particulier, varie beaucoup, non-seulement dans les différentes espèces d'animaux, mais encore dans les individus de chaque espèce.

Chez l'homme, cette variation, qui est surtout individuelle, tient aux considérations du sexe, de l'âge, du tempérament, etc. En général, les sens externes présentent plus dè finesse chez les femmes que chez les hommes. Les sens de la vue et de l'ouïe, par exemple, sont bien moins actifs que les autres chez les enfans; et ils sont également les premiers engourdis ou affaiblis dans la vieillesse. Les individus phlegmatiques, replets et lents, ont, toutes choses égales d'ailleurs, les sens externes bien plus obtus que les individus qui sont doués d'un tempérament sec, d'une constitution nerveuse, et d'un caractère vif et emporté.

Différens états de la vie apportent encore de grandes modifications à l'action des sens externès. Pendant le sommeil, par exemple, les sens sont engourdis au point que, même avec les yeux ouverts, on n'y voit point, et que l'ouïe, l'odorat, le goût et le tact restent également dans une inertie complète, quoique exposés à l'influence des corps qui en provoquent le plus l'action, dans l'état de veille.

Une chaleur excessive porte sur tous les sens, et spécialement sur le toucher, une impression débilitante bien prononcée; et, de son côté, le froid extrême rend la vue et l'ouïe plus fines, tandis qu'au contraire il émousse singulièrement le sens du toucher.

Il est des professions qui exercent une influence bien manifeste sur les fonctions des sens. Ramazzini a observé que les vidangeurs ont tous la vue mauvaise, et qu'ils souffrent considérablement des yeux pendant les travaux de leur état (1). La plupart d'entre eux finissent par être aveugles. Les gens de lettres et tous les ouvriers qui travaillent beaucoup à la lumière et sur de petits objets, deviennent ordinairement myopes, etc.

La diminution d'action, et plus encore la perte totale d'un des sens externes, tournent toujours à l'avantage d'un ou de plusieurs de ceux qui restent sains. L'aveugle a l'ouïe très-fine et le tact exquis; le sourd a la vue très-étendue, etc. Il est rare de voir un sourd et muet ayant la vue faible.

La durée même de l'exercice des sens externes, prolongée outre mesure, et leur excitabilité poussée trop loin, diminuent beaucoup l'activité de leurs facultés, du moins momentanément. Une trop vive lumière finit par nous empêcher de voir clair : un bruit trop grand nous rend sourds: le toucher est considérablement émoussé par les travaux manuels, durs et grossiers, long-temps continués : l'habitude d'alimens de haute saveur, ainsi que des odeurs fortes, détruit le goût et

____

(1) De morb. artific. cap. xiij, p. 514 et suiv.

l'odorat. Mon collet de fleurs sert à mon nez, dit
Montaigne ; mais après que je m'en suis vestu
trois jours de suitte, il ne sert qu'aux nez assistans (1).

Plusieurs maladies exercent une influence
marquée, et produisent des changemens importans dans les facultés des sens externes ; et comme
alors ces changemens tiennent à la maladie elle-
même, ils ne sont, dans ce cas, que d'une considération secondaire pour le pronostic, et ils
ne peuvent servir qu'à indiquer le degré d'intensité de la maladie. Ainsi les yeux deviennent très-
sensibles à la lumière dans l'ophtalmie, la fièvre
scarlatine, la rougeole ; l'ouïe se perd presqu'entièrement dans l'otitis ; l'odorat et le goût sont
singulièrement émoussés dans le catarrhe nazal ;
le goût se détériore dans les embarras gastriques
et dans les fièvres bilieuses ; le tact est émoussé
dans les éruptions croûteuses des doigts et des
mains, il est entièrement nul dans la catalepsie
et la paralysie, etc.

L'intégrité anatomique des organes des sens et
de leurs dépendances, est indispensable pour
leurs usages et leurs fonctions. Ainsi, par exemple, l'état calleux de la peau émousse le tact, et
la destruction ou le déchirement de l'épiderme
en altèrent totalement la nature. Les perceptions

____

(1) Essais, liv. I, chap. 22.

des saveurs cessent lorsque, par une cause quelconque, la langue se trouve dépouillée de la cu-
ticule qui la recouvre, etc.

Enfin, certains médicamens ont aussi une action incontestable sur les fonctions des sens externes. Les narcotiques et les substances vireuses
affaiblissent à des degrés divers les facultés des
sens. La jusquiame paralyse l'œil, etc.

L'usage modéré du vin augmente l'énergie des
sens externes ; et, au contraire, l'excès des boissons spiritueuses les émousse tous.

A ces considérations générales, que le séméïologiste doit avoir constamment sous les yeux pour
fixer irrévocablement la valeur des signes fournis par les sens externes, joignons encore cette
pensée que l'action de ces sens concourt singulièrement à l'entretien des forces vitales par l'excitation salutaire que leur exercice régulier détermine sur le centre de l'organe pensant. Cette
excitation, produite sur le cerveau, se réfléchit
et se répète naturellement sur tous les autres
organes, qui prennent ainsi un nouveau degré
de tonicité, un nouvel accroissement de forces.
Les sens externes, indépendamment des fonctions qui leur sont propres, ont donc encore,
comme effet secondaire, l'avantage de concourir à
l'entretien des forces vitales.

Il est rare que, dans une maladie tant soit peu
grave, tous les sens externes conservent leur état

naturel ou normal. Presque toujours il y en a un ou plusieurs dont les fonctions sont plus ou moins altérées ; et le danger de la maladie est, en général, proportionné au degré d'altération que ces fonctions éprouvent.

Souvent ces altérations ne sont que momentanées. Il arrive fréquemment, dans les maladies aiguës, que le toucher devient presque nul pour un instant ; que le malade cesse momentanément de voir ou d'entendre : ces accidens sont alors bien moins fâcheux que lorsque leur durée se prolonge plus ou moins pendant le cours de la maladie.

Il n'est pas rare néanmoins de voir des convalescences et des guérisons à la suite de fièvres malignes qui ont offert pendant long-temps la suspension totale des fonctions des sens externes. Un des faits les plus remarquables en ce genre, est sans doute celui dont Stoll nous a laissé l'exemple dans l'histoire qu'il a tracée lui-même de sa propre maladie : *Quo tempore*, dit-il, *sensuum externorum facultas omnis suspensa fuerat* (1).

Dans quelques circonstances, ces altérations se trouvent en rapport avec la maladie elle-même, dont elles constituent une partie ou un symptôme. Elles sont alors plus favorables que fâ-

____

(1) Rat. med. t. 2, p. 13.

cheuses, par cette raison que c'est toujours d'un bon augure que les choses arrivent dans les maladies comme il convient, comme elles ont coutume d'avoir lieu. C'est ainsi, par exemple, que durant la période d'irritation des fièvres aiguës en général, et plus particulièrement des fièvres nerveuses, le moindre bruit fatigue les malades et leur devient pénible à entendre; tandis qu'au contraire à la fin de ces mêmes maladies, à l'époque de leur terminaison, l'ouïe est ordinairement difficile et dure.

L'affaiblissement ou l'exaltation des fonctions des sens externes suppose une altération analogue dans le cerveau; et l'état de ces mêmes fonctions est un des indices qui nous servent à estimer au juste le degré des forces vitales dans les maladies.

Quoique l'état actuel des fonctions des sens externes nous dirige en général dans l'estimation de la gravité des maladies, il faut convenir cependant que tous ces sens se trouvent assez souvent sains jusqu'au dernier moment.

Il faut enfin remarquer que, dans un grand nombre de circonstances, des lésions même considérables d'une ou de plusieurs des fonctions des sens externes, précèdent les crises les plus favorables et souvent jugent la maladie, ainsi que nous allons le voir en étudiant successivement les signes de chacun des cinq sens. Dans ce cas, ces dérangemens, ces lésions arrivent aux époques critiques de la maladie, et se lient à un ensemble de signes critiques qui en font aisément connaître la nature.

Dans les affections maniaques et pendant les accès d'hystéricie et d'hypocondriacie, il n'est pas rare de voir un ou plusieurs des sens externes prendre un développement insolite, et servir ainsi de caractère à l'intensité de la maladie. Cela s'observe particulièrement dans les cas de manie aiguë (1).

En général, pour que les dérangemens des fonctions des sens externes soient d'un bon ou d'un mauvais pronostic, il faut qu'ils se trouvent liés à des dérangemens analogues des facultés intellectuelles ou de l'ensemble de la constitution; car ces dérangemens peuvent être l'effet d'une lésion même légère de l'organe. Ainsi, la présence du cérumen en grande quantité dans l'oreille, produit la surdité; une affection même légère des nerfs optiques, et que l'éternuement, le vomissement, etc., font cesser, donnent souvent lieu à une cécité momentanée. Le vent du sud même affaiblit la vue : *Austri caliginosi,* dit Hippocrate.

------

(1) Hoffmann, disputatio sistens explanationem affectus maniaci sensuum augmento stipati. opera. Supp. t. 2, p. 314, casus.

La longue durée des vents du nord porte aussi sur l'organe de la vue un principe d'irritation, ainsi que nous en avons vu un exemple, comme épidémique, pendant les trois premiers mois de 1816, à Paris.

Mais abandonnons ces considérations générales, dont nous n'avons dû présenter ici qu'une esquisse pour nous servir d'introduction et de guide dans l'appréciation des signes nombreux attachés à chacun des sens externes.

SIGNES FOURNIS PAR LA VISION.

Les notions variées que le séméiologiste emprunte de la vision, se déduisent, comme toutes les lésions de la sensibilité, ou de la diminution de cette fonction connue sous le nom d'*amblyopie*, ou de son augmentation, appelée *oxyopie*, ou des différentes aberrations auxquelles la vision est assujettie, et que je rappellerai successivement, tant qu'elles pourront nous fournir quelques données séméiologiques.

C'est un très-bon signe, dans les maladies graves surtout, que la vue conserve son état naturel. Plus elle s'en écarte, et plus grand est le danger ; à moins cependant que ces altérations de la vision ne soient le résultat d'une lésion organique de l'œil ou de ses dépendances.

Un regard faible et timide passe pour un mauvais signe dans les maladies aiguës, sous ce rapport qu'il suppose un épuisement proportionné des forces vitales, et qu'il peut faire craindre les convulsions et la mort. Il en est de même du regard triste et abattu ; à moins que le malade ne soit pris de diarrhée, qu'il ait été entièrement privé de sommeil, ou qu'il souffre de la faim : *Oculorum obscuratio et oculus fixus caliginosus malum portendunt*, dit Hippocrate. Plus bas il ajoute : *Oculorum obscuratio cum animi deliquio brevi convulsionem inducit* (1).

Cet état de la vision dans les affections hystériques, hypocondriaques et maniaques, devance de très-près l'invasion de l'accès, ainsi que tous les praticiens ont pu s'en convaincre (2). Ajoutons que, dans ces mêmes maladies, les individus qui en sont atteints se trouvent fréquemment pris d'amblyopie momentanée, comme s'il leur passait un nuage ou de la fumée devant les yeux. Ces accidens ne durent guère que quelques heures ; rarement on les voit se continuer pendant quelques jours ; et le plus souvent la plupart des autres symptômes hystériques cessent tout le temps que celui-là a lieu.

La cécité est quelquefois le produit, le résul-

----

(1) Hipp. coac. prænot. § II, n° 134—135, p. 542. V. aussi aphor. 49, s. 4.

(2) On en trouve surtout un fait remarquable dans Hoffmann, opera. t. 3, p. 238.

lat d'une simple affection gastrique ; et alors la cause et l'effet cèdent à un ou deux émétiques. Richter et Sauvages en rapportent des faits, et on en a recueilli un grand nombre d'exemples à Montpellier, sur des soldats qui revenaient de la prise de Port-Mahon.

La cécité, pendant le délire, est un signe de mort prochaine. Prosper Alpin l'avait déja remarqué : *Si desipientes non videant, ipsis profectò haud longè aberit exitium* (1). J'ai eu occasion de confirmer plusieurs fois cette vérité d'observation.

L'affaiblissement de la vue avec éblouissement, et des bluettes de feu ou des étincelles qui semblent sortir des yeux comme d'un caillou frappé par le fer, sont le signe de la direction vicieuse et de la concentration du sang vers la tête. Ces accidens précèdent la syncope, l'apoplexie, les hémorragies nazales, soit symptomatiques, soit critiques, et le délire.

C'est un très-mauvais signe, dans les maladies aiguës, que les yeux ne puissent pas supporter l'impression de la lumière : *Malum est lucis splendorem fugere* (2) ; à moins cependant que l'éclat de la lumière ne soit tel, qu'elle blesse même les yeux des personnes qui se portent

---

(1) Prosp. Alpin. de præsagiendâ vitâ et morte, p. 99.
(2) Hipp. coac. n° 117, § 11, p. 541.

bien; ou que les yeux du malade se trouvent atteints d'inflammation locale; qu'il existe une forte migraine, enfin que ce phénomène soit caractéristique de la maladie dans laquelle il se rencontre, comme on l'observe dans la variole, la rougeole, la scarlatine.

Les nuages qui semblent passer devant les yeux, ou la vue trouble, obscure, avec vertige et assoupissement, sont un des signes du délire très-prochain.

Il n'est pas rare que, dans les maladies graves, la vue soit altérée au point de changer totalement pour le malade la nature des objets qui se trouvent sous ses yeux : ou il voit mal ceux qui y sont, ou bien il en voit d'autres à la place. Cet état devance de très-près la mort.

C'est encore un très-mauvais signe que les malades voient les objets doubles, surtout à la suite des fièvres de consomption et pendant le cours de l'apoplexie ou de la paralysie. Il faut cependant remarquer que ce phénomène se trouve quelquefois lié aux simples ophtalmies.

Dans les maladies aiguës, la vue d'êtres fantastiques, de lueurs, de fantômes, de mouches et autres objets répandus dans les vagues de l'air, est un signe de délire ou même de mort. Il faut cependant remarquer que c'est là souvent un effet naturel d'une digestion pénible, de l'usage des plantes vireuses ou vénéneuses, quelquefois aussi de l'opium même pris à petites doses. Ce phénomène est encore un des prodromes de l'amaurose et de la cataracte.

Enfin, la perte totale de la vue dans les maladies aiguës, est un des signes de la déperdition entière des forces vitales et de la mort : *Cœteris quoque consentientibus.*

Au contraire, les yeux hagards, le regard perçant et même farouche, indiquent une direction vicieuse des forces vers le cerveau, et présagent le délire, l'apoplexie et la mort : *Oculi feroces, horridi et audaces, delirantium ac phreneticorum proprii, plerumque convulsionem accusant aut mortem cum aliis signis* (1).

Aux approches de la mort, on remarque quelquefois que la vue devient plus perçante ; par la même raison que l'ouïe prend, dans d'autres cas, un plus grand degré de finesse. On doit toujours mal augurer de ce signe. Il ne faut cependant pas oublier de noter ici que l'on a observé plusieurs faits de vue recouvrée naturellement chez les vieillards, et que ce phénomène, tout à fait conforme aux lois de l'optique, pourrait bien se présenter pendant le cours d'une maladie aiguë ; alors il n'aurait pas la même signification. Klein avait déjà noté ce fait physiologique : *Visûs debilitatem aliquoties attendimus senio sublatam, mitigatam. Visus quandoque ante obitum in*

––––––––––––––––––––––

(1) Hipp. in lib. V. epidem.

in cœcis revertit (1). Lecat a observé plusieurs fois ce phénomène; et il en a donné une heureuse explication (2). M. Emmanuel père en a aussi recueilli deux exemples (3).

Le regard constamment fixe, dans les maladies aiguës, est un mauvais signe. Il se joint le plus souvent au délire et en aggrave le pronostic : *Oculorum rectitudo in morba acuto......
nihil boni.* Hipp. (4).

La plupart des maladies des yeux se présentent comme symptomatiques dans les maladies aiguës ; et, sous ce rapport, elles aggravent ou diminuent le pronostic, suivant les circonstances.

L'amaurose, ou goutte sereine, laisse craindre des attaques soit d'apoplexie, soit de paralysie. Il n'est pas rare de voir que les individus pris d'amaurose périssent apoplectiques ; Kaltscmied nous en a laissé un exemple assez remarquable (5). L'amaurose qui se déclare pendant le cours d'une de ces maladies, l'apoplexie ou la paralysie, est mortelle.

---

(1) Klein, interp. clinicus. edidit. ac præfatus est F. J. Double, p. 257, de oculor affect.

(2) Traité des Sensations et des Passions, t. 2, p. 656.

(3) Journal-général de Médecine, t. 30, p. 68.

(4) Coac. prænot. t. 1. § 11, p. 442, n° 136.

(5) Haller, disput. medic., t. 1, p. 375.

Les observations de Richter, de Schmucker et de Scarpa attestent qu'il est des amauroses dépendantes des congestions bilieuses, d'affections rhumatismales ou goutteuses, et de différentes éruptions répercutées : elles prouvent aussi que l'amaurose peut être l'effet d'une crise imparfaite des fièvres intermittentes et des fièvres malignes (1).

J'ai vu l'amaurose se présenter régulièrement à chaque accès d'hystéricie chez une femme âgée d'environ trente-huit ans.

Enfin l'amaurose existe comme symptôme de la phrénésie et des fièvres ardentes, sans rien ajouter au pronostic général de la maladie, ainsi que l'ont reconnu Hoffmann, cité par Nootnagel (2) et Ross (3).

Le strabisme, qui est si fréquemment lié aux accès d'épilepsie, peut se renouveller également durant le cours de toutes les maladies nerveuses, dont le siége et l'origine sont dans le cerveau.

Le strabisme, qui n'est point le résultat de la conformation, soit originelle, soit acquise de l'organe visuel ou de ses dépendances, et qui

____

(1) V. aussi Hoffmann. opera, t. 3, p. 228 et suiv.

(2) Dissert. med. inaugural in edinensi thesaur. t. 2, p. 257 et suiv.

(3) Dissert. de amaurosi in Baldinger : Sylloge selectior. opusculor. t. 3, p. 177 et suiv.

n'est pas non plus l'effet d'une mauvaise habitude , suppose un état ou spasmodique ou atonique des muscles moteurs de l'air.

Le strabisme est souvent l'indice, le prodrome des convulsions et de l'apoplexie. Je l'ai surtout remarqué souvent chez les enfans pris de convulsions produites par la dentition ou par les congestions vermineuses.

Le strabisme accidentel dans les fièvres aiguës est presque toujours lié au délire, et il annonce ou que la maladie sera longue ou qu'elle aura une issue fâcheuse. On en a des exemples dans l'observation du malade d'Hippocrate, qui demeurait dans le jardin de Déalcès (1), et dans l'histoire de la maladie de la femme qui est le sujet de la onzième observation du troisième livre, section deuxième des épidémies.

La nyctalopie (1) elle-même rentre dans le domaine de la séméïotique. Elle se présente quelquefois au milieu des accidens divers liés au délire ; elle caractérise dans certains cas l'état grave des fièvres malignes. C'est ainsi que le

---

(1) Epidem. lib. 3, s. 1, 3e malade.

(2) Le mot nyctalopie, autant d'après les étymologies que d'après les acceptions diverses qu'il a reçues, signifie également *vue nocturne* et *cécité nocturne*. Il est cependant plus généralement pris comme exprimant la *vision nocturne*.

docteur Rowley, dans son traité des principales
maladies des yeux, parle d'un étudiant qui, pris
d'un délire aigu très-violent, lisait facilement,
et dans l'obscurité de la plus profonde nuit,
toutes les écritures qu'on lui présentait; dès que
le malade fut guéri, il perdit la faculté de lire
ainsi pendant la nuit (1).

Les divers signes fournis par les yeux que
je viens de présenter comme presque toujours
graves, sont cependant eux-mêmes, dans certaines occasions, des signes favorables; ou parce
qu'ils se dissipent plus ou moins promptement,
ou même parce qu'ils se présentent aux époques
critiques des maladies et au milieu des signes
nombreux qui annoncent que la crise sera prochaine et favorable.

La cécité est quelquefois critique : dans ce
cas, elle dure souvent, même après la guérison,
ainsi que l'on en a un exemple dans la maladie
de Clazomène (2). Aubry a confirmé ce résultat
de l'observation, et il ajoute : J'ai vu une ving-
taine de cécités critiques dans le cours de ma
pratique; mais il faut avouer qu'elles n'arrivent
guère qu'à la suite des maladies dangereuses et

______

(1) Rowley, cité par Zollikofer ab Altenklinger. Dissert. de sensu externo. Brera , Sylloge opusculor. t. 2 ,
p. 236.

(2) Dixième malade du premier livre des Epidém.

malignes, principalement après les fièvres ardentes, et lorsque la nature n'a pu, avant les crises, bien achever les coctions (1).

Je vois dans ce moment une dame qui relève d'une violente attaque d'angine de poitrine. La crise, à laquelle j'ai opposé avec succès des exutoires aux cuisses, s'est terminée par une cécité d'abord complète, ensuite portant sur tels ou tels objets, sur telle ou telle couleur. La vue semble revenir peu à peu, à mesure que la crise diminue pour renaître plus terrible.

Dans toutes les maladies il est avantageux que la vue du malade, précédemment obscurcie, altérée, reprenne sa clarté et son état naturel ; que le regard, auparavant languissant, acquierre l'énergie qui lui est propre, etc. : on doit espérer alors que la terminaison de la maladie sera prochaine et heureuse.

La vue trouble est dans quelques cas le signe d'un vomissement prochain et salutaire : *In febre non exitiosá, tenebricosum aliquod ob oculos obversari biliosum vomitum significat* (2).

On remarque assez souvent aux approches des convalescences, à la suite des fièvres malignes, et quelquefois aussi pendant la convalescence elle-même, que les malades ont des visions fan-

---

(1) Oracles de Cos, dernière édition, p. 395.
(2) Hipp. in prorrhet.

tastiques, ou qu'ils voyent mal les objets qu'ils ont sous les yeux. Le fait le plus curieux dans ce genre, est celui qu'a recueilli Stoll, dans l'histoire qu'il nous a transmise de sa propre maladie : *Objecta omnia*, dit-il, *ad perpendiculum erecta ita inclinata pronaque adparebant quasi in meum caput ruitura. Quæve cum horizonte parallela excurrebant mihi videbantur elevari atque ita assurgere, ut qui per cubiculum ambulabant per planum acclive ascendere viderentur, mihique ipse visus sum plano pavimento incedens per acclivia gradiri. Prout longiùs a morbo provehebar, ita et hoc visus vitium corrigi et corporis firmari vires, meque respicere vultu denuò propitio cepit* (1).

La vue des objets fortement colorés en jaune précède ou suit quelquefois l'ictère; mais il ne faut pas accorder trop de confiance à ce signe.

Les yeux hagards, le regard vif et perçant, et la vision d'objets fantastiques colorés en rouge, de feux, de bluettes, d'étincelles ou même de flammes, sont le signe d'une hémorragie critique prochaine, si d'ailleurs l'ensemble des signes annonce une terminaison favorable. C'est d'après de semblables données que Galien a prédit, en présence de plusieurs médecins, une hémorragie critique dont l'apparition étonna tous

____

(1) Rat. med. pars 2ᵉ, p. 14. Viennæ Austriæ, 1794.

les assistans : *De quo dum medicis hæc admi-
randa viderentur, æger e lecto se sustulit tanquam prosiliturus ; interrogatusque cur exsi-
lire voluisset, cum nihil adesset ob quod id
facere debuisset, rubri coloris serpentem per
laquearia repentem a se visum expavisse res-
pondit* (1).

On rencontre quelquefois ces phénomènes de
la vision à l'état symptomatique, dans les maladies
inflammatoires fortes.

Le strabisme est aussi quelquefois lié à l'ensemble des signes critiques des maladies aigües ;
il en est de même de la cécité : *Quibus in febribus ardentibus oculorum distortio aut ce-
citas, febrem ardentem solvit* (1).

SIGNES FOURNIS PAR L'OUÏE.

Les oreilles, considérées sous le rapport de la
fonction qu'elles exécutent, fournissent un grand
nombre de signes ; ainsi l'ouïe peut être diminuée, augmentée ou dépravée.

La diminution de l'ouïe offre un très-grand
nombre de degrés ou de modifications : je les
comprendrai tous sous la dénomination de *sur-*

---

(1) Galen. lib. de præsag. ad posthum. cap. 13.

(2) Hipp. de judicationibus, p. 445, § XI, n° 2.

dité, pour éviter des divisions qui ne feraient qu'embrouiller la matière.

La surdité est, dans les maladies aigües, un mauvais symptôme qui se trouve souvent accompagné d'un délire furieux, et quelquefois de la mort. En parcourant les épidémies d'Hippocrate, on trouve l'observation d'Hermocrates, lequel, devenu sourd le premier jour de sa maladie, perdit connaissance le sixième, et mourut le vingt-septième : celle de Philiscus de Thase, qui, attaqué de surdité dès le second jour de sa maladie, délira le troisième, et mourut le cinquième : enfin, celle d'Hérophon qui, ayant eu une surdité le cinquième jour de sa maladie, délira bientôt après. Ce dernier, il est vrai, ne mourut point ; mais l'on observe, en lisant attentivement l'histoire de sa maladie, que ces signes ne furent pas de longue durée, qu'il se manifesta des sueurs critiques, et ensuite que l'ensemble des autres signes était plus favorable que funeste.

Dans un grand nombre de cas, la surdité survenant chez des individus attaqués de douleurs aux extrémités inférieures, les douleurs cessent ; et réciproquement la surdité est détruite par les douleurs violentes des extrémités inférieures. Dans l'observation d'Hérophon, troisième malade des Epidémies d'Hippocrate, la surdité, et le délire qui en fut la suite, laissaient peu d'espérances : vers le huitième jour il se manifesta des douleurs violentes à la rate, à l'aine gauche, et enfin aux extrémités inférieures; la surdité et le délire cessèrent, et le malade guérit.

A côté de ces faits il faut placer les sentences d'Hippocrate , dans lesquelles le père de la médecine annonce que les malades attaqués de surdité recouvrent l'ouïe, s'il leur survient la diar-rhée ou une hémorragie nasale ; et réciproquement que la diarrhée cesse par la surdité spontanée : *Quibus biliosœ sunt dejectiones , hœ obortâ surditate cessant: et quibus adest surditas, his exortis biliosis dejectionibus , finitur. Aphor.* 28, *sec.* 4 : plus loin , *aphor.* 60, même section , il dit : *Quibus in febribus aures obsurduerunt, sanguinis ex naribus profluens , aut alvus exturbata morbum solvit.*

Héropyte d'Abdère , neuvième malade du troisième livre des Epidémies, devint sourd le quatorzième jour de sa maladie ; le vingtième, il délira ; le quarantième, il lui survint une hémorragie du nez qui diminua beaucoup la surdité et le délire ; le centième , il eut un flux de ventre bilieux et dyssentérique, qui acheva de dissiper le délire et la surdité.

Une jeune fille d'Abdère , qui demeurait dans la voie sacrée, devint sourde le huitième jour de sa maladie ; le quatorzième , son esprit était troublé ; le dix-septième, elle eut une abon-

dante hémorragie nasale qui diminua considérablement la surdité et le délire ; le vingtième, il
parut encore une petite hémorragie après laquelle
ces deux symptômes cessèrent entièrement.

Les faits de surdité survenus par la cessation
d'une hémorragie habituelle ne sont pas rares.
On en lit un assez curieux dans Hoffmann (1).

L'époque à laquelle la surdité paraît dans les
maladies aigües sert surtout à décider si elle est
salutaire ou nuisible. C'est là le résultat que
j'ai obtenu de la comparaison d'un grand nombre
d'observations tirées de ma pratique, ou recueillies dans les meilleurs observateurs. J'ai vu
qu'en général la surdité qui a lieu dans la
première période des maladies nerveuses, malignes et putrides est de mauvais augure ; tandis
qu'elle est presque toujours favorable quand elle
se manifeste aux approches de la période de
coction. Philiste de Thase, qui devint sourd le
second jour de sa maladie, mourut le cinquième.
Hermocrate, devenu sourd le premier jour de sa
maladie, succomba le vingt-septième. Hérophon,
au contraire, sourd au cinquième jour, fut
guéri, aussi bien qu'Héropyte d'Abdère, qui ne
perdit l'ouïe que le quatorzième , et la jeune
fille d'Abdère , qui la perdit au huitième.

____

(1) Med. rat. syst. pars 11ᵃ, tom. 4, s. 1, cap. 1, obs. 7.
Opera. t. 2, p. 202.

Mes observations, et celles que je viens de rapporter du père de la médecine, confirment l'opinion de Baglivi, qui a dit expressément : *Surditas in acutis, post septimam diem, cum aliis bonis signis, reconvalescentiæ indicia praebet* (1).

Ceslse a dit, dans le même sens d'Hippocrate, qu'un des grands remèdes de la surdité était la liberté du ventre : *Nihil plus adversùs surditatem quam biliosa alvus prodest.*

Hoffmann, dans sa médecine rationnelle, a consigné le même fait avec son explication dans le passage suivant : *Numquam non salutaris observatur alvus in aurium vitiis liquida, dum exinde motus sanguinis à capite ad infernas partes egregiè derivatur.* Il survient quelquefois une diarrhée salutaire dans les maladies des oreilles ; ce mouvement diarrhoïque ayant pour effet de dériver efficacement les mouvemens du sang de la tête vers les parties inférieures.

Ajoutons aussi que la solution des surdités par les diarrhées est une crise très-infidèle, et sur laquelle on doit peu compter à l'égard des fièvres malignes. Quelques faits recueillis dans ma pratique m'ont dicté cette exception au précepte d'Hippocrate ; exception que l'on peut

____

(1) Baglivi. op. p. 70. V. aussi Valcarenghi med. rat. p. 186. Lind, Essai sur les Fièvres, p. 194—5.

appuyer de l'autorité de Brassavole, lequel, dans la maladie pestilentielle qui ravagea toute l'Italie en 1528, a vu la diarrhée remplacer la surdité, et réciproquement la surdité remplacer la diarrhée, deux ou trois fois par jour, dans le même malade, et sans aucun avantage. J'ai aussi vu, dans ces mêmes fièvres malignes, la surdité et la diarrhée exister simultanément à un degré même assez fort, et le malade succomber.

La surdité accompagnée de céphalalgie, de tension aux hypocondres, etc., doit faire craindre la naissance des parotides, surtout si les urines se montrent tenues et claires : *Surdis aliquotiès mansuetœ parotides fiunt. Hipp. in prorr.* Clazomène, dixième malade du premier livre des épidemies, après avoir éprouvé tous ces symptômes, eut les deux parotides tuméfiées, le dix-septième jour de sa maladie; le trente-unième, il survint des urines épaisses et des selles abondantes, aqueuses et dyssentériques; les parotides s'affaissèrent, et la maladie fut jugée. On doit regarder comme un épiphénomène étranger à la maladie, les douleurs que le malade éprouva à l'œil droit, neuf jours après, et l'obscurité permanente de la vue qui en fut la suite.

Quand la surdité survient dans les fièvres, elle annonce presque toujours un délire furieux : *Quibus in febribus aures obsurduerunt, his, non soluta febre, insanire necesse est* (1); à moins, cependant, que la fièvre ne se termine par une crise salutaire. Mais aussi, dans ce dernier cas, il arrive quelquefois que la surdité se prolonge au-delà de la convalescence, et quelquefois on la garde le reste de la vie.

La surdité qui survient dans les fièvres ou les maladies aiguës, après la coction, est un des signes les plus certains d'une bonne convalescence. Il n'en est pas de même de la surdité qui se déclare avant l'époque critique. Sarcone a parfaitement indiqué cette différence dans l'épidémie qu'il a si habilement décrite. Il range, parmi les signes avantageux dans cette maladie, la surdité ou la dureté de l'ouïe qui paraissait vers le milieu de la seconde semaine, et surtout vers le quatorzième jour ; mais il en était bien autrement des mêmes accidens survenus dans la première semaine, ou même au commencement de la maladie. Bien loin de les regarder comme salutaires et critiques, il fallait au contraire les compter parmi les effets les plus funestes de la maladie (2).

Le délire et la surdité se rencontrent assez souvent ensemble, l'un pour servir de solution à l'autre, et réciproquement. Enfin les moyens

______

(1) De judicatione Van-der-Lind , t. 2, p. 446.
(2) Sarcone, l. c. § 438.

de solution de l'un le sont aussi pour l'autre. Nous avons déjà vu que les hémorragies, les diarrhées et les douleurs des extrémités faisaient cesser le délire et la surdité.

La surdité qui n'a pas pour cause un état fluxionnaire, un corps étranger introduit dans l'oreille, ou une lésion organique, est dans les maladies aiguës le signe de l'épuisement des forces : *Si, in febribus acutis æger aut non videat, aut non audiat, debili jam existente corpore, letale,* dit Hippocrate. C'est aussi un des signes du délire. *Quibus, in febribus acutis, aures obsurdescunt, furiosi. Hipp. in coacis.* Le même, dans ses prorret., dit : *Qui in capitis doloribus æruginosos vomitus habent vigilantque, cum surditate, citò vehementer insaniunt.* Ceux qui, avec des douleurs de tête, éprouvent des vomissemens de matières rouillées, l'insomnie et la surdité, sont très-près d'être attaqués de délire. Plus loin il ajoute : *Surditas, urinæque, absque residentiâ præferubræ, et sublimè petentia, mentis aberrationem portendunt :* la surdité avec des urines rouges sans sédiment, mais avec des matières qui gagnent le haut du vase, annoncent le prochain égarement de l'esprit.

La surdité est souvent une crise salutaire dans les maladies aiguës; mais elle se présente alors avec l'ensemble des circonstances qui constituent le présage d'une bonne crise. La convalescence

elle-même est souvent accompagnée ou précédée d'un bourdonnement plus ou moins considérable des oreilles.

La surdité est, dans quelques cas, un des
symptômes des affections catarrhales ; nous l'avons
vue survenir dans les coryzas et dans les fièvres
catarrhales générales ; alors la membrane muqueuse de l'oreille éprouve un commencement
de lésion ; mais cette lésion n'est pas assez forte
pour constituer l'otalgie.

La surdité provient aussi souvent de l'amas
du cérumen endurci dans les oreilles ; dans ces
cas, il suffit de faire bien nettoyer l'intérieur de
ces organes pour détruire la surdité. Cet amas
de cérumen qui tend à se coller contre la membrane du tympan où il se forme en peloton,
attaque et détruit à la longue cette membrane,
et alors les accidens sont plus graves. Les faits
de ce genre ne sont pas rares dans les annales de
la science.

La surdité, accompagnée de pesanteurs et de
douleurs de tête avec vertiges, est un des prodromes les plus constans de l'apoplexie. Il en
est de même de la surdité accompagnée du tremblement des membres, de l'embarras de la
langue avec engourdissement, par rapport à la
paralysie, que ces symptômes précèdent ordinairement.

On peut guérir la surdité qui n'est ni invétérée, ni constante : aussi, est-ce un très-bon signe qu'elle augmente et diminue fréquemment. Mais on doit réputer incurable la surdité qui est ancienne, qui se montre à-peu-près constamment la même ; celle qui est originelle ou de naissance ; celle qui suit les affections syphilitiques graves, la petite-vérole, les abcès à l'oreille, les lésions organiques ; et surtout celle qui arrive aux vieillards par suite de l'affaiblissement *sénile* de l'organe.

L'augmentation de l'ouïe dans les maladies aiguës, sans cause manifeste, est encore plus funeste que la surdité.

En donnant l'histoire de la maladie et de la mort de Barthez, j'ai considéré comme un signe de très-mauvais augure la cessation de la surdité et l'ouïe devenue plus aiguë. J'ai cru devoir comparer les signes que m'a fournis ce symptôme, à ceux que l'on déduit de la voix perçante dans les maladies aiguës, de l'augmentation de la sensibilité, de l'extrême délicatesse du tact et de l'exaltation des facultés intellectuelles ; ces symptômes sont presque toujours le signe du délire, des convulsions et de la mort. Les organes augmentent d'activité en attirant sur eux, et au préjudice des autres, le peu de vie qui reste réparti au système entier de l'économie : et cette concentration des forces, toujours vicieuse, ainsi que l'a observé plusieurs fois Barthez, doit l'être surtout dans les derniers efforts de la vitalité.

L'excessive sensibilité de l'ouïe accompagne souvent les maladies nerveuses , l'hystéricie, l'hypocondrie et la manie. On en voit un exemple dans le trente - quatrième cas des consultations d'Hoffmann (1),

L'inégalité de l'ouïe , les malades entendant tantôt très-facilement, tantôt très-péniblement, est un signe fâcheux dans les maladies. Cet état indique une inégalité funeste dans la détermination des facultés vitales , et par suite, le délire, la longueur de la maladie et la mort. Ce signe s'est présenté dans l'observation de la femme d'Hermoptolème (Epidém. d'Hipp.) ; et ici la maladie a été longue et irrégulière : il y a eu du délire à. diverses reprises , enfin la mort en a été la terminaison.

Du reste, les divers phénomènes que l'ouïe présente dans les maladies aiguës, sont en général de la plus grande importance pour le pronostic : *Ex auditûs actionibus mutatis surditas , atque in auribus sonus seu tinnitus observatus ad prodendum œgrotantium prognosticum magni mementi esse solent* , a dit Prosper Alpin.

---

(1) Consult. et respons. med. centur. s. 1, p. 60.

L'ouïe peut être dépravée de plusieurs manières : nous allons noter celles qui nous ont paru devoir fournir quelques données pour le pronostic. Et d'abord c'est un phénomène bien curieux que celui dans lequel les sons, en venant se ramasser, se réunir dans l'oreille pour transmettre les sensations qui leur sont analogues, nous indiquent aussi d'une manière sûre le côté, le point d'où partent ces sons, et à-peu-près la distance de laquelle ils nous arrivent. Sans nous appesantir ici davantage sur ce phénomène, bien digne sans doute de fixer l'attention des physiologistes, nous nous contenterons de remarquer que, dans quelques circonstances, l'ouïe perd cette précieuse faculté de distinguer le côté d'où lui viennent les sons. Cela arrive dans toutes les occasions où l'esprit est fortement préoccupé, troublé par quelque violente affection, et alors la raison en est facile à sentir ; mais cela arrive aussi dans plusieurs maladies. J'ai remarqué que, dans les affections catarrhales intenses, les malades se plaignent quelquefois de ces accidens ; il en est de même dans les otalgies et les surdités commençantes.

Dans les maladies nerveuses, soit aiguës, soit chroniques, on voit souvent que les malades souffrent impatiemment les bruits les plus légers ; et que des sons de voix, d'ailleurs doux et agréables, leur paraissent aigres et durs. J'ai noté plusieurs fois ce genre d'accidens, dont le pronostic est toujours fâcheux.

Le tintement et le bourdonnement des oreilles constituent un genre de dépravation de l'ouïe, que les séméiologistes ont beaucoup étudié. Ces symptômes sont aigus ou chroniques : dans le deuxième cas, ils ne présentent aucun intérêt pour le séméiologiste, et l'art n'a que des moyens inefficaces à leur opposer ; mais il n'en est pas ainsi lorsque le tintement et le bourdonnement des oreilles existent à l'état aigu. Le bourdonnement, lorsqu'il se présente ainsi après la coction et avec des signes suffisans de crise, est un des principaux symptômes qui précèdent les perturbations critiques ; il résulte alors du mouvement général, de la secousse universelle qui se produit dans l'économie pour déterminer la crise.

Le bourdonnement ou le tintement des oreilles précède souvent la surdité métastatique ou critique qui a lieu dans les fièvres : *Surditatem metastaticam salutarem in febribus tinnitus aurium sœpè precedit* (1).

Mais si ce bourdonnement, ce tintement arrivent dans le principe de la maladie, c'est un très-mauvais signe : *Bombus in acutis et sonitus aurium lethalis* (2). On doit craindre alors l'in-

(1) Klein. interp. clinic.
(2) Hipp. in coacis.

flammation du cerveau, la phrénésie, le délire
et la mort. Hippocrate a vu le tintement des
oreilles, accompagné de l'égarement de la vue et
de l'embarras des narines, précéder constamment le délire, à moins qu'il ne survînt une hémorragie nasale : *In ardentibus superveniens
sonus aurium, cum hallucinatione oculorum et
narium gravitate, hi insaniunt ; nisi sanguis è
naribus fluxerit.*

Les convalescens à la suite du typhus (et, en
général, après toutes les fièvres aiguës graves),
ne doivent pas être considérés comme guéris tant
qu'il reste encore un bourdonnement d'oreilles
ou la plus légère incommodité de ces organes. Si
les accidens ne sont pas tout à fait dissipés, on
doit craindre encore des métastases, même après
plusieurs jours de convalescence (1).

Le bourdonnement des oreilles accompagne
souvent les affections catarrhales. Il précède
presque toujours l'otalgie, quelle que soit la nature de la cause qui détermine cette lésion ;
enfin, il est un des prodromes des maladies gastriques aussi bien que des hémorragies nasales,
ainsi que nous venons de le voir dans la dernière citation d'Hippocrate. C'est sans doute

---

(1) Du Typhus contagieux, par J. Val. de Hildenbrand, traduit de l'allemand par J. Ch. Gasc. Paris,
1811, p. 175.

d'après cela que Prosper Alpin a dit qu'il n'est pas rare de voir le bourdonnement et le sifflement des oreilles précéder les hémorragies nasales : *Sanguinis è naribus eruptiones non rarò aurium hi sonitus vel tinnitus vel sibili præcedunt.*

Dans tous les cas, ainsi que l'a remarqué Galien, ces bruits vagues qui se forment dans les oreilles, indiquent toujours dans les maladies aiguës un mouvement vicieux des humeurs et des forces vers la tête : *Humorem ad caput ascendentem facere tum desipientiam tum aurium sonitus* (1).

Le bourdonnement des oreilles qui se montre dès le principe de la convalescence, est un des signes les plus certains d'une bonne guérison.

Le bourdonnement qui passe à l'état chronique est très-difficile à guérir ; il est presque toujours suivi de la surdité.

Les individus qui, en santé, éprouvent fréquemment des bourdonnemens d'oreilles plus ou moins considérables, finissent par devenir sourds.

Ajoutons ici que tous ces présages ne se rapportent qu'à ces bruits formés dans les oreilles, qui sont continus pendant un assez long espace de temps ; quant aux bourdonnemens légers, et

______

(1) Gal. in lib. 2, prorret.

qui ne se font entendre que momentanément, encore qu'ils se répètent plusieurs fois, ils ne deviennent que d'un intérêt très-secondaire pour le pronostic.

On pourrait établir une division des sons qui se forment dans les oreilles, suivant leur nature, et distinguer, par exemple, le bourdonnement *bombus*, assez semblable au bruit que font les abeilles quand elles volent : le sifflement *sibilus*, comparable au bruit aigu que fait le vent, poussé au travers d'un espace plus ou moins resserré : le tintement *tinnitus*, analogue au bruit que rend une cloche dont le son finit ou s'éteint : enfin, le craquement *strepitus*, espèce de bruit que font certains corps en éclatant ; mais l'expérience a prouvé que ces divers sons tiennent aux mêmes causes, offrent les mêmes résultats, et se confondent entre eux quant à leur valeur comme signes dans les maladies.

Enfin, il est un autre genre de dépravation de l'ouïe qui mérite de fixer l'attention des praticiens ; ce sont les *auditions* fantastiques, c'est-à-dire, les sensations imaginaires de l'ouïe dans certaines maladies : ce qui présente toujours un signe de délire violent et d'épuisement des forces vitales. Il n'est pas rare, en effet, de voir des malades qui se trouvent dans ces circonstances, se plaindre de bruits qu'ils croient entendre, et qui cependant n'ont point réellement lieu, et demander à toute force aux assistans qu'ils les fassent cesser.

Ces bruits imaginaires entendus par les malades doivent être, pour les psycologistes, un grand sujet de méditation. Il faudrait savoir, en effet, s'ils se forment réellement dans l'oreille, ou s'ils ne sont que le résultat de la sensibilité viciée de l'organe de l'ouïe, et comme une espèce de délire ; car nous ne les traitons d'imaginaires que parce que les malades seuls les entendent.

SIGNES FOURNIS PAR L'ODORAT.

La perception des odeurs par le malade présente une série de signes qui, quoique peu nombreux, ne doivent cependant pas être négligés.

Cette fonction se fait à la fois par les narines, qui donnent passage aux odeurs ; par la membrane des fosses nasales, à la partie supérieure desquelles siège spécialement la faculté olfactive ; et par le centre commun des sensations qui juge et apprécie les perceptions : elle donne donc nécessairement, par les modifications qu'elle présente dans les maladies, la mesure de l'intégrité d'action de ces divers organes.

Galien, dans son beau Traité de *Usu Partium*, avait bien vu que la faculté olfactive réside dans le haut des fosses nasales. Il répète plusieurs fois que la perception des odeurs ne se fait qu'autant qu'on aspire un peu fortement.

Sans ce mouvement, les molécules odorantes placées à l'entrée des cavités nasales et à la partie inférieure de la membrane pituitaire, ne produisent aucune sensation odorante. M. Deschamps, fils, a confirmé cette assertion par une très-belle observation dans son Traité des maladies des Fosses nasales.

En général, c'est un très-bon signe dans ces maladies que les malades conservent la faculté de percevoir et de distinguer les odeurs ; au contraire, c'est un mauvais signe que ce sens soit diminué, exalté ou perverti.

La perte ou la diminution de l'odorat est, dans les maladies aiguës, le signe de la diminution des forces vitales : jointe cependant à d'autres signes favorables, l'anosmie peut devenir un des caractères d'une crise heureuse.

J'ai vu plusieurs fois l'odorat singulièrement diminué aux approches des hémorragies nasales, de l'apoplexie, et même de la paralysie.

L'odorat une fois perdu se rétablit quelquefois, particulièrement lorsque l'abolition de cette faculté est venue à la suite d'une maladie, dont elle a été comme la crise ; ou même lorsqu'elle en est le symptôme. La perte et l'altération momentanées de l'odorat ont lieu dans les enchifrenemens et dans les maladies gastriques.

Les percussions ou les chutes violentes sur l'occiput détruisent irrévocablement l'odorat,

d'après la remarque de Klein : *In occiput graviter lapsi*, dit-il , *totá vitá suá odorandi
amittuṇt virtutem* (1). Il faut en dire autant de
l'apoplexie et de la paralysie; il est rare, du
moins, de voir se rétablir la perte de l'odorat,
qui a été la suite de ces maladies.

La perte de l'odorat peut aussi être l'effet de
la sécheresse ou de l'humidité excessive de la
membrane pituitaire, ou bien encore de la surabondance de la mucosité qui la tapisse.

Le tabac, l'ellébore, et toutes les odeurs fortes,
long-temps continuées , finissent souvent par
produire l'anosmie.

L'odorat devenu plus actif que dans l'état naturel, au point que des odeurs très-faibles affectent
fortement les malades, et d'une manière pénible,
sont l'indice du délire prochain , et même de la
mort.

Cette lésion de l'odorat se remarque fréquemment dans l'hystéricie, et ici elle n'ajoute rien au
pronostic général de la maladie.

La sensation d'une odeur particulière, et
comme putride, est souvent l'indice du début
des fièvres contagieuses de mauvais caractère.
Voici ce que Lind a observé à cet égard: «dans les
conversations que j'ai eues avec différentes personnes qui avaient été elles-mêmes infectées par

_____

(1) Klein, l. c.

des malades attaqués de fièvres contagieuses, elles ont toutes comparé, en genéral, la première impression sensible qu'elles avaient éprouvé de l'infection à celle d'une odeur terreuse, désagréable, semblable à celle qui s'élève d'une fosse récemment creusée, qu'elles ont senti descendre jusqu'au fond de l'estomac, quoique pourtant cette odeur ne leur parût pas aussi nauséabonde que la puanteur que répandent les cadavres (1). »

Il arrive souvent que les malades sentent en eux des odeurs que les assistans ne peuvent distinguer; ces odeurs ils les retrouvent quelquefois dans les alimens, dans les boissons qu'on leur présente, et jusques dans les objets qui les entourent. Cet état est, ou l'effet d'une lésion organique, d'un ulcère dans les fosses nasales, ou le résultat d'un délire imminent, ou bien, enfin, le produit de l'action des sens intérieurs, c'est-à-dire, d'une impression ressentie par les nerfs de la vie organique intérieure, et transmise au cerveau. C'est ainsi que des odeurs semblables naissent de l'estomac, de la poitrine, etc., où elles restent cachées, et seulement appréciables pour le malade. Dans ce dernier cas, la nature et le siége de la maladie en fixent les dangers.

On doit craindre une mort prochaine lorsque

----

(1) Lind. Mémoires sur les Fièvres, traduct. de Fouquet, p. 103.

dans une maladie aiguë, accompagnée d'ailleurs d'un danger notoire, les malades se plaignent d'une odeur putride, fade, terreuse et nauséabonde, dont ils demandent souvent qu'on les débarrasse, et que rien ne peut dissiper ou détruire. *Fœtor olfactum ex putredine offendens feré argumento est affectionis œgré curabilis* (1). J'ai cependant remarqué que cette sensation se manifestait quelquefois au début des maladies catarrhales gastriques.

SIGNES TIRÉS DU GOUT.

Le goût s'exerce surtout à l'aide des houpes ou papilles nerveuses de la langue; mais ce sens est encore singulièrement influencé par la membrane muqueuse qui recouvre le palais, les fosses nasales, et tout l'intérieur de la bouche, aussi bien que par les glandes salivaires : et, comme ces diverses parties peuvent être diversement affectées dans les maladies, il en résulte que le goût offre aussi des dérangemens analogues, et, par suite, une foule de signes plus ou moins importans à étudier et à connaître.

Ce serait donc une erreur de penser que les altérations du goût proviennent toujours d'altérations semblables dans les organes digestifs seulement. Il est bien démontré aujourd'hui que les

____

(1) Sennert opera, t. II, p. 245.

altérations du goût peuvent dépendre souvent des lésions du système nerveux, ou même tenir à des dispositions organiques, tout comme elles sont déterminées par l'état de l'estomac et de la langue.

Schenck (1) rapporte des faits de privation entière du goût chez des individus qui se portaient bien d'ailleurs.

Bonet (2) cite, d'après Colombus, l'observation d'un homme qui avait été dépourvu du goût toute sa vie, et chez lequel on trouva, après la mort, la quatrième paire de nerfs réfléchie vers la partie postérieure de la tête, au lieu de se distribuer au palais et à la langue. Rolfinc dit avoir vu un cas semblable.

Plus loin Bonet parle d'un fait de privation absolue du goût produite par une blessure au cou, blessure qui avait sans doute détruit les branches de nerfs qui se distribuent à la langue.

Enfin, le même auteur (1) a communiqué l'histoire d'un individu qui s'était plaint constamment d'amertume à la bouche, et de douleurs à l'estomac, chez lequel on vit, après la mort, que l'insertion du conduit cholédoque avait lieu à la partie inférieure du ventricule.

Heverman a vu le goût entièrement détruit

---

(1) Observ. medicin. lib. 1, obs. 1, p. 188.
(2) Sepulchret. anat. t. 1, lib. 1, s. xxi, obs. 35.
(3) Ibid. t. 1, lib. 1, s. xxi, obs. 12, p. 454.

après la section du nerf de la neuvième paire, faite par suite de l'extirpation d'une glande squirrheuse (1).

Le goût considéré quant à ses altérations, se présente dans les maladies, en général, sous ces trois grandes modifications :

1° Il peut être vicieusement augmenté : ce mode d'altération est assez rare.

2° Il peut être diminué ou détruit complétement.

3° Il peut être diversement vicié.

Chacune de ces trois grandes altérations offre ensuite, à son tour, une série plus ou moins nombreuse de signes tous plus ou moins importans à connaître. Contentons-nous d'indiquer ici les principaux, ceux qui s'offrent le plus communément à la pratique.

1° Augmentation vicieuse du goût.

Tout ce qui établit sur la langue et dans la bouche un centre d'excitation modérée, donne lieu à une augmentation proportionnée du goût. Cette augmentation peut être portée quelquefois jusqu'à la douleur.

Dans les maladies inflammatoires, dans les fièvres nerveuses, et surtout dans la période d'irritation de ces lésions, le goût prend un développement extrême ; alors les corps sapides exer-

(1) Heverman physiol. t 2.

cent sur la langue, sur la bouche et sur le palais,
une action bien plus forte qu'à l'ordinaire.

La même chose arrive dans les cas d'aphthes
simples à la bouche.

Une exaltation semblable du goût a lieu, et
par les mêmes raisons, dans quelques circonstances de délire imminent.

Il ne faut pas cependant oublier de noter que
la mastication seule, quand elle est prolongée,
et surtout la mastication des substances sa-
lées, âcres et irritantes, produit un développement extraordinaire de l'organe ou du sens du
goût : cela est particulièrement vrai de la racine
de pyrèthre, par exemple, et de quelques autres
plantes analogues.

2° Diminution ou abolition du goût.

L'insensibilité ou la paralysie partielle des
houpes nerveuses de la langue, l'atonie extrême
de la membrane muqueuse de la bouche et des
narines, la surabondance de la mucosité dans
ces parties ou dans l'estomac, le défaut ou la
quantité excessive de la salive, enfin, les dérangemens même de l'estomac, amènent nécessairement la diminution ou la perte absolue du
goût.

Le dégoût, dans le principe des maladies, est
un bon signe, parce qu'il est conforme à la nature des choses ; mais il devient fâcheux s'il ne
cesse pas avec la maladie, et s'il ne devance pas

même la convalescence : *Qui circa initia vehementer cibos fastidiunt postea vero eos probe
assumunt ii melius degunt* (1).

Le dégoût qui survient ou qui continue pendant la convalescence, est un signe certain de
rechute.

Dans les maladies aiguës, le dégoût constant,
lié d'ailleurs à d'autres mauvais signes, devient
d'un fâcheux pronostic ; il peut annoncer une
prostration extrême des forces vitales, le délire
et même la mort.

Hippocrate nous en a transmis à la fois le précepte et l'exemple dans les premier et troisième
livres des Epidémies. C'est ainsi que la femme de
Droméadès (2), qui se trouva dans ce cas, mourut le sixième jour ; qu'Hermocrate (3), qui eut
du dégoût pendant toute sa maladie, succomba
le vingt-septième jour, malgré toutes les tentatives que la nature fit aux différens jours décrétoires ; et qu'enfin la fille d'Eurianax (4), qui eut
aussi pendant sa maladie une aversion constante
pour toutes sortes d'alimens, périt le dix-neu-
vième jour d'une fièvre ardente.

Le dégoût continuel dans les maladies chro-

---

(1) Hipp. aphor. 32, s. 2ᵃ.
(2) Epid. 11ᵉ malade, l. 1, s. 3.
(3) Epid. 2ᶜ malade, l. 3, s. 1.
(4) Epidem. malade 6ᵉ, l. 3, s. 2.

niques, est d'un très-mauvais signe, à cause de l'affaiblissement extrême qui doit nécessairement en résulter pour la constitution : *In morbo diuturno ciborum aversatio malum* (1).

Le dégoût est presque toujours lié aux affections hypochondriaques et hystériques; et comme ce symptôme y est le plus souvent de longue durée, il devient par cela même d'un mauvais présage.

Le dégoût est un des prodromes aussi bien qu'un des symptômes des fièvres gastriques. Il indique presque toujours le vomissement, et par cela même l'emploi des émétiques : *Si cui sine febre, cibi fastidium, oris ventriculi morsus, tenebricosa vertigo contigerit, et os amarulentum fuerit hœc necessariam esse per superiora purgationem indicant* (2).

Une métastase rhumatismale ou arthritique sur l'estomac ou sur la langue, peut donner lieu à un dégoût total. Frank en a cité un beau fait : *Ab acri arthritico*, dit-il, *ad nervos narium ac linguœ deposito, et gustûs et odoratûs in viro jacturam, ut nec salis ammoniaci volatilis, penetrantissimum odorem distingueret, observavimus* (3).

---

(1) Hipp. aphor. 6, s. 7.
(2) Hipp. aphor. 17, s. 4.
(3) Épitome de curand. homin. morb. lib. v, p. 132.

Les irrégularités, et surtout le retard ou le dé-faut absolu [du flux menstruel, la chlorose et même la grossesse, se lient presque toujours à des dégoûts plus ou moins opiniâtres, aussi bien qu'à des appétits bizarres ou dépravés.

3ª Viciation, dépravation du goût.

Ce genre d'altération du goût est presque tou-jours lié aux lésions diverses de la digestion. L'expérience apprend qu'en santé comme en maladie, les saveurs des matières contenues dans l'estomac se répètent assez sensiblement sur la langue; et cela en vertu de la double sympathie qui existe entre ces deux organes, par la continuité anatomique de la membrane mu-queuse qui les tapisse, et par l'analogie des fonctions qui leur sont communes.

Les dépravations du goût peuvent cependant dépendre aussi d'autres causes : on sait que l'élec-tricité produit sur la langue une saveur spéciale. On connaît, d'après les expériences de Sulzer, de Volta, de Fowler, de Fabroni et autres, la saveur métallique particulière qu'on éprouve lorsqu'on met en contact deux métaux différens, dont l'un repose sur la face supérieure, et l'autre est ap-pliqué à la face inférieure de la langue.

Diverses substances appliquées sur la peau dé-veloppent la sensation de goûts différens. On lit dans la précieuse collection des médecins de Bresslaw, un fait assez curieux que le docteur

Oehmb a plusieurs fois éprouvé sur lui-même. Ce médecin était très-sujet aux ophtalmies, pour lesquelles il s'appliquait fréquemment les vésicatoires. Dès que les cantharides commençaient à agir, ce qui avait lieu en général au bout de cinq heures, il se développait un goût très-prononcé de civette qui durait autant que le vésicatoire restait appliqué sur la partie, et qui se mêlait aux boissons et aux alimens, au point de déterminer des nausées considérables (1).

Wedekind a observé que des individus auxquels il faisait prendre des bains avec la décoction de sabine, avaient dans la bouche la saveur de cette plante (2).

Les dérangemens de l'estomac et les altérations des fonctions digestives, sont cependant la source la plus abondante des signes fournis par la dépravation du goût.

Ainsi, dans les fièvres gastriques muqueuses, les malades se plaignent d'un goût fade, farineux et nauséabond; dans les fièvres bilieuses, ils accusent une saveur amère; dans les fièvres catarrhales, qu'il n'est pas permis de confondre avec les muqueuses, il existe une saveur âcre, salée, piquante, etc.

L'amertume de la bouche appartient à toutes

______

(1) Histor. morbor. Wratislav. p. 61.
(2) Salzb. Zeitung, n° 28, 1790.

les maladies du système hépatique, à toutes les affections bilieuses : les ictériques s'en plaignent presque constamment.

Le goût amer est également un des prodromes des maladies en général , et spécialement des maladies bilieuses, ainsi que je l'ai dit ailleurs. Cette amertume de la bouche, à la fin des maladies, au moment de la convalescence, est un signe presque certain de rechute. Huxham l'avait observé pour les maladies régnantes en 1740 dont il nous a laissé l'histoire (1). Ce fait d'observation se vérifie tous les jours dans la pratique.

Dans l'appréciation des différentes viciations du goût, il ne faut pas oublier qu'elles peuvent être déterminées par les fortes affections de l'ame, soit tristes, soit gaies; par des veilles prolongées; par des fatigues violentes; ou même provenir de ce qu'on aura dormi la bouche ouverte.

En général, on peut assurer qu'une maladie quelle qu'elle soit n'est pas entièrement jugée tant que le malade conserve un mauvais goût à la bouche.

Chez les personnes attaquées d'hémathémèse, le vomissement de sang est presque toujours annoncé par la sensation d'un goût fade, douçâtre et comme de sang que les malades accusent et distinguent bien. Ce goût de sang se

____

(1) Huxham de aere , ann. 1740, t, 1, p. 246.

manifeste aussi quelquefois aux approches des hé-
moptysies ; je l'ai remarqué dans plus d'une circonstance : *Vindobonensi in clinico instituto,
priusquam sanguinem evomerent, de oris dulci
sapore conqueri audivimus ; ut igitur non
solam hæmoptysin hæc mira præcedat sen-
satio* (1).

Les ulcérations de l'estomac, de la bouche,
des narines, de l'œsophage et même du poumon,
font éprouver aux malades une sensation plus
ou moins forte et plus ou moins désagréable de
putridité. Souvent, dit Zimmermann (2), un goût
insoutenable a pour cause un abcès caché dans
la poitrine. Platner a reconnu avec sagacité, par
ce signe et par une légère douleur au-dessus de
la mamelle, un abcès caché, quoiqu'il n'y eût aucun autre signe de cette affection. On ouvrit
l'endroit que le malade avait à peine remarqué
par cette légère douleur ; il en sortit une grande
quantité de pus très-fétide, et le mauvais goût
disparut aussitôt.

Souvent aux approches des fièvres putrides
très-fortes, les malades se plaignent d'une saveur
comme de pourriture fort déplaisante, et dont
l'intensité est assez généralement proportionnée à

______

(1) Frank epitome de curand. homin. morbis, lib. V,
pars. 2ᵃ, p. 198—99.

(2) Von-der-Erfarh. in der Arzneyk, t. 1, B. 3, c. 8,
p. 406.

la gravité de la maladie. Il faut cependant remarquer qu'il suffit souvent d'une forte indigestion pour développer cette saveur, que l'on ne saurait mieux comparer qu'à celle de l'hydrogène sulfuré, ou des œufs couvés, quoiqu'elle en diffère un peu.

Il se manifeste assez souvent dans les affections hystériques et hypochondriaques, un goût âcre et salé, qui est souvent le symptôme prédominant de la maladie. Je l'ai observé deux fois, et j'en trouve un fait assez curieux dans les consultations d'Hoffmann (1).

La saveur métallique ou un goût cuivreux se montre quelquefois dans les fièvres intermittentes, et même se conserve pendant l'apyrexie. Elle annonce dans ce dernier cas un nouveau paroxisme, et peut par-là laisser prévoir de nouveaux accès d'une fièvre intermittente insidieuse (2).

Une saveur à-la-fois salée, âcre et comme putride, a lieu dans les affections scorbutiques graves. Tout le monde a pu le remarquer, et on en trouve un exemple bien heureusement présenté dans le même auteur.

A la suite des fortes rétentions d'urine, des dépôts et des abcès urinaires, la saveur d'urine est d'un fâcheux pronostic ; elle laisse craindre l'apo-

---

(1) Consult. et respons. med. centur. I, s. I, cas. 52.
(2) A. J. Landré-Beauvais, ouv. cité, § 664, p. 276.

plexie urineuse, qui est presque toujours mortelle.

Il se présente assez souvent des saveurs acides
plus ou moins prononcées, soit en santé, soit en
maladie. La valeur de ce genre d'altération du
goût est peu appréciée ; on sait seulement que des
goûts de cette nature ont lieu dans les affections
vermineuses, dans les maladies arthritiques, à la
suite de mauvaises digestions, et après l'usage ou
l'abus de sucs ou de fruits plus ou moins acides.
Cette saveur se prolonge outre mesure dans certaines maladies chroniques, spécialement dans
celles qui attaquent le système osseux et le système
glandulaire. Les toniques remédient heureusement à ce genre d'altération, et c'est sous ce rapport qu'il faut entendre l'emploi de la magnésie,
et de toutes les terres absorbantes, bien plus
que l'on ne doit en attribuer l'action à la neutra-
lisation de ces acides dans l'estomac.

SIGNES FOURNIS PAR LE TACT.

Les sens que nous avons examinés jusqu'à présent n'occupent chacun qu'un très-petit espace ;
ils ont une place bornée dans l'économie, un
organe exclusif à l'aide duquel ils s'exercent. Il
n'en est pas de même du tact. Quoiqu'il semble
appartenir plus particulièrement à la main, or-

____

(1) Hoffmann. l. c. ob. 53.

gane dans lequel il s'exerce, il est vrai, avec plus d'avantage, on peut assurer cependant qu'il est répandu sur toute la surface du corps, et qu'il se déploie sur toute l'étendue de la peau. Cette première considération, d'abord en apparence purement physiologique, rentre cependant, sous plus d'un rapport, dans notre sujet ; on en verra plus loin de nombreuses applications.

Le tact, considéré dans son entière latitude, appartient en général à tous les sens, dont il est en quelque sorte le complément et le régulateur. L'influence du tact se fait évidemment sentir dans le goût, où nous apprécions par le contact du bol alimentaire avec la langue et le palais, d'abord la saveur, mais ensuite la température, la dureté, etc. des substances que nous voulons avaler. L'influence du toucher est sans doute moins marquée sur l'ouïe, sur l'odorat et sur la vue. On ne peut cependant pas se refuser à croire que même dans ces derniers sens, les vibrations des corps sonores, les particules des corps et les rayons lumineux n'exercent une sorte de toucher sur l'organe, dont ils réveillent et dont ils excitent la sensibilité spéciale.

Après avoir ainsi rapproché le sens du toucher des autres sens en général avec lesquels il se confond réellement ; après avoir indiqué ses analogies et ses rapprochemens avec la sensibilité en général, on ne sera pas étonné de ne trouver qu'un petit nombre de signes propres à l'organe du tact. Les signes, comme les propriétés physiologiques de ce sens, se confondent avec les signes des autres sens, et plus particulièrement avec ceux de la sensibilité.

Le tact fournit cependant quelques données, suivant que son action est exaltée, diminuée ou pervertie.

Pendant les accès de manie, d'hystéricie et d'hypochondriacie, surtout quand ils sont dans toute leur force, il n'est pas rare d'observer des exaltations considérables de la sensibilité des doigts, au point que des impressions même légères deviennent très-pénibles.

Une exaltation analogue a lieu quelquefois dans les maladies nerveuses aiguës, dans le typhus, dans les fièvres malignes; c'est alors un signe de délire ou même de mort prochaine. C'est dans ce sens qu'Hippocrate a dit : *Qui ad manum exsiliunt malè habent* (1).

Il suffit quelquefois d'une chute sur la tête pour détruire entièrement le tact. On en trouve un exemple remarquable dans la dissertation de Zollikoffer (2).

Aux approches de l'invasion des accès de

______

(1) Hipp. prænot. coac.

(2) Caspari a Zollikoffer de sensu externo. Brera Sylloge opusculor. t. 2, opusculor. p. 228.

fièvre intermittente, et souvent même pendant toute la période du froid fébrile, quelque temps aussi avant l'invasion de l'accès hystérique, les malades se plaignent d'une diminution considérable dans la sensibilité des doigts.

Le tact est plus ou moins émoussé dans l'éléphantiasis et avant l'éruption de plusieurs maladies cutanées. J'ai plusieurs fois remarqué ce signe aux approches de l'invasion de la variole, de la scarlatine et même de la fièvre miliaire. Personne n'a présenté d'une manière plus précise le résultat clinique de ce signe que Pezold : *Stupor*, dit-il, *seu obscura objectorum tangibilium perceptio, si in acutis febribus observatur, non rarò exanthematum, imprimis miliarium index ; tantoque cœteroquin periculosior est, quò propius ad plenariam insensibilitatem accedit, et quò majori cum debilitate et anxietate decumbentis conjunctus est.*

Le tact est toujours plus ou moins émoussé à la suite des chutes et des coups à la tête, après les accès d'apoplexie et de paralysie.

Il n'est pas rare de voir dans les fièvres malignes le tact perverti au point que les malades se trompent grossièrement sur la température, et sur la résistance des corps qu'on leur présente ; ils prennent pour aigus des corps entièrement lisses, et réciproquement : c'est un signe de délire et même de mort prochaine, *Cœteris præsertim consentientibus.*

De pareils phénomènes sont souvent liés aux accès de manie ; ils indiquent alors la gravité de la maladie.

L'état calleux de l'épiderme, la gelée, les brûlures, la gangrène, le narcotisme, suspendent et détruisent l'action du toucher.

SIGNES TIRÉS DES SENSATIONS DES ORGANES
INTÉRIEURS.

Les organes des sens externes ne sont pas les seuls qui transmettent des sensations à l'organe pensant. Celui-ci en reçoit encore des extrémités sentantes des nerfs qui se distribuent aux organes de l'intérieur de l'économie, et particulièrement des nerfs qui appartiennent aux viscères de la capacité abdominale. Les nombreuses opérations de ces viscères, leurs mouvemens variés dans le cercle entier de la vie, donnent lieu à des impressions fort différentes et dont le séméiologiste doit savoir tirer parti.

Considérés comme source des idées, les organes intérieurs avaient été long-temps négligés par les psychologistes ; et, envisagées comme source de signes, les sensations de ces organes étaient restées entièrement inconnues aux séméiologistes. La science du pronostic s'appropriera cependant avec avantage ces notions étudiées sous ce double point de vue ; l'histoire médicale du délire en recevra surtout une lumière toute nouvelle.

Cabanis, dans ses Mémoires sur les rapports du physique et du moral de l'homme, s'est emparé de cette idée féconde, qu'il a reproduite sous mille formes, et dont il a tiré les plus belles conséquences; bien qu'il les ait souvent outrées. C'est au point qu'on lui a laissé tout l'honneur de cette espèce de découverte. Cependant, long-temps avant lui, Bossuet, dans son Traité de la connaissance de Dieu et de soi-même, composé pour servir de cours de philosophie au prince dont il dirigeait l'éducation, Bossuet a souvent profité de cette idée pour répandre un nouveau jour sur l'histoire des sensations et des facultés intellectuelles. C'est ainsi qu'il parle souvent des sensations attachées à des mouvemens corporels qui se font en nous; et si Bossuet avait pu réunir des connaissances solides d'anatomie, de physiologie et de pathologie aux notions modernes de la métaphysique, il aurait poussé bien plus loin les conclusions de cette grande donnée.

En 1793 et 94, le professeur Reil a fait soutenir à l'université de Hales, deux thèses, l'une sur l'irritabilité, par le docteur Gautier; l'autre sur la *Cœnesthésie*, par le docteur Hubner. Dans ces deux thèses, et particulièrement dans la seconde, la doctrine des sensations fournies par les organes intérieurs de l'économie, se trouve présentée avec tous les développemens qu'on peut désirer sous le rapport médical surtout ; car la partie phylosophique offre trop souvent les traces de l'obscurité dont la métaphysique s'enveloppait, comme à dessein, dans le siècle dernier.

C'est à l'aide des impressions développées sur les organes intérieurs, que les hommes jugent eux-mêmes de leur état de santé ou de maladie. Lorsque toutes les fonctions s'exécutent d'une manière convenable, nous éprouvons une sensation de bien-être et de contentement qui ajoute encore au plaisir de vivre ; au contraire, le moindre dérangement, dans une ou plusieurs des fonctions de la vie, donne naissance aux pénibles sensations de la douleur.

Il y a cependant des cas où cette sensibilité de conscience ne présente aucune altération, et où les malades, dans un état d'ailleurs fort grave, éprouvent le sentiment particulier de bien-être qui appartient à la santé. Ce défaut d'accord entre l'état réel des malades et les sensations organiques est du plus fâcheux augure ; la mort n'est pas éloignée.

C'est à la sensibilité organique qu'il faut rapporter le plus grand nombre de ces désirs ardens que témoignent les malades pour des boissons d'une nature déterminée, pour des alimens d'une saveur particulière, et souvent aussi pour des médicamens qu'ils savent bien désigner. Ces appétences sont ordinairement le résultat des altérations qu'éprouve, dans les maladies, la sensibilité organique; aussi deviennent-elles, pour le médecin expérimenté, une source féconde de lumières. C'est à la même cause qu'appartiennent, dans l'état de santé, le goût prononcé et les répugnances invincibles pour telle ou telle autre substance qu'on observe si fréquemment. Toutes ces considérations sont d'une grande utilité séméïologique.

Ces indéfinissables impressions à l'aide desquelles les femmes reconnaissent, d'une manière souvent si certaine, qu'elles sont grosses, dès les premiers momens de la conception; ces sensations intérieures et cachées qui précèdent l'accouchement; ces mouvemens internes qui annoncent périodiquement le retour des époques menstruelles; ces ressentimens profonds et déterminés qui signalent l'invasion prochaine du paroxisme des fièvres intermittentes, les crises de l'épilepsie, les attaques d'apoplexie, les redoublemens de la folie, les exacerbations de l'hystéricie, les accès d'asthme, etc., sont autant d'actes, autant d'opérations de la sensibilité organique ou de conscience.

Mais c'est surtout dans les développemens de l'époque remarquable de la puberté que se manifeste l'étonnante influence de cette sensibilité. Le nouvel ordre d'impressions qu'elle transmet comme subitement à l'organe pensant, donne une toute autre vie aux sensations et aux idées; et, comme si elle s'emparait alors à elle seule de tout l'individu, ce sont ces sensations qui absorbent en entier l'individu, à moins que l'éducation n'en vienne modérer l'action.

Les déterminations de l'âme pendant l'ivresse; celles de ses opérations qui s'exécutent sous l'influence du narcotisme; les actes variés de l'organe pensant à l'occasion des songes provoqués par une digestion mauvaise ou pénible, par un trouble momentané de la circulation, par une gêne plus ou moins considérable de la respiration, sont autant d'actes produits par la sensibilité organique ou de conscience.

La doctrine des tempéramens, la théorie des caractères, l'histoire particulière des dispositions morales des individus empruntent plus qu'on ne pense à la sensibilité organique, laquelle a encore une grande part d'action dans la transmission des maladies héréditaires.

Je ne négligerai pas de remarquer ici qu'on pourrait assigner aussi à cette sensibilité un ensemble de caractères qui lui sont propres, et comme une série de lois qui la régissent en particulier. Ainsi, la sensibilité de conscience est la première qui se développe et la dernière qui s'éteint dans la durée totale de la vie de l'animal. Cette sensibilité est la seule dont le fœtus jouisse; et la presque totalité des mouvemens et des impressions qui précèdent la mort tiennent à cet ordre de sensations.

La sensibilité de conscience acquiert un plus haut degré d'activité dans les maladies en général; cependant, même dans les dérangemens de la santé, elle peut s'affaiblir sur un organe et prendre un accroissement proportionné sur d'autres; l'histoire générale des maladies en fournit mille exemples.

La sensibilité de conscience est presque nulle dans le cœur, qui est cependant un des organes les plus irritables. Elle est au contraire très-développée dans les organes de la génération, à l'estomac, aux intestins et dans tous les viscères abdominaux. Le poumon et le cerveau ont peu de sensibilité organique.

Les impressions fournies par cette sorte de sensibilité sont presque toujours obscures et vagues, et les idées qui en proviennent offrent rarement la clarté et la précision que l'on remarque dans les impressions et dans les idées qui nous viennent des deux autres sources de la pensée; je veux dire des organes des sens externes et de l'organe des facultés intellectuelles. Mais aussi la sensibilité de conscience n'a point d'organes particuliers pour recevoir et transmettre ses diverses sensations; elle est vaguement répandue sur tout le système nerveux, ou sur toutes les extrémités des nerfs du corps humain. Nous ne pouvons pas reproduire à volonté les impressions qui appartiennent à la sensibilité de conscience et les soumettre à divers ordres d'analyse; la mémoire ne nous en transmet même le souvenir que d'une manière imparfaite et inexacte. Les sensations qui lui appartiennent nous arrivent rarement et toujours par accident; et comme elles sont presque constamment liées à la douleur et à la maladie, nous les évitons autant qu'il est possible. Il est enfin telles de ses déterminations qui ne se présentent qu'une fois dans le cours de la vie, ou même que beaucoup d'individus n'ont jamais éprouvées.

Mais en voilà assez pour bien faire connaître aux séméiologistes cette sensibilité d'autant plus importante à étudier, que c'est une branche presque neuve pour l'observation.

J'ai vu plusieurs fois les malades se plaindre d'odeurs agréables ou désagréables qui les frappaient fortement lorsque les assistans n'en pouvaient rien sentir; et souvent ces odeurs offraient quelque analogie avec la nature de la maladie. Ainsi, dans un cas de fièvre putride forte, le malade se plaignait sans cesse d'une odeur de putréfaction qui ne se manifesta que plusieurs jours après dans les évacuations alvines, et que le malade reconnut bien pour être la même que celle dont il s'était plaint et à laquelle on n'avait pas voulu croire.

Un malade qui a succombé à une tumeur comme gangrenée de la capacité abdominale, se plaignait depuis long-temps d'une odeur fade et nauséabonde qui l'incommodait beaucoup.

Souvent les malades déterminent d'avance, ou au moins instantanément, le degré de soulagement attaché à telle ou telle évacuation salutaire et qui juge la maladie. Il n'est pas de médecin qui ne l'ait observé pour les selles et pour les sueurs ; cela est plus rare pour les urines, pour les crachats et pour les autres excrétions. Les malades, dit Hildenbrand (1), en parlant de la maladie qu'il décrit, déterminent ordinairement le degré de soulagement produit par les selles, ou peuvent apprécier toute évacuation salutaire, et qui donne pour ainsi dire le dernier coup à la maladie. Un médecin que j'ai traité du typhus, et qui, dans son délire, était extrêmement pusillanime, m'annonça sa guérison comme certaine pendant une évacuation dans laquelle il crut sentir se dissiper tous les accidens de la maladie. De même, dans le typhus pestilentiel, les selles sont aussi souvent critiques. Un médecin qui avait eu la peste à Constantinople, le célèbre

____

(1) Traité du Typhus, p. 80.

Valli, professeur à Mantoue, m'a assuré qu'il éprouva une diarrhée pendant laquelle il avait senti disparaître par degrés, et à chaque selle, les accidens de la maladie.

Rien n'est plus décisif, rien n'est plus concluant que le jugement que les malades portent eux-mêmes, et d'après leurs sensations intérieures, sur les avantages du sommeil qu'ils viennent d'avoir. Le sommeil suivi de bien-être, à la suite duquel on se sent mieux et plus fort, le sommeil appelé *réparateur* est salutaire; le sommeil qui ne diminue en rien ni les fatigues, ni la douleur, ni la faiblesse, ou même qui les augmente, est nuisible.

SIGNES DÉDUITS DE L'ENTENDEMENT.

Si les dissections, non moins nombreuses que variées des anatomistes ne nous ont rien appris sur le siége des facultés intellectuelles; si les recherches infinies des physiologistes n'ont que peu avancé nos connaissances sur les fonctions de l'âme considérée comme un être intelligent; si les immenses observations des pathologistes n'ont contribué à répandre aucune lumière sur les lois qui régissent la pensée, sur la nature du raisonnement; si les profondes méditations des métaphysiciens n'ont pu nous dévoiler les secrets ressorts de l'intelligence humaine, peut-être faut-il l'attribuer en partie à ce que chacun d'eux a opéré séparément ; leurs travaux sont restés trop isolés les uns des autres. Les médecins n'ont pas été assez psychologistes, et les psychologistes n'ont pas été assez médecins.

Un célèbre professeur de philosophie, à la faculté des lettres de Paris, qui a ajouté plus de clarté et de vérité aux notions que Condillac, et avant lui Loke et Bonnet, nous avaient transmises sur ce sujet, et qui semble appelé à reculer encore les limites de la métaphysique, nous paraît avoir mis, dans la plus grande évidence, les propositions suivantes.

1° La sensibilité est une simple *capacité*, une propriété de notre âme, mais elle n'en est pas une faculté.

2° Les sensations seules seraient incapables de nous mener à acquérir des connaissances. Il ne suffit pas en effet d'avoir éprouvé beaucoup de sensations pour être doué d'une grande intelligence ; ce n'est pas par les sensations qu'un homme diffère tant des autres et de lui-même ; et la distance des esprits entr'eux ne provient que de l'activité des uns et de l'inertie des autres.

3° L'entendement humain comprend trois facultés, et n'en comprend que trois, l'attention, la comparaison et le raisonnement (1).

____

(1) Leçons de Philosophie ou Essai sur les Facultés de

Bossuet accorde la plus haute influence à l'attention ; elle cause, dit-il, un très-grand travail du cerveau (1) ; et ailleurs il s'exprime ainsi : « C'est proprement par l'attention que commencent le raisonnement et les réflexions, et l'attention commence elle-même par la volonté de considérer et d'entendre (2). »

Ces trois facultés sont, à leur tour, mises en jeu par trois ordres divers de phénomènes qui sont comme leurs élémens, leurs bases ou leurs principes ; savoir : 1° les impressions transmises par les sens externes que l'on a voulu regarder, à tort, comme l'unique source de nos idées ; 2° les sensations qui viennent des organes intérieurs, autres que ceux de l'entendement, et particulièrement des viscères abdominaux ; 3° les déterminations qui résultent des opérations même de la pensée.

Il ne nous appartient pas de prouver ici l'existence, la vérité de ces diverses sources de nos sensations ; il est aussi hors de notre sujet d'en suivre la marche et les gradations dans l'ordre de la formation des idées ; mais il nous importait

---

l'Ame, par M. Laromiguière, tome premier, quatrième leçon, p. 88 et suivantes.

(1) OEuvres de messire J. B. Bossuet, in-4°. Paris, 1748, chap. 3, § 19, p. 618.

(2) Id. § 17, p. 611.

d'étudier successivement chacune de ces trois sources des sensations, de les examiner dans les divers dérangemens dont elles sont susceptibles durant le cours des maladies, et de fixer les lumières qu'elles peuvent fournir au séméïologiste.

Nous avons déjà exposé les signes qui dérivent des sens externes et des sens intérieurs, exposons à présent les signes qu'on peut déduire des facultés intellectuelles.

La première des facultés de l'entendement qui se dérange dans les maladies, celle qui diminue ou même qui se détruit en entier dès les premiers assauts d'une affection aiguë, c'est l'attention ; et, ce qu'il y a de remarquable, c'est que c'est aussi la première qui se rétablit aux approches de la convalescence. Au moindre dérangement de la santé, nous devenons tout de suite incapables de la plus courte application. Nous ne faisons aucune attention aux objets qui auparavant nous frappaient si vivement ; et cependant la comparaison et le jugement restent encore très-sains. Il en est de même, à la suite des graves maladies caractérisées par un long délire ; le retour des facultés intellectuelles est le premier signe de la convalescence, et parmi ces facultés l'attention est la première qui reprend ses droits et son activité.

La comparaison des objets ou des idées exige

de plus grands efforts de la part des organes de
la raison; aussi cette faculté, dans les convalescences en général, ne revient qu'après l'attention. Dans l'invasion des maladies, au contraire,
cette faculté subsiste encore lorsque l'attention
ou l'application est singulièrement affaiblie ou
même nulle; mais alors la comparaison ne
s'exerce que sur des idées antérieurement ac-
quises. Il semble que l'intelligence, repliée sur
elle-même, conserve une sorte d'activité par
l'effet même de cette concentration. J'ai souvent
remarqué qu'alors les malades, interrogés sur ce
qui les entoure, répondent d'après leurs sensations intérieures; et si l'on n'y porte qu'une attention médiocre, on est porté à déclarer atteints
de délire des hommes dont les idées sont cependant parfaitement concordantes avec leurs sensations intérieures.

Le raisonnement à l'aide duquel nous nous
élevons de rapport en rapport jusques aux principes, tout comme nous descendons des principes aux conséquences, le raisonnement est
encore une faculté plus compliquée que les précédentes; aussi l'on remarque souvent dans les
maladies que l'attention, fixée sur des objets, les
compare entr'eux sans pouvoir en déterminer
les analogies ou les différences, sans pouvoir établir ni suivre le raisonnement nécessaire pour
arriver à un jugement. Quelquefois aussi les ma-

lades se livrent à des raisonnemens faux, quoique l'attention leur ait transmis des sensations justes des objets, parce que leurs facultés intellectuelles ne peuvent pas atteindre à la hauteur, à la sublimité du raisonnement.

Le rapport convenable de ces facultés entre elles, leur accord parfait constitue, dans les maladies, l'état de l'esprit le plus désirable, la rectitude du sens et la justesse du jugement. Au contraire, leur défaut de concordance donne lieu aux nombreux désordres du jugement et de la volonté, aux diverses espèces de délire dont nous aurons occasion de parler.

La mémoire qui n'est qu'un produit de l'attention, dont les opérations réveillent, dans l'organe pensant, les diverses images qu'y ont gravées des impressions antérieures, la mémoire doit nécessairement s'affaiblir ou se perdre toutes les fois que la faculté dont elle dépend éprouve des altérations analogues. Nous voyons la mémoire diminuer beaucoup dans la vieillesse et se perdre dans les maladies.

Il arrive, à la suite de certains accidens ou de lésions déterminées, que la mémoire reste nulle, bien que l'attention reprenne toute son énergie: c'est qu'alors l'organe pensant n'a pas été encore assez exercé par l'attention pour pouvoir y réveiller des impressions plus ou moins anciennes. Aussi l'on observe qu'à mesure que l'attention s'exerce davantage, la mémoire renaît dans une égale proportion.

La perte de la mémoire ou sa diminution dans le cours des maladies aiguës, n'a rien de fâcheux qu'autant qu'elle devient, ainsi qu'on le voit quelquefois, un des prodromes du délire et qu'autant qu'elle en est une conséquence.

La perte de la mémoire se remarque en effet dans les convalescences des maladies les plus graves, et les malades n'en arrivent pas moins à une guérison complète. C'est ainsi que Thucydide rapporte que tous les convalescens, à la suite de la peste dont il nous a laissé une si belle description, avaient éprouvé une perte considérable de la mémoire, laquelle ne se dissipait qu'à la longue (1).

J'ai vu la perte de la mémoire, à la suite de coliques violentes, subsister quelques jours seulement après la cessation des douleurs (2).

C'est encore par la concentration de la vie sur les organes de l'intelligence, que l'on voit dans quelques maladies la mémoire acquérir une

____

(1) Thucyd. de bell. Pelopon. II. 53.

Lucret. de rer. nat. VI. vers. 1136 et seq.

(2) Journal-général de Médecine de M. Sédillot : observation sur une colique spasmodique remarquable par la perte de la mémoire qui en a été la suite, par F. J. Double, t. 39, p. 264.

activité extraordinaire et presque surnaturelle, quoique la faculté de l'attention soit comme nulle. Aussi, alors, les malades oublient-ils facilement ce qu'ils ont fait la veille, ce qu'on vient de leur dire à l'instant même ; tandis qu'ils se souviennent de choses qu'ils avaient sues dans leur extrême jeunesse et qu'ils avaient depuis long-temps oubliées.

Le jugement au moyen duquel la raison se détermine, et dont les opérations complexes résultent de la comparaison des idées que l'attention nous a transmises ; le jugement n'est pas non plus une faculté élémentaire de l'âme. Dans le jugement pris pour une perception de rapport, dit M. Laromiguière, nous n'agissons pas : nous avons agi, à la vérité, puisqu'il a fallu comparer ; mais la perception du rapport vient après l'action ; le travail de l'esprit est fini au moment où il aperçoit le rapport.

Il arrive souvent que le jugement n'est perverti dans les maladies que sur un seul objet, et il est remarquable que c'est surtout relativement à la maladie elle-même qu'il se dérange d'abord ; les uns la jugeant très-grave lorsqu'elle est légère, et d'autres la réputant légère lorsqu'elle est grave. Voilà pourquoi les médecins ne peuvent pas et ne doivent pas se traiter eux-mêmes quand ils sont malades ; et comme ils sont par cette raison très-mauvais observateurs de leurs propres maladies, il faut attacher moins d'importance à leurs rapports qu'à ceux des malades ordinaires ; il faut aussi accorder peu de confiance aux histoires des maladies qu'ils ont éprouvées, que quelques-uns ont publiées eux-mêmes.

Le jugement dans les maladies reste quelquefois sain, lorsque les autres fonctions sont à-peu-près nulles ; j'ai même remarqué qu'il prenait alors plus de vivacité. Ainsi les malades jugent d'autant plus juste que la mémoire par exemple se montre plus affaiblie. On connaît le fait arrivé à Häller peu d'instans avant sa mort. Un de ses confrères, en lui explorant le pouls, tâtonnait dans les environs de l'artère pour en découvrir les pulsations qu'il ne trouvait pas : « Elles ne sont plus là, dit le mourant, il faut les chercher plus haut. »

L'imagination, le plus brillant et le plus fécond des apanages de l'âme, quel que soit l'éclat qui l'environne, n'est que la réflexion lorsqu'elle combine des images, et la réflexion se composant elle-même de raisonnemens, de comparaisons, et d'actes d'attention, n'est pas une faculté distincte de ces facultés (1).

L'imagination est souvent plus active pendant le sommeil que durant la veille ; parce que dans ce dernier état, les sens externes communiquent

____

(1) Laromiguière, l. c. p. 103.

toujours à l'organe pensant, quelques impressions qui modifient ses déterminations. Dans le sommeil, au contraire, tout se passe à l'intérieur; l'activité de l'organe pensant est plus forte ; les opérations sont plus vives et les illusions plus complètes. C'est ainsi qu'il faut concevoir également les exaltations de l'imagination que l'on rencontre dans certains cas de maladies ; les extases, les inspirations dont les faits sont beaucoup plus nombreux que bien constatés, quoiqu'il y en ait un assez grand nombre sur lesquels on ne saurait élever le moindre doute. Reil rapporte qu'un paysan récita, pendant la chaleur de la fièvre, des vers grecs dont auparavant il ne paraissait avoir aucune idée. Dans la suite, on sut du malade même qu'il avait étudié le grec dans son enfance, mais il croyait l'avoir entièrement oublié.

L'imagination dans plusieurs maladies, soit aiguës, soit chroniques, prend une telle extension, les idées s'agrandissent à un tel point, que les malades paraissent animés d'une pénétration et d'une inspiration surnaturelles. Semblables à la divinité allégorique de l'ancienne mythologie, dont la double face était tournée l'une vers les siècles écoulés, et l'autre du côté des siècles à venir, on dirait que le passé et le futur se déroulent à leurs yeux ; de-là l'idée du délire de prophétie ou de prédictions dont parlent quelques médecins. Cette exaltation de l'imagination est égalementment fâcheuse, et dans les maladies aiguës où elle a les mêmes significations que le délire en général, et dans les maladies chroniques, la manie par exemple, l'hystéricie, l'hypochondrie, le rachitis, la phthisie, où elle annonce d'étranges disparates, un manque de rapport extrême entre le physique et le moral.

L'exaltation de l'imagination qui suit le délire est promptement mortelle.

La volonté, cette fonction de l'entendement humain qui résulte de l'attention, de la comparaison et du raisonnement, est une détermination fixe vers laquelle nous tendons avec les forces physiques et morales qui nous sont propres. Cet acte des puissances intellectuelles, sur lequel repose l'un des plus beaux apanages de l'homme, la liberté morale, est aussi d'une grande importance dans les maladies. On doit toujours conserver de l'espoir, quel que soit l'état du malade dans une maladie aiguë, tant qu'il existe des efforts assez puissans de la volonté, soit pour résister à l'empire de la destruction, soit pour surmonter les répugnances qui se présentent à exécuter les mouvemens et à prendre les médicamens nécessaires à la guérison. Nous avons cité plus haut des faits récueillis par Galien et par Sarcone, et qui prouvent tous les avantages attachés à la conservation du vouloir.

Ces efforts de la volonté si souvent salutaires

dans les maladies pour surmonter les dangers qui en sont inséparables, plus salutaires encore pour concourir comme moyen thérapeutique à la guérison proprement dite, ne sont pas moins efficaces pour s'opposer à l'invasion des maladies imminentes. Comme le frisson du typhus contagieux que j'ai éprouvé, dit Hildenbrand, me prit durant un entretien public qui devait me retenir une grande partie de la nuit, et que par convenance je ne pouvais pas suspendre, je fis, pour surmonter cet état, des efforts qui m'ont convaincu qu'une force intérieure, pour résister à l'abattement, agit d'une manière puissante dans ce cas (1).

En rendant compte de la maladie et de la mort de P. J. de Barthez, nous avons donné un exemple de tout ce que peut dans les maladies l'empire fortement prononcé d'une volonté énergique et constante (2).

Citons encore sur ce sujet le beau traité du typhus d'Hildenbrand. L'auteur fait le tableau des symptômes de la cinquième période, ou de la période nerveuse de la maladie. Les forces vitales, dit-il, acquièrent en apparence une faiblesse remarquable; mais j'ai déjà dit que cette faiblesse

---

(1) Hildenbrand, l. c. p. 40.

(2) Journal-général de Médecine de M. Sédillot, t. 27, p. 274.

apparente n'était qu'un défaut d'activité difficile à vaincre, comme chez les personnes ivres, et qui peut cependant être surmonté par des efforts violens. Le mouvement involontaire des muscles paraît augmenter à proportion de l'affaiblissement des mouvemens volontaires, etc. (1).

La débilité des facultés intellectuelles est particulièrement remarquable dans les fièvres muqueuses, dans les fièvres adynamiques, dans certains cas de fièvres ataxiques, dans l'hydrocéphale.

L'activité insolite d'une de ces facultés durant l'état de santé ou pendant la maladie, entraîne souvent un affaiblissement extrême de quelques autres.

Si chez les malades, traités convenablement et ayant recouvré toutes leurs forces, l'idiotisme persiste après les fièvres adynamiques et ataxiques, ils périssent presque tous en peu de temps; et à l'ouverture du corps, on trouve un épanchement séreux dans le cerveau (2).

Il est probable que les physiologistes retireraient de grands avantages de l'étude bien entendue des facultés intellectuelles durant le cours des maladies. Ils devraient surtout considérer ces facultés dans les dégradations lentes, ou l'affaiblis-

____

(1) L. c. p. 70.
(2) M. Landré-Beauvais, ouv. cité, § 710, p. 294.

sement successif qu'elles éprouvent, ainsi que
dans le retour gradué et le développement pro-
gressif qu'elles offrent souvent. Cette espèce d'a-
natomie morale, de dissection animée des fonctions intellectuelles, offrirait sûrement d'heureux
résultats.

Plusieurs médecins ont déjà recueilli des observations de ce genre; écoutons, par exemple, ce
que Hildenbrand a remarqué sur ce sujet à l'égard
du typhus qu'il a décrit.

Le premier accident qui disparaît de la manière la plus sensible est le délire. Les malades
sortant comme d'un songe ou d'un état d'ivresse,
la tête se dégage, et quelques-uns même acquièrent instantanément leur connaissance parfaite.
Cependant la mémoire est encore affectée d'une
manière particulière, et ils ne se rappellent les
choses passées qu'avec beaucoup d'efforts; on remarque leur étonnement lorsque l'illusion se
dissipe.

Il se passe aussi du changement dans les affections de l'âme. Cette espèce d'indifférence que
les malades éprouvaient auparavant commence à
se dissiper; l'œil et le regard deviennent plus
vifs et plus dégagés; les objets extérieurs commencent à intéresser; les malades prennent plus
de part à tout ce qui se passe; l'insensibilité de
l'âme disparaît; les sentimens de reconnaissance,

d'amour et d'amitié se réveillent, et se montrent à un très-haut degré.

Les organes des sens externes reprennent leur activité, comme lorsqu'on sort d'un profond sommeil ; l'ouïe seule est encore affectée d'un bourdonnement continuel (1).

SIGNES TIRÉS DU DÉLIRE.

Les trois sources différentes que nous avons reconnues à nos sensations, les trois origines que nous avons assignées à nos idées, sont également trois principes dans lesquels l'égarement particulier de l'esprit, connu des médecins sous le nom de délire, vient prendre naissance.

Les sens externes éprouvent, par l'effet même de la maladie, diverses altérations ; ils transmettent à l'organe pensant des sensations disparates ou de fausses impressions. Il se forme dans l'oreille, par exemple, des bruits insolites ; l'œil voit des objets qui n'ont aucune existence réelle, etc. ; et ces insinuations erronées, soumises aux opérations de l'intelligence, donnent lieu au délire.

D'un autre côté, les déterminations produites par les sensations organiques, ou les lésions de la sensibilité de conscience, sont une cause fréquente de délire. Ainsi, l'égarement de l'esprit est quelquefois le simple produit d'une conges-

____

(1) Hildenbrand, l. c. p. 83.

tion bilieuse, d'une affection vermineuse, d'un orgasme vénérien poussé à un certain degré, d'une éruption répercutée, d'une métastase; et ici les faits sont tellement nombreux, que s'il fallait en citer, on ne serait embarrassé que du choix. Je remarquerai toutefois que le délire se manifeste rarement dans les maladies du cœur et de la poitrine, où nous avons vu que la sensibilité de conscience est peu développée, et qu'au contraire il est très-commun dans les maladies des viscères du bas-ventre, où cette sensibilité est fortement prononcée (1).

Enfin, les impressions transmises par les sens externes et par le sens interne, étant inparfaitement reçues et mal élaborées par l'organe pensant, il arrive souvent dans les fièvres malignes, par exemple, dans le typhus, etc., que les malades qui s'exercent vaguement sur ces impressions, rêvent sans dormir : ils gesticulent sans cesse; il règne une incohérence extrême dans tous leurs mouvemens.

Il est fort essentiel dans la pratique de distinguer ces trois ordres de délire, dont les significations sont fort différentes; et ici, disons-le avec franchise, l'observation a d'importantes découvertes à faire. Je ne négligerai pas de faire remar-

____

(1) Sarcone, l. c. § 567—68 et suiv., avait vu le fait pratique; mais il en a donné une fausse explication.

quer, par anticipation, que le délire dépendant de la sensibilité organique intérieure est toujours précédé de vertige.

Le délire a aussi ses prodromes; il est des symptômes qui en décèlent d'avance l'invasion. Ces symptômes sont nombreux et variés : contentons-nous d'indiquer ici les principaux, ceux que l'observation nous présente le plus fréquemment. Des veilles prolongées, tant la nuit que le jour, avec céphalalgie, bourdonnement des oreilles ; un sommeil agité et chargé de rêves pénibles ; la vue même, à l'état de veille, d'objets fantastiques colorés diversement ; le ballonnement des hypochondres et des battemens sensibles sur ces parties ; la rougeur et la tuméfaction des mamelles chez les femmes ; les mouvemens convulsifs de la langue ; la voix tremblante, ou des cris insolites sans raison ni motif ; des frayeurs subites et violentes ; la limpidité des urines dans le fort même des redoublemens de la fièvre ; des douleurs dans ces mêmes instans qui se manifestent ou qui se dissipent sans cause connue ; des vomissemens porracés accompagnés de céphalalgie, de bourdonnement des oreilles, ou même de surdité ; des crachottemens fréquens ; des plaintes, des larmes, des soupirs, des ris immodérés ; des désirs ou des répugnances invincibles ; la prompte disparition d'abcès ou de dépôts critiques, la maladie faisant d'ailleurs toujours de fâcheux progrès ; la rougeur de la face ; le battement des carotides ; l'imagination plus active que pendant l'état naturel, etc.

Le délire ne se présente pas toujours avec les mêmes caractères, il n'a pas dans tous les cas le même cortége de symptômes ; il est au contraire assez varié dans l'ensemble des accidens qui le constituent. Voici ce qu'on remarque le plus ordinairement à cet égard : des yeux très-mobiles, qui semblent tout de feu ou de sang ; un regard fixe, triste, hagard ou menaçant ; des mouvemens brusques ; des vociférations ; des discours sans suite, et souvent des mots vides de sens ; une profonde taciturnité ; une grande tristesse ; des pleurs touchans ou des éclats de rire plus affligeans encore ; une pusillanimité extrême ; l'oubli des amis, des parens. Le malade, sans être atteint de coliques et sans en avoir l'habitude, reste couché sur le ventre ; il chasse aux mouches, semble ramasser sans cesse quelque chose autour de lui, détacher avec effort des portions de ses couvertures, ou comme arracher des clous des murs qui l'avoisinent. Il se lève précipitamment sur son lit, le quitte avec vitesse, comme s'il poursuivait un ennemi, et sort même de sa chambre tantôt par la porte, et tantôt par la fenêtre, sans en établir la différence. Dans des maladies très-douloureuses par leur nature, il n'accuse aucune douleur ; et, au contraire, se plaint de souffrances amères lorsqu'il semblerait n'en devoir point ressentir. Avec une sécheresse extrême de la bouche et de la langue, et une fièvre ardente, il n'a point soif; il serre fortement ses dents, et les fait frapper ou rouler violemment les unes contre les autres; il découvre sans cesse les parties que dans l'état de santé il avait le plus grand soin de cacher. Si on lui demande à voir sa langue, il ne fait aucun effort, aucun mouvement pour la montrer; ou après l'avoir montrée, il oublie de la retirer, etc.

Il ne faudrait pas confondre avec le vrai délire les simples rêvasseries des malades pendant le sommeil, ou seulement étant à moitié endormis; ils parlent alors entre leurs dents et tiennent des discours peu raisonnables. Rien de plus commun qu'un tel symptôme, même dans les fièvres les plus bénignes. Rien de moins alarmant, pourvu que le malade, une fois bien éveillé, reprenne son regard naturel, et qu'il réponde juste aux questions qu'on lui adresse.

Il n'est pas moins essentiel de bien distinguer le délire vague spontané de celui qui résulte de l'usage ou de l'abus des narcotiques.

Il est des personnes qui, à raison de leur constitution particulière, tombent aisément dans le délire dès qu'ils ont une fièvre un peu vive. Le délire est, dans ce cas, un signe généralement moins fâcheux, moins inquiétant qu'il ne l'est chez les personnes qui n'y sont point disposées par leur tempérament.

Le délire naît bien plus promptement, il est beaucoup plus commun, et en général moins dangereux dans les maladies des enfans et des vieillards, qu'il ne l'est dans celles des jeunes gens et des personnes d'un âge mûr.

Chez les individus dont le tempérament se compose de la prédominance très-marquée du système nerveux, le délire s'observe très-communément. Il faut en dire autant pour les maladies qui consistent principalement dans une lésion du système nerveux.

Il est avantageux que le délire réponde à peu près à l'intensité de la fièvre, qu'il augmente et qu'il diminue avec elle. Mais si la maladie conservant toute sa gravité; si le pouls et les forces s'affaiblissant, le délire persiste au même degré ou augmente, on ne peut qu'en tirer un fâcheux pronostic.

Si le délire cesse subitement et sans raison ; si le malade reprend la connaissance sans que ce changement ait été occasionné par quelque mouvement critique, tous les symptômes funestes qui accompagnent le délire persistant d'ailleurs, la mort est très-prochaine.

Le délire qui a lieu avec de grandes agitations, de violens mouvemens, est plus dangereux que le délire calme. Dans le premier cas, il y a un épuisement des forces, une lassitude qui ajoutent encore aux dangers du délire.

Lorsque le délire dure quelque temps, les malades s'y habituent en quelque sorte; et il leur arrive même, en délirant, de parler assez sainement de leurs affaires domestiques ou des objets habituels de leurs occupations ordinaires : ni l'attention, ni la comparaison, ni le jugement n'ont acquis pour cela la moindre rectitude. Cet état est en quelque sorte le résultat d'une impulsion mécanique des organes de la pensée.

Qu'au milieu du délire le malade soit gai ou bien qu'il se montre triste, il y a toujours danger. Cependant il est vrai de dire que le délire triste est lié à un plus grand abattement des forces : *Delirium increscens*, dit Tissot, *in nonnullis vividum ferè phreneticum erat, in aliis pacatius lethargumque subolens, ubique periculosum* (1). A ce sujet il rapporte le passage suivant de Thierry, dans sa Médecine expérimentale : Si, réduit à cet état, le malade répond aux questions qu'on lui fait, *je me porte bien*, tremblons à ce seul mot; il n'est plus à lui (2).

---

(1) Tissot. febris biliosa Lausanensis, p. 10—11.

(2) Méd. expériment. part. 1, chap. v, p. 123.

Toutes les modifications de la folie, toutes les espèces de vésanies peuvent se présenter comme symptomatiques ou comme critiques dans les maladies aiguës, et avec les mêmes circonstances que nous avons indiquées pour le délire, dont elles prennent aussi les diverses significations.

De toutes ces modifications, la stupidité, presque toujours accompagnée de la perte de la mémoire, est la plus fâcheuse ; elle annonce une atonie extrême. Il faut en dire autant des malades qui sont comme tombés dans l'enfance. J'ai cependant vu ces deux états liés à des signes de crise , et à l'époque critique se terminer par la guérison.

La stupidité qui vient à la suite du délire dissipé par d'imprudentes saignées ; celle qui se déclare après des fièvres intermittentes anciennes ; celle qu'ont précédée d'abondantes évacuations, ou même le *cholera morbus ;* celle qui survient aux accouchemens laborieux, longs et difficiles ; celle à laquelle l'âge a donné naissance, sont incurables.

Un grand nombre de pathologistes ont attaché beaucoup d'importance à la distinction du délire, en furieux et en taciturne (1). J'en ai

____

(1) G. Coltman anglus. Dissert. med. de delirio febrili, p. 13 et seq., in-4°. Monspelii, 1776. L'auteur,

suivi avec attention les nombreuses nuances au lit des malades ; je les ai étudiées successivement dans les bonnes collections d'observations, dans les meilleures descriptions d'épidémies, dans les traités généraux de séméïotique, et je reste bien convaincu de toute l'inutilité de cette distinction. Que le délire soit ou furieux ou tranquille, la signification ne varie guère, ou ne varie point dans les fièvres. Chez le même individu, dans la même maladie, à la même période, et presque d'un instant à l'autre, on voit le délire furieux se changer en délire tranquille, et réciproquement. Dans le cours de la même épidémie, on voit des malades divers, dans des circonstances en tout semblables ou du moins analogues, les uns délirer avec fureur et férocité, les autres, au contraire, avec calme et tranquillité. Des hommes naturellement doux ont le délire agité, furieux ; et d'autres, d'un caractère très-emporté, deviennent au contraire d'une douceur extrême pendant le délire.

Le délire existe ou avec fièvre, ou sans fièvre. Sans fièvre, on le rencontre dans les affections hystériques et hypocondriaques, dans les ma-

____

après avoir suivi long-temps les hôpitaux et les universités de Londres, d'Edimbourg et de Montpellier, a réuni dans sa thèse tout ce qu'il avait recueilli de notions importantes sur le sujet qu'il avait choisi.

nies, dans la folie et la démence. Par ce délire, la vie ne saurait être compromise ; mais l'orgueilleuse raison de l'homme en est singulièrement humiliée, et la vue seule en est pleine de tristesse.

Le délire fébrile devient presque toujours d'un fâcheux augure. Si la fièvre à laquelle il se trouve lié éprouve des rémissions, et que le délire suive la même marche, la maladie est très-grave. On en a des exemples dans la fièvre pernicieuse délirante, dont les annales de la science offrent un assez grand nombre de faits.

Le danger est plus grand, si le délire est continu et la fièvre sans rémissions ; on doit craindre une lésion essentielle au cerveau.

Le délire, joint à une violente douleur d'oreilles et à une forte fièvre, est très-mauvais. Les malades qui sont jeunes meurent au septième jour de cet accident. Chez les vieillards, la mort arrive plus tard, parce que chez eux tous les mouvemens étant moins prononcés, le délire et la fièvre restent beaucoup moindres.

Le délire, dans la pleurésie et la péripneumonie, sont pernicieux ; les mouvemens se portent vers le cerveau, les crachats se suppriment, la respiration devient plus pénible, et la mort ne tarde pas à être la fatale conséquence de ces divers accidens : *Latens quoque dolor in pleuri-*

ticis, si absque ratione evanuerit, portendit de-
lirium (1).

Le délire, après les contusions et les plaies à la tête, est mortel. Le coup a intéressé fortement le cerveau et ses dépendances.

La surdité, qui suit un violent délire, est un signe de mort. On en trouve plusieurs preuves dans le livre des Epidémies; une entre autres dans le fait de la femme d'Hermozigès.

La difficulté de respirer, jointe au délire, est toujours fâcheuse, sous quelque modification qu'elle se présente: soit qu'elle se montre fréquente et petite, ou grande et rare; soit qu'elle se fasse au moyen des épaules et de la cavité thorachique, ou qu'elle s'exécute péniblement par une élévation et un abaissement remarquables des muscles abdominaux.

Le délire qui se termine par un sommeil doux et paisible, est d'un bon augure; au contraire, le pronostic sera fâcheux, si le sommeil paraît inquiet et agité. Dans le premier cas, les forces se trouvent heureusement réparées; dans le second, le malade se réveille plus souffrant et plus fatigué qu'il n'était avant de dormir.

La léthargie qui suit le délire, est un signe d'apoplexie forte menaçante : le malade succombe presque toujours.

------

(1) P. Alpin. l. c. lib. 11, cap. 3, p. 83.

C'est un signe fâcheux que tout homme qui délire soit entêté sur les objets essentiels à sa conservation; qu'il ne veuille ni boire, ni prendre de la nourriture, et qu'il se refuse, en un mot, à tout ce qui peut concourir à sa guérison.

Le délire compliqué de soubresauts des tendons, est toujours dangereux. On doit craindre encore plus pour le délire qui existe chez des malades sans cesse agités par une sensibilité excessive, par la peur.

Lorsque le délire est compliqué de mouvemens convulsifs, il est mortel.

Lorsque, dans le principe des maladies aiguës, il se manifeste une espèce d'assoupissement ou d'engourdissement général des organes soumis aux mouvemens volontaires, accompagné de veilles et de douleurs aux lombes, le délire n'est pas loin, et la mort suit assez ordinairement. La femme d'OEcéta, dont parle Hippocrate, éprouva ces symptômes dès les premières attaques de sa maladie; elle mourut le septième jour dans le délire.

Souvent, dans le cours des maladies aiguës, il se manifeste des douleurs violentes aux extrémités, dont la disparition subite est promptement suivie du délire. J'en ai vu plusieurs exemples. Hippocrate en cite aussi quelques-uns, entr'autres l'observation du malade qu'il appelle

Calvus in Larissa (1). Piquer a aussi confirmé cette vérité d'observation : surtout, dit-il, si le malade est inquiet et éveillé, pour lors le délire se déclare sur-le-champ (2).

D'un autre côté, on voit souvent le délire cesser par l'apparition subite de semblables douleurs. En ouvrant au hasard le premier ou le second livre des Epidémies d'Hippocrate, on est sûr d'en trouver quelque exemple; et il n'y a pas de praticien qui n'en ait aussi rencontré dans sa propre pratique.

Le délire, dans les fièvres ardentes, est mortel : il a lieu sans interruption, ou du moins il laisse de si courts intervalles, et ces intervalles sont si peu lucides, que le délire paraît à peine avoir cessé. Plus la maladie avance, plus le délire devient continuel et violent : alors les convulsions sont presque toujours de la partie.

Dans les fièvres éruptives graves, l'éruption est quelquefois si considérable, et elle se fait avec de si violens efforts, qu'il se manifeste un délire plus ou moins intense, mais dont les conséquences sont peu inquiétantes.

Le délire survient très - communément aux fièvres inflammatoires, aux fièvres bilieuses (3),

---

(1) Hipp. epid. lib. III, s. 3, æg. 5.
(2) Piquer, Traité des Fièvres, p. 273.
(3) Tissot. feb. bilios. Lausan. p. 10—11.

Tome II. 32

aux fièvres adynamiques et aux fièvres ataxiques, mais surtout à ces dernières, dont il constitue un des principaux caractères. On le rencontre particulièrement dans les cas de complications de ces diverses maladies.

Le délire, dans les fièvres de consomption, est promptement mortel.

Durant la période de chaleur des fièvres intermittentes, et lorsque cette période a acquis un haut degré d'intensité, on observe souvent un délire assez fort, mais qui n'a rien de fâcheux : il est rare que le délire se présente sous d'autres couleurs dans ces sortes de fièvres, à moins qu'il ne s'y mêle quelque fâcheuse complication, ou que la maladie ne devienne pernicieuse (1).

Cependant dans les fièvres intermittentes inflammatoires, dont les faits sont peu communs, parce que les maladies de cette nature ont une grande tendance à la continuité ; dans ces fièvres, dis - je, le délire se présente assez fréquemment (2).

Dans les fièvres intermittentes rebelles, un léger délire sert quelquefois de crise à la maladie. Sydenham, qui en a le premier, je crois, fait la

___

(1) De deliris vitam et mortem præsagientibus. Dissert. inaugur. auctore A. E. Buchnero. Halæ Magdeburg. 1757, § 18, p. 35.

(2) J. C. Fidler tract. de febrib. intermitt. Pragæ et

remarque, guérissait par le simple usage des cordiaux et des analeptiques cette espèce de délire, que les autres moyens ne faisaient qu'aggraver. J'ai eu occasion de voir un fait de ce genre : le délire a cédé à l'air de la campagne, à l'exercice et à des distractions analogues aux goûts du malade (1).

Quoique j'aie avancé que c'est un bon signe, en général, que l'intégrité parfaite des facultés intellectuelles, il ne faudrait cependant pas être rassuré dans tous les cas où les malades jouissent des fonctions de l'entendement. Il est très-ordinaire, dans les maladies chroniques surtout, de voir la mort arriver sans délire, les malades jouissant de tout leur jugement. On l'observe chaque jour dans la phthisie, dans les maladies organiques du cœur, dans les affections de l'utérus, de la vessie, etc.

D'un autre côté, il arrive assez fréquemment, dans les maladies chroniques et aux approches de la mort, que les facultés de l'entendement pren-

---

Viennæ, 1784, p. 42, cap. 4. De febre intermittente inflammatoriâ.

L. A. Fizeau, Recherches et Observations pour servir à l'Hist. des Fièv. intermitt. p. 57.

Grant. Traité des Fièvres.

Pinel, Nosographie, t. 1, p. 39.

Quarin de feb. intermitt. cap. XII, p. 93.

(1) Sydenham. op. t. 1, p. 60.

nent une extension, un développement qu'on n'avait jamais remarqué chez ces mêmes individus dans l'état de santé; tout comme il arrive souvent dans les maladies aiguës, que le délire cesse subitement pour faire place à une vivacité d'esprit et à une justesse de jugement étonnantes. On observe aussi ordinairement, dit Hildenbrand, une présence et une liberté d'esprit qui remplacent la stupeur et le délire, et qui sont dues vraisemblablement à l'absence de toute douleur (1). Hippocrate avait fait la même remarque : *Torpor,* dit-il, *in contraria citò translabens perniciem denotat* (2).

Dans la collection des médecins de Breslaw, au sujet d'une fièvre maligne épidémique, il est dit : *Paucis tamen ante fatale momentum horis, iterum ad sanam redibant mentem* (3).

En troisième lieu, le délire, même dans les maladies aiguës, n'est pas toujours mortel : les ressources de l'art et de la nature en triomphent assez souvent, encore qu'il existe au milieu de circonstances qui le rendent redoutable.

Sims, en donnant la description des maladies qui régnèrent à Tyrone, quatrième constitution, chapitre cinquième, remarque que, dès la se-

---

(1) Hildenbrand, Traité du Typhus contagieux, p. 156.
(2) Hipp. prænot. coac.
(3) Histor. morb. Wratislav. an. 1711, p. 301.

conde période de la maladie, le délire survenait avec perte de connaissance, grincement des dents, envies de mordre, mouvemens convulsifs des mâchoires, etc.; et cet état, amené comme naturellement par les progrès de la maladie, était efficacement combattu par les moyens appropriés.

Le délire se présente assez souvent dans les fièvres bilieuses simples, mais fortes, et il cède aux évacuans.

Enfin, le délire précède quelquefois les crises les plus salutaires : alors il est léger; il revient à divers intervalles irréguliers ; les forces se maintiennent en bon état; les symptômes de la maladie diminuent d'intensité. Le délire arrive dans ce cas le septième jour de la maladie, au moment où la nature prépare des évacuations critiques et au milieu des signes qui font présager ces évacuations. C'est ainsi que, chez les malades atteints de syncopes, de fièvres inflammatoires simples, etc., et qui éprouvent un délire à l'instant où l'on voit se préparer une hémorragie nasale, on peut assurer que la maladie se jugera bientôt et d'une manière complète. On peut en dire autant par rapport aux vomissemens de matières jaunes ou porracées dans les maladies bilieuses ; des hémorroïdes ou du flux menstruel dans les phlegmasies des viscères abdominaux ; des évacuations de vers ou de matières muqueuses abondantes

par le vomissement ou par les selles dans les
fièvres pituiteuses ; des sueurs abondantes ou des
abcès critiques dans les fièvres malignes exanthématiques ; des selles copieuses et fétides dans les
fièvres putrides.

Un léger délire termine souvent et d'une manière avantageuse les accès violens d'épilepsie : il
est un des effets ordinaires du narcotisme , même
sans que celui-ci soit poussé très-loin. Il suffit des
moindres doses d'opium pour donner lieu à un
délire momentané et qui n'offre rien d'inquiétant.

SIGNES TIRÉS DU VERTIGE.

Le vertige est en quelque sorte une modification du délire. Les personnes qui en sont atteintes voient tous les objets, et quelquefois un
seul, tourner autour d'elles. Souvent le malade
lui-même croit tourner aussi ; ce qui constitue le
vertige ténébreux , qui est dans quelques cas
suivi de chute.

Le vertige précède l'épilepsie et le délire. Il
existe aussi dans l'amaurose long-temps avant la
perte totale de la vue ; et lorsque ce symptôme a
lieu , il reste peu d'espérances.

Le vertige est lié aux affections hystériques et
hypocondriaques graves ; il n'ajoute aucun danger à la maladie essentielle.

Le vertige, dans les maladies aiguës , est symp-

tomatique de la plupart des lésions graves des viscères du bas-ventre ; et alors il a peu de dangers.
Il est inséparable de tous les délires dépendans
de la sensibilité organique qu'il précède, et auxquels il succède sans changer en rien le pronostic de l'affection générale. Le fait le plus remarquable de cette espèce qui soit venu à ma connaissance, est celui que Stoll a observé sur lui-
même dans l'histoire qu'il nous a laissée de sa
fièvre maligne. Un léger vertige précéda le délire
qui dura plusieurs jours, et ce délire se termina
par un vertige bien plus prononcé, lequel com-
mença la convalescence. Stoll voyait tous les objets
placés perpendiculairement, inclinés au point
qu'ils lui semblaient près de tomber sur sa tête.
Les objets disposés horizontalement lui parais-
saient s'élever ; en sorte que les personnes qui
marchaient dans sa chambre avaient l'air de mar-
cher sur un plan incliné ; et lui-même marchant
sur un terrain plat, était persuadé qu'il allait sur
un sol *acclive* (1).

Une fluxion considérable vers la tête, une irritation violente sur un des points de la masse
cérébrale, la vicieuse direction du sang vers ce
point, donnent lieu à un vertige plus grave que
le précédent ; celui-ci est toujours suivi du dé-

____

(1) Rat. med. t. 2, p. 14.

lire, et souvent de la mort, dans les maladies aiguës.

Enfin, le vertige peut être produit par une lésion spéciale d'une portion ou de la totalité des nerfs optiques, semblable à ce que nous avons déjà dit de l'amaurose.

De grandes évacuations, la diète prolongée, les approches d'une crise forte, bien que salutaire, la faiblesse qui est inséparable d'une longue convalence, donnent fréquemment naissance au vertige, sans qu'on en puisse concevoir une grande sollicitude.

Le vertige, au début de la petite-vérole, annonce que l'éruption sera confluente (1). Ce symptôme est fâcheux, en général, au début de toutes les éruptions fébriles.

Quand on a eu déjà une ou plusieurs attaques d'apoplexie, le vertige est un signe certain du retour très-prochain de la maladie.

Le vertige existe symptomatiquement dans la grossesse, dans les maladies venteuses, dans les affections vermineuses, dans les coliques fortes, et dans une foule d'autres cas où il n'offre rien de grave.

Le vertige se présente aussi comme complication du scorbut, de la goutte et de la néphrite : on le voit même alterner avec ces maladies sans

---

(1) Sydenham. epist. ad. **D.** Cole. t. 1, p. 243.

qu'il y ait du danger. Il faut cependant bien prendre garde, par rapport à la goutte, de ne pas confondre le vertige dont je parle avec celui qui serait le résultat du transport ou de la métastase de l'affection arthritique au cerveau.

Le vertige précède les convulsions, et quelquefois aussi il en est la conséquence.

On pourrait presque dire que le vertige est aux maladies chroniques ce que le délire est aux maladies aiguës. Peu de malades succombent aux affections aiguës sans avoir été atteints du délire, et il est peu de lésions chroniques dont la mort ne soit précédée de vertiges. La phthisie, les diverses lésions organiques du cœur, de l'utérus et de la vessie, les hydropisies, etc., ne présentent guère dans leurs cours des marques bien prononcées de délire ; et il est rare que le vertige n'en ait pas signalé la terminaison par la mort, quelques jours d'avance.

SIGNES TIRÉS DES PASSIONS ET DES AFFECTIONS DE L'AME.

Les passions sont l'aliment de l'âme, qui a besoin de se nourrir aussi rigoureusement que le corps. La tempérance est à cette nourriture morale ce que la sobriété est à la corporelle alimentation.

Comme les alimens, les passions ont une action qui excite ou qui tempère les forces vitales ;

et c'est sous ce rapport que les physiologistes ont divisé les affections de l'âme en *excitantes* et en *sédatives ;* tout en reconnaissant qu'il est aussi des passions qui peuvent produire alternativement l'un et l'autre effet.

Les passions modérées et douces sont toujours salutaires : celles qui sont vives et fortes deviennent ordinairement nuisibles. Il est cependant des cas d'atonie extrême où celles-ci, adroitement provoquées, ont produit quelquefois d'heureux effets. L'amour a servi de crise à des maladies de langueur. La colère, excitée à propos, a été utile dans des affections chroniques du foie , etc.

Les passions gaies donnent lieu à une excitation avantageuse; et, au contraire, les passions tristes sont nuisiblement débilitantes.

C'est toujours une chose favorable que les malades soient remplis d'espérances. Dans tous les cas, il est vrai, dans la phthisie, par exemple, et même dans la plupart des maladies chroniques, le médecin ne peut pas retirer de cette sécurité un heureux pronostic. Cet état de l'âme aura du moins l'avantage de rendre facile le pénible devoir qui reste trop souvent à remplir, celui d'écarter quelques-unes des épines dont on environne comme à plaisir les bords de notre tombe. Il est sans doute plus dur d'appréhender la mort que de la souffrir.

La crainte de la mort est d'un fâcheux augure. Cette crainte, qui interrompt et arrête souvent les crises les plus salutaires, qui produit les métastases les plus redoutables, qui détermine les répercussions les plus dangereuses, a quelquefois suffi pour donner la mort lors même que tous les signes se réunissaient pour laisser concevoir les plus grandes espérances. Que de gens ont succombé seulement à la peur de mourir!

La crainte insurmontable de douleurs souvent légères et la faussé certitude de ne les pas pouvoir supporter, sont souvent devenues mortelles.

Des épanchemens d'amour ou d'amitié peu en rapport avec les sentimens accoutumés du malade, ont été quelquefois suivis de la mort et toujours du délire.

Rapporterai-je ici cette idée affligeante, cette flétrissante pensée de Labruyère? « Les haines sont si longues et si opiniâtres, que le plus grand signe de mort, dans un homme malade, c'est la réconciliation. »

Autant le calme et la sécurité que donne une courageuse résignation sont avantageux dans les maladies aiguës, autant l'apathie et l'abandon qui naissent d'une impassible indifférence sont nuisibles. Le danger est d'autant plus grand, que ces situations de l'esprit sont moins en rapport avec l'état habituel du malade.

Le calme de l'esprit qui naît sans raison suffisante à la suite de violentes inquiétudes, est un signe mortel dans les maladies aiguës portées à un haut degré.

Un chagrin violent et subit, dans le cours d'une maladie aiguë, amène ordinairement la complication de la malignité. Le même accident est trop souvent mortel durant le cours d'une fièvre maligne.

La frayeur, cette agitation véhémente de l'âme, causée le plus souvent par des images fantastiques, se rencontre souvent comme signe dans les maladies, soit qu'on l'observe pendant la veille, soit qu'elle ait lieu durant le sommeil.

Les femmes hystériques, les épileptiques, les hypocondriaques, les maniaques, et tous les individus chez lesquels le système nerveux a pris une vicieuse prédominance, sont sujets à des frayeurs plus ou moins bizarres : ici le retour de ces frayeurs annonce sûrement le retour de la maladie.

Les enfans à la mamelle dont les facultés digestives sont dérangées, ceux dont la dentition est difficile et pénible, ceux qui se trouvent pris de congestions muqueuses, vermineuses, éprouvent aussi, mais pendant le sommeil seulement, des frayeurs souvent répétées.

Le cochemar, une digestion ou pénible ou

mauvaise, procurent durant le sommeil des rêves fatigans toujours mêlés de frayeurs vives.

Les frayeurs nocturnes précèdent assez ordinairement les pollutions habituelles.

Dans les maladies aiguës, les frayeurs violentes et durables ou souvent répétées, sont presque toujours un signe fâcheux. Elles précèdent le délire et les convulsions. Celles qui arrivent le jour sont bien plus dangereuses que celles qui ont lieu la nuit. On doit aussi redouter les frayeurs qui se manifestent pendant la veille, beaucoup plus que celles que le sommeil procure. Les premières annoncent un très-haut degré de malignité.

Ces agitations morales insolites précèdent, dans quelques circonstances assez rares, les crises heureuses de la nature. Elles se trouvent alors liées à un ensemble de signes qui les font facilement reconnaître.

La tristesse, qui semble l'apanage de quelques maladies chroniques, et, par exemple, des lésions organiques du foie et des viscères abdominaux, des maladies vénériennes, des affections nerveuses, est aussi assez ordinaire dès le début des maladies aiguës. Cette tristesse se dissipe à mesure que la maladie fait des progrès. Elle n'offre alors rien d'inquiétant.

Une joie subite et immodérée, un plaisir vif et délicieux, deviennent assez souvent de puissantes causes de maladie dans le cours ordinaire de la vie. De telles émotions pendant la maladie entraînent des tremblemens, des convulsions, des complications graves de malignité, et quelquefois aussi la mort. Il faut en dire autant des longues et des déchirantes peines auxquelles on ne saurait opposer trop tôt les infinies ressources de l'âme pour arrêter leurs pernicieux effets. La trempe de notre esprit aiguise encore en nous la douleur et la volupté.

Après les douleurs incomparables de l'accouchement et après les craintes de perdre la vie qui s'y mêlent trop souvent, c'est un signe fâcheux que la femme demeure insensible au plaisir vif que cause la cessation instantanée des douleurs, et au plaisir plus vif encore d'avoir donné le jour à un nouvel être. Il faut craindre que la sensibilité ne soit usée au point de produire les complications, soit putrides, soit malignes, qui se joignent si aisément à l'état puerpéral. D'un autre côté, j'ai vu cette sensation de plaisir poussée au point de déterminer un rire convulsif assez prolongé et comme une sorte de manie.

Une gaîté folle, dès le début de la maladie, annonce que l'affection sera longue et grave. Plus tard, cette même gaîté est un signe de délire.

La tristesse et la mélancolie se joignent à la fois, et comme cause, et comme effet à un grand nombre de maladies chroniques. Cet état est trop souvent désigné par les médecins sous le nom *d'hypocondriasie.* Une pareille situation morale, quand elle se prolonge, est un des premiers symptômes, un signe assez certain de l'invasion, du début de l'hydrothorax. J'en pourrais citer plusieurs exemples tirés de ma propre pratique. J'en rapporterai un seul, que tous les médecins de la capitale auront été dans le cas d'observer. Notre confrère Jean Roy, d'honorable mémoire, et qui a succombé à une hydropisie de poitrine dont les symptômes ne s'étaient guère manifestés que quelques mois avant la fatale catastrophe, avait perdu depuis long-temps l'aimable enjouement et la gaîté spirituelle qui le rendaient de si agréable compagnie.

Les médecins de Breslaw (1) avaient déjà remarqué que, dans cette maladie, il se déclare d'abord une anxiété précordiale que les malades savent à peine exprimer, et qui annonce les épanchemens dans la poitrine. Ils avaient vu un pâtissier français, dont l'hypocondrie avait été jusqu'au point de le porter à attenter à ses jours, succomber peu d'années après à l'hydrothorax : auparavant, cet homme était très-gai. André Dulaurens a fait, à Montpellier, l'ouverture d'un homme qui avait été pendant trois ans mélanco-

______

(1) Morb. Wratislaw. de hydrope pectoris, p. 432.

lique au plus haut degré, et qui mourut d'hydropisie de poitrine.

Des désirs qui vont toujours en croissant à mesure qu'on s'empresse davantage de les satisfaire, sont un symptôme de manie.

L'impatience est, dans les maladies nerveuses, l'un des caractères de l'intensité de la lésion. Cela est vrai pour l'état aigu comme pour l'état chronique.

C'est un très-bon signe que les malades s'animent aux approches de la convalescence, et qu'ils deviennent un peu contens alors. Plus la maladie a été longue et grave, et plus le sentiment de satisfaction est vif. On pourrait presque dire que celui qui n'a pas été à même d'éprouver les sensations particulières et le bien-être inexprimable que procure l'époque de la convalescence, à la suite d'une maladie dangereuse, n'a jamais goûté le plaisir en toute sa plénitude.

La jalousie est surtout remarquable dans les maladies des enfans, où elle acquiert ordinairement un développement funeste. Cette passion, née du froid égoïsme dont la nature semble avoir rempli tous les cœurs, et que l'éducation a tant de peine à corriger ou à détruire, cette passion constitue fréquemment une maladie comme essentielle, de laquelle on n'a que trop souvent à déplorer les tristes suites.

La nostalgie, dont on a à tort recherché exclusivement les causes dans les influences du sol et
du climat, puisque les nostalgiques les plus
prononcés bornent leurs violens désirs à voir
quelques personnes qu leur sont chères, et que
ce sentiment est plus souvent encore l'amour de
la famille que l'amour de la patrie, la nostalgie
constitue en général une affection essentielle. Elle
se manifeste aussi quelquefois par l'effet même
de la maladie, et alors elle est symptomatique.
Celle-ci se déclare surtout aux approches de la
convalescence, dont elle rallentit la marche.
Assez fréquemment encore elle entraîne la rechute; et l'abattement des facultés physiques et
morales qui en est l'inévitable suite, amène les
plus fâcheux résultats.

SIGNES TIRÉS DE LA DOULEUR.

La douleur et le plaisir sont le langage de la
sensibilité. Le plaisir vif en est comme une énergique expression, et la douleur forte comme
une grande exagération. Ces deux sensations ont
de tels rapports, que l'extrême plaisir cause une
sorte de douleur, et que la cessation d'une violente douleur est la source d'un plaisir délicieux.

En traitant du pronostic tiré des affections de
l'âme, j'ai parlé des signes du plaisir et des peines.

Je n'aurai donc à m'occuper ici que de la douleur physique.

La douleur doit être envisagée de plusieurs manières par le médecin. Elle constitue en quelque sorte la maladie dans certaines circonstances. Dans d'autres, elle se présente comme cause déterminante de la lésion. Souvent la douleur est inséparable de l'action destructive du principe morbifique, et plus souvent encore elle est elle-même l'instrument de cette destruction. La douleur enfin est le plus ordinairement le symptôme ou l'effet de la maladie; et c'est alors seulement qu'elle rentre dans les domaines de la séméiotique proprement dite.

La douleur, ainsi considérée, est un importun avertissement qui nous apprend que la santé est menacée, qui nous révèle les caractères divers de la maladie, et qui nous en dévoile les chances favorables ou contraires.

Les douleurs vagues sur différentes parties du corps sont un des prodromes des maladies en général, sans indiquer cependant aucune maladie en particulier : *Lassitudines spontaneæ morbos prænuntiant* (1). *In unaquaque corporis parte, vel tensio, vel contusio, vel morsus, vel gravitas, si nec magnæ nec stabiles sint neutrum*

----

(1) Hipp. aphor. 5, s. 2.

*esse affectum significant, morbum verò præ-
nuntiant* (1).

Dès le début des maladies, la douleur, fixée
sur tel ou tel endroit, annonce que c'est là que la
maladie éclatera. Cela est particulièrement vrai
des maladies fluxionnaires : *Sed et si quid do-
luerit ante morbum ibi se figit morbus* (2).

Une douleur forte fixée sur un point de l'économie au déclin de la maladie et au milieu des
signes des crises, est l'indice que c'est là qu'aura
lieu le dépôt critique : *Quibus ex morbo resur-
gentibus aliquid dolet ibi abscessus fiunt* (3).

La douleur intense devient toujours un signe
redoutable, ne fût-ce qu'à raison de l'épuisement
des forces et du dérangement des fonctions qu'elle
entraîne, et à raison aussi du centre de fluxion
qu'elle établit vicieusement sur la partie où elle
se fixe.

C'est un signe de très-mauvais augure que les
douleurs cessent ou diminuent subitement et
sans cause suffisante : c'est un signe de gangrène
inévitable, lorsque cela arrive à la suite des phlegmasies intenses.

En général, et toutes choses égales d'ailleurs,

---

(1) Galien. ars medica. Chart. Hipp. et Galeni opera,
t. 2, cap. 21, p. 214.
(2) Hipp. aphor. 33, s. 4.
(3) Ibid. aphor. 32.

la douleur est un signe d'autant plus favorable,
qu'elle a son siége sur des parties moins nobles.
Aussi est-ce un très-bon signe que la douleur
cesse dans une partie noble pour se porter sur
une autre qui l'est moins, ou qu'elle passe des
parties supérieures aux inférieures, et des internes aux externes. C'est encore un signe salutaire qu'il survienne pendant les maladies aiguës
des douleurs dans les parties éloignées des viscères, et qu'elles y restent constamment; surtout
si ces douleurs arrivent dans un jour décrétoire,
si elles sont précédées de quelques signes de coction, et si les parties où elles se fixent offrent, par
leur organisation, un siége convenable à la métastase critique qui se prépare : les malades suivans d'Hippocrate, Héropyte d'Abdère, la Vierge
du même lieu, Clazomène et Hérophon, en sont
des exemples.

Selon Boerhaave et Zimmermann, une douleur, quelque forte qu'elle soit, doit paraître peu
à craindre lorsqu'elle n'est pas suivie de symptômes inflammatoires. C'est d'après cette sentence que Boerhaave prédisit qu'il n'y avait
point de danger dans la fameuse maladie du baron de Wassenaer, amiral de Hollande, maladie
rapportée par Zimmermann, et dont la nature
et les suites ont si peu justifié le diagnostic et le
pronostic annoncés par Boerhaave.

La diminution de la douleur, à la suite des inflammations internes, indique que la suppuration commence à avoir lieu, lors du moins que la diminution de la douleur arrive à l'époque où la terminaison par suppuration se fait ordinairement.

On doit toujours augurer favorablement des douleurs qui se dissipent ou du moins qui diminuent à l'occasion d'une cause connue, d'une évacuation critique, par exemple, ou par suite de l'emploi de moyens appropriés.

Les douleurs continues, lorsqu'elles sont un peu fortes, indiquent la formation d'un foyer de suppuration : *A ventris dolore diuturno suppuratio* (1).

Les douleurs longues, peu intenses, fixes, et surtout point aiguës, annoncent l'obstruction, le squirrhe ou l'engorgement de la partie, enfin la naissance d'une maladie organique. Souvent cependant, même dans ces circonstances, les douleurs offrent des intermissions, soit régulières, soit irrégulières ; et cependant la lésion subsiste toujours.

On doit regarder comme de très-mauvaise nature les douleurs constantes qui, nées dans une partie éloignée du centre de vitalité, les pieds, les genoux, les aines, par exemple, sont accompagnées de fièvre, sans qu'il en résulte aucun sou-

______

(1) Hipp. aphor. 22, s. 7.

lagement. On en voit un exemple dans le fait
suivant, tiré des Epidémies d'Hippocrate : Cri-
ton à Thase fut, en se promenant, subitement
attaqué d'une forte douleur au gros orteil. Il s'a-
lita le même jour. Il avait de l'horripilation, du
dégoût, des nausées ; il se réchauffa un peu, et
délira pendant la nuit. Le deuxième jour il rendit une grande quantité de bile pure. Tout le
pied se gonfla avec rougeur et tension jusqu'au
talon. On y aperçut des phlyctènes noires ; la
fièvre devint plus aiguë. Le malade eut un délire
furieux, et il mourut dans la journée.

Enfin, c'est un très-mauvais signe qu'une ou
plusieurs parties du corps se montrent insensibles à la douleur, c'est-à-dire, à l'action des
causes irritantes qui la déterminent ; car c'est
ainsi qu'il faut entendre cette sentence d'Hippocrate : *Quicumque dolentes parte aliquâ corporis dolorem non sentiunt, his mens ægrotat* (1) ;
sans cela les expressions *dolentes* et *dolorem non
sentiunt* impliqueraient contradiction. En effet,
la douleur suppose une sensation ; et par cela
même qu'elle existe, elle est sentie par le malade ; mais celui - ci peut être insensible aux
causes d'irritation ou de douleur ; ce qui annonce l'extinction de la sensibilité, un délire
violent, etc., ainsi que cela se voit fréquemment

____

(1) Aphor. 6, s. 2.

dans les fièvres malignes violentes , dans lesquelles les irritans les plus forts, les vésicatoires , l'alkali volatil , etc., restent sans action.

Le siége de la douleur a une grande influence sur le degré d'énergie avec lequel elle se développe, sur l'intensité de la sensation qu'elle détermine. Cela ne tient pas seulement à la sensibilité spécifique de la partie où la douleur réside , cela tient encore à la faculté qu'a cette partie de transmettre plus ou moins vivement à l'organe pensant les impressions qu'il reçoit. Cette faculté se trouve très-développée dans les organes des sens externes : aussi les plus légères irritations de ces organes deviennent - elles la source de douleurs très-vives. Au contraire, les organes intérieurs ne jouissent que médiocrement de cette faculté, et c'est surtout dans ces organes que nous trouvons les phlegmasies latentes, les douleurs sourdes, etc.: et, comme cette faculté a plus d'action dans le canal alimentaire et dans les organes de la génération, que dans les autres organes intérieurs, nous voyons aussi dans ces organes se former des douleurs assez fortes à la suite d'irritations modérées.

Considérée par rapport au siége qu'elle occupe, la douleur devient de la plus haute importance pour le séméiologiste.

La douleur de tête, jointe à la diminution de

la vue, est un des signes précurseurs de l'amaurose.

La douleur de tête, connue sous le nom de
migraine, tient souvent à une cause arthritique, à l'influence de l'utérus, etc.

Les différentes parties de la face, et plus particulièrement les tempes et la mâchoire inférieure, deviennent le siége de douleurs dont
l'extrême violence n'est comparable à rien, si
ce n'est à leur invincible opiniâtreté. Ces douleurs atroces, connues sous les noms de *tic
douloureux*, de *trismus*, de *névralgie faciale*,
de *prosopalgie*, etc., ont encore le triste avantage de ne conduire que lentement au terme
dernier de l'existence, et de faire ainsi pendant
long-temps le tourment du médecin et le déses-
poir du malade. Une nourriture toute composée
de lait seulement et des frictions mercurielles
m'ont réussi merveilleusement dans deux cas de
cette affreuse maladie.

Les plus légers dérangemens de l'estomac se
lient à des douleurs de tête dont le siége est surtout à la région du front. Cette douleur devient
très-violente dans les phlegmasies des viscères
abdominaux.

Dans les fièvres, la céphalalgie est de mauvais
augure, s'il y a prostration des forces, et si les
urines se montrent crues ou sanguinolentes. On
doit, au contraire, bien augurer des douleurs

de tête qui existent avec une abondante sécrétion d'urines sédimenteuses (1).

La douleur de tête se joint à tant de maladies et à des indispositions si légères, qu'il faut
être très-réservé quant aux conclusions qu'on en
déduit.

Des douleurs continuelles de la tête et du cou,
avec pesanteur des tempes, rougeur aux yeux et
tension aux hypocondres, annoncent que le sang
se dirige vicieusement vers les parties supérieures. Ces douleurs précèdent l'apoplexie, l'é-
pilepsie, la paralysie et le délire. Ces mêmes
douleurs de tête annoncent quelquefois une hémorragie nasale ; alors elles se lient au vertige, à
des bourdonnemens d'oreilles, au prurit du
nez, etc.

Les douleurs des oreilles sont tantôt le signe
d'une métastase sur ces parties, et tantôt l'indice
du délire ou de la surdité.

Des douleurs qui, nées de l'intérieur de la
poitrine, se propagent d'abord au cou et puis à
l'extrémité supérieure, du côté gauche principalement, sont un signe certain de l'existence de la
maladie connue sous le nom d'*angine de poitrine*, nécessairement mortelle.

Il est remarquable que la douleur des extré-

---

(1) De Capitis dolore Dissert. inaug. auctore Aug.
Theod. German. Argentorati, 1788, in-8°, § 17, p. 32.

mités supérieures appartient à presque toutes les lésions de la poitrine, et que par conséquent à elle seule elle n'en saurait caractériser aucune.

Les douleurs du cou et de la nuque, jointes à des signes concordans, annoncent ou une hémorragie nasale, ou l'invasion d'une fièvre de mauvais caractère.

Des douleurs fixes, mais superficielles, sur la région sternale, existant depuis long-temps et sans toux, laissent craindre une affection vénérienne fort ancienne (1).

Des douleurs plus profondes, moins anciennes, accompagnées de toux, d'oppression, et qui répondent au dos et vers les omoplates, se rencontrent dans la plupart des maladies de la poitrine.

Des douleurs fortes et subites de la poitrine, dans le cours d'une maladie aiguë, laissent craindre une métastase qui deviendra très-fâcheuse par la suite; bien que la maladie aiguë trouve dans ce mouvement une terminaison complète.

Durant le cours des maladies aiguës de la poitrine, et spécialement de la pleurésie, c'est une chose salutaire qu'il survienne des douleurs superficielles au dos, aux omoplates, au ster-

______

(1) Baglivi prax med. lib. 1, p. 96.

num et aux côtes. La lésion du poumon en est singulièrement diminuée (1).

La force de la douleur pleuritique, dans la maladie qui lui a donné son nom , est assez ordinairement la mesure de la gravité de la lésion.

Méfiez - vous toujours des doulours pleuritiques qui se manifestent comme symptomatiques dans le cours des maladies aiguës ; à moins qu'elles ne soient évidemment ou rhumatismales, ou flatulentes, ou vermineuses ; et, dans ce cas encore , c'est une complication fâcheuse de la maladie principale. Excepté dans ces circonstances, la nature prépare sur l'organe respiratoire un mouvement fluxionnaire dont il n'est pas aisé de se rendre maître.

Si la douleur de côté et la gêne de la respiration disparaissent pour faire place à un délire phrénétique, on a tout à craindre pour les jours du malade.

Il vaut mieux que la douleur pleuritique soit forte dès le commencement de la maladie, et

---

(1) Hipp. de morb. lib. III, cap. XV, chart. t. 7, p. 591.

Van-Swieten, t. 3, p. 66, aphor. 900.

Triller de pleuritide, cap. 2, § 43, p. 37.

Quarin, cap. 4, de pleuritide, p. 49. Traduct. du doct. Emonnot, t. 2, p. 116—17.

qu'elle diminue ensuite. Si, au contraire, la douleur devient très-vive au sixième jour, par exemple, cette marche rend le pronostic très-fâcheux.

Les douleurs du dos se lient très-fréquemment aux maladies hystériques, et ces douleurs que l'on voit se continuer souvent bien au-delà de la durée de l'accès d'hystéricie, amènent quelquefois l'hydrothorax : c'est un des nombreux exemples que j'ai de la dégénération des douleurs simplement nerveuses en maladies organiques (1).

De toutes les significations déduites de la douleur considérée quant à son siége, celles de la douleur au creux de l'estomac sont les plus importantes, à raison de la sensibilité radicale de cette partie : on sait que des coups violens sur ce point ont été suivis de la mort.

Des douleurs fréquentes ou même habituelles vers cette partie, sont un des signes précurseurs de l'invasion du rachitisme et de la gibbosité. De pareilles douleurs suivent les maladies gastriques, les complications bilieuses ; elles précèdent l'invasion des maladies éruptives et de quelques contagions ; elles annoncent les inflammations du foie, de l'estomac, et quelquefois aussi du médiastin et du péricarde.

----

(1) Sydenham epist. ad **D. Cole**, t. 1, p. 259.

Les congestions vermineuses, la présence de matières acides dans l'estomac, le catarrhe utérin, donnent lieu à des douleurs et à des tiraillemens d'estomac qui servent d'indice à ces maladies.

Les vomissemens, soit critiques, soit symptomatiques, sont précédés d'une douleur spéciale dont le siége est au creux de l'estomac.

L'ictère, joint à de violentes cardialgies, fait soupçonner l'existence de calculs dans la vésicule du fiel.

Une forte cardialgie spasmodique commence quelquefois les accès épileptiques.

Presque tous les genres de faiblesse déterminent une douleur assez intense au creux de l'estomac.

Un violent chagrin, un plaisir vif, la frayeur, l'espérance, et même des désirs très-ardens, impriment au creux de l'estomac une sensation pénible assez forte.

Une espèce de cardialgie précède toujours la syncope, sans que ces deux accidens conservent entre eux aucune relation ni quant à la durée, ni sous le rapport de l'intensité.

La cardialgie qui est produite par une répercussion ou par une métastase quelconque, est toujours fâcheuse. On doit se méfier surtout de la cardialgie arthritique.

L'intensité de la douleur du ventre dans les

coliques, est presque toujours la mesure de la force de la maladie.

Les douleurs du bas-ventre sont inséparables de l'état puerpéral. A cette époque, une maladie quelconque ajoute encore aux douleurs abdominales. De là l'erreur qui a fait créer une fièvre puerpérale dont ces douleurs seraient le symptôme le plus constant.

Les douleurs abdominales, suivies de borborygmes dans les temps critiques des maladies aiguës, sont un très-bon signe. On peut s'attendre à des évacuations alvines salutaires.

Les douleurs abdominales accompagnées de tension et de dureté du bas-ventre, de soif, de décomposition de la face, de la petitesse du pouls, de sueurs partielles, sont les signes de l'entérite.

Des douleurs accompagnées d'un mouvement comme vermiculaire dans le dos et les lombes, avec fièvre lente, amaigrissement, etc., constituent la consomption dorsale. Il est remarquable qu'à cet état se joint presque toujours la rétraction des testicules.

Les douleurs, la pesanteur et la tension dans la région lombaire, annoncent chez les femmes l'écoulement du flux menstruel, et chez les hommes sujets aux hémorroïdes le gonflement des tumeurs hémorroïdales, ou même la transudation de la matière qu'elles contiennent; et ces écoulemens sont presque toujours utiles : *Dolores in lumbis eruptiones sanguinis significant*, a dit Hippocrate ; et ailleurs : *Lumbis dolentibus cardialgiæ accedentes, sanguinis per hemorroidas erupturi signa sunt.*

Les douleurs aux lombes, dans les fièvres pernicieuses, sont un très-mauvais signe ; au contraire, dans les fièvres gastriques simples, ces mêmes douleurs annoncent la direction des mouvemens de la nature vers le bas, et par conséquent indiquent les purgations.

Les douleurs des lombes sont fréquemment rhumatismales ; celles des extrémités, tant supérieures qu'inférieures, sont tantôt arthritiques et tantôt rhumatismales : quelquefois aussi elles proviennent de la complication de ces deux affections ; et il n'est pas toujours aisé de les distinguer.

La douleur, envisagée sous le rapport de ses caractères propres, de son mode particulier, offre aussi au séméiologiste un champ fécond en observations ; et l'on trouve successivement, 1° la douleur tensive ; 2° la douleur gravative ; 3° la douleur pungitive ; 4° la douleur pulsative ; 5° la douleur lancinante ; 6° la douleur mordicante ; 7° la douleur prurigineuse ; 8° la douleur brûlante.

La douleur tensive ou de distension a lieu dans la grossesse, dans la tympanite, dans l'hydropisie ascite, dans tous les abcès volumineux, dans les éruptions boutonneuses, dans les phlegmasies des membranes muqueuses ; et même dans les réplétions extrêmes de l'estomac. Cette douleur sert de caractère à l'état pléthorique de la constitution ; et alors cette sensation se trouve répandue sur toute l'économie.

La douleur gravative ou de pesanteur se rencontre dans les engorgemens considérables du foie, dans les tumeurs développées sur quelque point de l'abdomen, dans les inflammations et le squirrhe de l'utérus, dans les calculs volumineux de la vessie, etc. Cette douleur, devenue générale, est un des caractères de la fièvre muqueuse.

La douleur pongitive, poignante ou qui pique, appartient à la plupart des phlegmasies locales, spécialement aux phlegmasies des muscles et des membranes séreuses. Elle caractérise la première période de ces maladies. Il ne faut pas la confondre avec la douleur pulsative, qui est une sensation de battement douloureux ayant une sorte de régularité, les pulsations étant isochrones à celles des artères, appartenant aussi aux phlegmasies, mais à une période plus avancée de ces maladies. La douleur pongitive se présente durant l'imminence et la période d'irritation de la phlegmasie. La douleur pulsative se fait sentir aux approches de la terminaison par suppuration. Il faut également distinguer de ces deux derniers modes la douleur lancinante qui se manifeste par des élancemens irréguliers. Elle se présente dans les mêmes circonstances que la pongitive; mais elle en diffère par la nature de la sensation qui la constitue.

La douleur brûlante, assez comparable à celle que cause une véritable brûlure, est accompagnée d'une grande chaleur. On la retrouve dans la pustule maligne, dans l'anthrax, dans les bubons pestilentiels, dans quelques cas de gangrène et d'éryzipèle.

La douleur prurigineuse ou de démangeaison appartient aux éruptions commençantes, aux phlegmasies légères, à quelques morsures d'insectes.

La présence du calcul dans la vessie donne souvent lieu à une démangeaison douloureuse de l'extrémité de la verge.

La douleur mordicante, âcre ou érosive, est le résultat des dartres vives, de la gale invétérée.

A ces deux distinctions de la douleur envisagée, quant à son siége et quant à son mode, qui ont été saisies par tous les auteurs de pathologie générale, j'en joindrai une troisième, que je n'ai trouvé mentionnée nulle part, et qui a trait à la douleur relative aux affections auxquelles elle est si souvent jointe.

La douleur se lie à presque toutes les mala-

dies ; et, dans quelques-unes, elle prend un caractère si différent qu'on ne saurait la confondre.
La douleur de l'enfantement n'est pas comparable à celle que cause l'extraction des dents,
quoique l'une et l'autre soient très-fortes. La
douleur que déterminent les instrumens tran-
chans est différente de la douleur qui résulte des
corps qui ne font que contondre, etc.

En considérant ainsi la douleur, je distinguerai
d'abord la douleur fébrile. Il suffit d'avoir eu une
seule fois la fièvre pour bien apprécier la sensation pénible qui en résulte. Un malaise général ;
une sorte de contriction spasmodique qui s'em-
pare successivement de tout le corps ; des tremblemens ; le froid ; l'inquiétude ; l'agitation continuelle ; le trouble de toutes les fonctions,
caractérisent cette douleur, laquelle est elle-
même un des signes certains de la fièvre très-
prochaine.

Je signalerai ensuite la douleur arthritique
pendant laquelle les malades sont, comme par
instinct, portés à un repos parfait. La douleur
arthritique est différente de la douleur rhumatismale. La première est beaucoup plus aiguë ; la
seconde est plus obtuse. Et si les médecins et les
malades s'attachaient davantage à préciser les caractères des douleurs qui ont lieu, le diagnostic y
gagnerait sûrement beaucoup. Combien de fois
n'arrive-t-il pas, par exemple, que des malades

sujets à la cardialgie arthritique, éprouvant accidentellement une cardialgie dépendante d'une autre cause, disent positivement que la douleur actuelle n'est pas celle à laquelle ils sont sujets! et l'événement prouve qu'ils ont raison.

Tout le monde s'accorde à dire que les douleurs syphilitiques sont d'une nature spéciale. Il faut en dire autant des douleurs flatulentes, des douleurs nerveuses, etc. C'est surtout ici que l'on voudrait voir se réaliser le désir singulier de Montaigne, qui demandait que le médecin eût essuyé toutes les maladies : ce serait un secours de plus, une facilité grande pour arriver à l'appréciation des différentes espèces de douleurs.

En traitant de la douleur, nous avons plusieurs fois parlé de ses différens degrés d'intensité; mais nous n'avons rien dit des moyens de les distinguer et de les estimer. Il semble, au premier abord, que l'on n'ait pour apprécier la force de la douleur que la sensation des individus et les récits qu'ils en font. Or, l'on sait, dans la pratique, combien les plaintes des malades sont souvent peu en rapport avec leurs véritables douleurs. Après un examen plus scrupuleux, on trouve que la douleur se manifeste encore au médecin par les ravages qu'elle porte sur la constitution; et, quoique les individus ne soient pas également impressionnables; encore que les douleurs physiques, comme les douleurs morales, exercent une action différente suivant les dispositions particulières, on peut cependant, en tenant compte de cette considération, estimer jusqu'à un certain point l'intensité des douleurs par l'intensité de leurs effets. Ainsi, la douleur affaiblit; elle cause des insomnies, l'inappétence, le dégoût, l'amaigrissement, l'apathie, l'ennui, la tristesse, la petitesse et la concentration du pouls, la fièvre, la décomposition des traits de la face, la contraction spéciale de tous les muscles, comme on le remarque dans l'une des plus étonnantes productions des arts, le Laocoon; et tous ces symptômes, sous le rapport de leur intensité, se montrent assez ordinairement analogues au degré de douleur qui les détermine.

SIGNES TIRÉS DE L'IRRITABILITÉ.

CONSIDÉTATIONS GÉNÉRALES.

L'irritabilité est comme une conséquence de la sensibilité. La première de ces facultés a successivement reçu de nos jours plusieurs dénominations. On l'a divisée et sous-divisée de différentes manières, dans ce siècle que l'on peut appeler, avec une désespérante raison, le siècle des nomenclatures et des classifications; dans ce siècle où la manie des noms a pris un ascendant tel, que l'on a pu voir en quelque sorte se réaliser parmi les savans l'ingénieuse allégorie de la tour de Babel. L'irritabilité n'en a pas été pour cela mieux connue : ses phénomènes, sans avoir été plus approfondis, sont toujours restés inexplicables. On a peu ajouté aux savantes recherches de Haller sur ce sujet, et aux discussions lumineuses qu'elles ont provoquées, à cette époque, parmi les médecins de toutes les nations.

L'irritabilité suit en général la sensibilité, à peu près comme l'ombre suit le corps ; et cependant ces deux facultés se montrent indépendantes l'une de l'autre dans quelques circonstances, tant physiologiques que pathologiques. La paralysie, par exemple, présente en général la perte réunie de la sensibilité et de l'irritabilité ; et pourtant on rencontre fréquemment des cas de paralysie où la sensibilité seule est détruite, l'irritabilité restant à peu près intacte : on en rencontre aussi d'autres consistant en la perte du mouvement, le sentiment se conservant en entier, ou même ayant acquis un plus grand développement. Tout le monde sait que le cœur est un des organes les plus irritables de l'économie, et qu'il est un des moins sensibles. La substance médullaire du cerveau, du cervelet, de la moelle épinière, des nerfs, extrêmement sensible, n'est presque pas du tout irritable, etc.

Fontana, je crois, a découvert, et depuis tous les physiologistes ont reconnu que l'irritabilité se développe avec plus d'énergie quelque temps avant et quelque temps après la mort. Alors néanmoins la sensibilité, qui est comme la chaîne commune de la vie, se trouve ou singulièrement diminuée, ou totalement détruite. Il semble, dit Grimaud, que la nature rompant les liens qui retenaient plusieurs parties vivantes liées ensemble dans un même système, chacune isolée et rendue à elle-même, jouisse plus pleinement de sa vie particulière (1).

Je me suis convaincu, par une foule d'observations pathologiques, et chacun peut voir tous les jours que l'irritabilité augmente, d'une manière bien sensible, d'abord à l'époque de l'invasion des maladies, et ensuite au moment de leur terminaison funeste. Dans le premier cas, on a la période d'irritation plus ou moins marquée sur toutes les affections, et exerçant envers les autres périodes morbifiques une influence qui n'a été ni assez sentie, ni assez appréciée (2). Dans le deuxième cas, on retrouve la vi-

---

(1) Essai sur l'Irritabilité, par M. de Grimaud, étudiant en médecine à Montpellier. 1776, Avignon, in-12.

(2) V. plusieurs passages de mon ouvrage. Cet état d'irritation, ses nombreux phénomènes et ses vastes conséquences, viennent d'être tout récemment traités avec de grands développemens par un de nos confrères appelé à faire faire des progrès aux sciences médicales. Mais comme tous les hommes qui ont longuement médité une

cieuse augmentation de l'irritabilité au moment
de la mort, caractérisée par les convulsions, par
les soubresauts des tendons, par la carphologie,
le crocidisme, etc., dont nous allons nous occuper.

L'irritabilité existe à des degrés bien variés
chez les deux sexes, dans les diverses constitutions, sous les climats variés du globe, et dans
les différentes périodes de la vie. Le séméïologiste ne perdra jamais de vue ces grandes considérations, afin de donner à ses sentences le degré
de certitude dont elles sont susceptibles.

Tous les organes ne sont pas également irritables, et leur irritabilité particulière n'exerce
pas une influence sympathique semblable sur

---

idée féconde, qui se la sont appropriée, qui l'out envisagée sous tous ses points de vue et dans toutes ses faces, il
a été porté à abuser de cette idée, devenue pour lui beaucoup trop exclusive. Il l'a adoptée avec chaleur; il l'a
suivie avec opiniâtreté; il l'a exposée avec une aigreur
souvent blâmable. Il ne voit qu'irritation dans toutes les
maladies et dans tous les temps des maladies. Les dia-
thèses, les constitutions, les épidémies, la coction, les
crises, et tout ce qu'il y a de mieux constaté en médecine,
qui gêne ou qui contrarie son système, l'irritent fortement, et il se contente d'en nier l'existence. Examen de
la doctrine médicale généralement adoptée et des systèmes modernes de nosologie, etc., par F. J. V. Brous-
sais, in-8°. Paris, 1816.

l'irritabilité des autres organes. De là les nombreuses différences que l'on remarque dans la
période d'irritation de chaque maladie, et dans
l'exaltation de l'irritabilité qui appartient à la
fatale terminaison des diverses lésions, soit organiques, soit vitales.

L'action augmentée d'un organe et de ses fonctions suppose un accroissement proportionné
dans l'énergie de l'irritabilité, *et vice versâ* (1).

L'étude des phénomènes de l'irritabilité est
d'autant plus importante dans les maladies,
qu'elle mène assez sûrement à la juste appréciation des forces vitales, et qu'elle nous fait connaître surtout la situation particulière du cerveau. Cette dernière vérité avait été heureusement pressentie par Bichat, qui sut en faire de
fécondes applications physiologiques (2). Dans
les maladies, dit-il, toutes les causes qui agissent
fortement sur le cerveau réagissent subitement
sur le système musculaire animal....

L'état du système musculaire animal est vraiment le thermomètre de l'état du cerveau ; le
degré de ses mouvemens indique le degré d'é-

---

(1) Gautier, de irritabilitatis notione, naturâ et morbis. Brera Sylloge opusculor. select. t. 1, opusculor. 2,
pars posterior. § 16.

(2) Anatomie générale, tome 3, propriétés du système
musculaire de la vie animale.

nergie de cet organe. Ceux qui font la médecine dans une salle de fous, ont l'occasion de consulter souvent ce thermomètre. A côté du furieux dont la force musculaire est doublée, triplée même, est un homme dont tous les mouvemens languissent dans une inertie remarquable. Mille degrés divers s'observent dans ses mouvemens : or, ces degrés ne dépendent pas des muscles ; le fou le plus furieux est souvent celui dont les forces extérieures les plus grêles indiquent la plus faible constitution musculaire, comme le plus automate est parfois celui dont les muscles sont le plus énergiquement développés. Les muscles sont au cerveau ce que les artères sont au cœur. Le médecin reconnaît par ces vaisseaux l'état de l'organe central de la circulation qui leur communique l'impulsion ; par les muscles de la vie animale, il reconnaît comment est l'organe central de la vie. Voyez les malades dans une foule de fièvres essentielles : le matin, il y avait prostration ; le soir, vous trouvez une agitation extrême dans les muscles. Or, quel est le siége de cette révolution ? Ce ne sont pas les muscles ; c'est le cerveau. Il y a eu transport à la tête, comme on le dit vulgairement.

Embrassons, par la pensée, l'ensemble du système pathologique, et il nous présentera l'irritabilité :

1° A l'état d'exaltation ;

2° **A** l'état de diminution ;

3° **A** l'état d'aberration.

Nous la retrouverons sous ces trois modifications principales dans les anxiétés fébriles ou non fébriles ; dans les pandiculations, cette extension générale des muscles avec une sensation agréable ordinairement suivie de bâillemens ; dans la carphologie ou le mouvement convulsif des mains, qui fait que les malades semblent ramasser sans cesse des brins de paille ; dans le crocidisme, autre espèce de mouvement convulsif par lequel ils paraissent arracher des portions de leurs couvertures, détacher des fragmens des murs, chasser aux mouches, etc.; dans le tremblement ; dans les soubresauts des tendons ; dans les convulsions ; dans le rire morbifique ; dans la veille ; dans le sommeil ; dans les songes.

SIGNES TIRÉS DE L'ANXIÉTÉ.

Un malaise général avec endolorissement des muscles, suffocation, gêne plus ou moins considérable de toutes les fonctions, tristesse, inquiétude, agitation, besoin irrésistible de mouvement, désir continuel et insurmontable de changer de place et de position, telle est l'anxiété.

On la rencontre également dans les maladies aiguës et dans les maladies chroniques, mais avec des significations différentes.

L'anxiété, qui tient à un assez grand nombre

de causes, et qui fournit des signes très-variés,
semble reconnaître deux siéges principaux, l'un
dans la poitrine, et l'autre dans la région abdominale.

L'anxiété pectorale est spécialement caractérisée par l'oppression, la gêne et la difficulté de
respirer, la suffocation. Le pouls est accéléré,
vacillant, faible et irrégulier ; les extrémités se
refroidissent, et souvent il s'y joint des palpitations que les malades supportent à peine.

L'anxiété précordiale porte peu ou même ne
porte point du tout sur la respiration ; mais il y
a une gêne extrême, un resserrement pénible à la
région précordiale. Tout le bas-ventre est tendu
ou ballonné. Les malades éprouvent des picotte-
mens, des fourmillemens aux extrémités inférieures, avec agitation inquiétante.

L'anxiété pectorale se rencontre plus spécialement dans les maladies aiguës, dans les fièvres
et dans les phlegmasies, où elle est toujours d'un
fâcheux pronostic.

L'anxiété précordiale appartient plus particulièrement aux affections nerveuses et aux maladies chroniques, à l'ictère, à la chlorose, à l'hé-
matémèse, aux affections vermineuses des enfans, à l'hystérie et à l'hypocondrie surtout, sans
qu'elle ajoute rien de grave à la maladie générale.

L'anxiété précordiale est un des signes de la

grossesse ; c'est un des premiers indices de la contagion.

L'anxiété pectorale est un des symptômes concomitans de presque toutes les maladies qui ont leur siége dans la poitrine ; elle est bien plus marquée dans les lésions organiques de cette cavité, dans les dispositions anévrismales, dans l'angine de poitrine, dans l'asthme, la phthisie, etc.

Dans l'un et l'autre cas, il y a agitation des extrémités inférieures et supérieures, ou même de tout le corps, faiblesse considérable, sueurs froides et visqueuses ; et cet état qui, dans les fièvres, précède de très-près le délire et les convulsions, est souvent alors suivi de la mort.

On doit compter au nombre des prodromes généraux des maladies, l'anxiété qui naît au milieu de la santé la plus florissante et sans cause connue.

Dès le principe des maladies, l'anxiété annonce des vomissemens symptomatiques, le développement des éruptions dans les fièvres éruptives, le frisson fébrile et le retour des accès dans les fièvres intermittentes, la dégénération maligne. Chacune de ces significations se trouve liée à un ensemble de mouvemens qui en décèle assez la nature.

Dans le cours des maladies, l'anxiété précède la répercussion des exanthêmes ; les mouvemens métastatiques ; les évacuations critiques, quelle que soit leur nature, les parotides ; les abcès qui jugent la maladie, etc. Dans les cas avantageux, l'anxiété est presque toujours unie au rigor.

A la fin des maladies, l'anxiété qui persiste après l'époque et les mouvemens des crises, annonce que la maladie n'est pas entièrement jugée; elle précède les rechutes ou les mutations des maladies.

Aux approches de la mort, on remarque souvent de l'anxiété, une agitation générale. Les malades poussent leurs extrémités hors du lit, et cependant ces extrémités sont froides ; ils se redressent ou se lèvent hors du lit, quoique les forces leur manquent : le plus souvent ces efforts surnaturels ou sur-excitans de l'irritabilité entraînent des syncopes prolongées, et au milieu desquelles les malades rendent le dernier soupir.

Les anxiétés qui se manifestent dans le cours des phlegmasies sont un très-mauvais signe. On doit craindre alors la gangrène ou le sphacèle.

Les anxiétés qui se déclarent à la suite de fortes évacuations annoncent un degré d'affaiblissement souvent funeste.

Les anxiétés qui surviennent dans les diverses phthisies, dans toutes les suppurations internes, laissent craindre une accumulation nuisible de la matière de la suppuration.

L'anxiété qui a lieu à la suite de chutes graves, de violentes contusions ou de blessures profondes, est d'un sinistre augure. Cela indique que quelqu'un des grands viscères, des viscères les plus essentiels à la vie, a été fortement intéressé.

Dans les fièvres malignes, méfiez-vous de l'anxiété qui commence avec la maladie, et qui persiste durant toutes ses périodes, avec une intensité toujours croissante.

SIGNES TIRÉS DES PANDICULATIONS.

Une distension successive de tous les muscles avec une sensation agréable assez ordinairement suivie de bâillement, constituent les pandiculations.

C'est à tort que presque tous les séméiologistes ont confondu le bâillement avec les pandiculations. Le bâillement est bien évidemment un acte de la respiration, et les pandiculations sont incontestablement le produit de l'action musculaire, de l'irritabilité. Ces deux opérations de la vie sont sans doute fréquemment unies ensemble, et elles offrent, comme induction séméiotique, de nombreux rapprochemens ; mais ce ne sont pas là des raisons suffisantes pour les confondre (1).

Dans les pandiculations, la tête et le cou s'élèvent, et restent solidement fixés par l'action

____

(1) V. plus haut p. 69.

combinée des muscles qui les unissent, surtout postérieurement. Les muscles de la colonne vertébrale et des différens points de la poitrine, se développent; la cavité thorachique prend une extension considérable. De plus, nous jetons les bras de côté et en arrière, et nous les tenons ainsi fortement étendus. Nous allongeons enfin les extrémités inférieures; en sorte qu'il se produit réellement uue augmentation d'action considérable dans tout le système musculaire, et par suite une excitation souvent salutaire.

Les pandiculations sont presque toujours un mouvement critique que la nature détermine pour faire cesser un spasme, soit partiel, soit universel, et pour produire une plus juste et plus égale distribution des mouvemens et des forces sur les divers points de l'économie.

Une grande lassitude, l'envie de dormir qu'on ne peut satisfaire, l'ennui que l'on supporte long-temps, le réveil en sursaut, causent souvent des pandiculations.

Dans l'état de santé, les pandiculations fréquentes deviennent un des prodromes généraux des maladies.

Les pandiculations précèdent les accès de fièvres intermittentes, les attaques de manie, d'hystéricie, d'hypocondrie.

Aux approches des convalescences, les pandiculations sont un signe très-avantageux; mais si elles se prolongent et si elles persistent avec trop d'opiniâtreté, on doit craindre une rechute.

Dans le cours des maladies, les pandiculations sont toujours salutaires; elles constatent l'état favorable des forces vitales et la résistance que la nature oppose à l'action de la maladie.

Les pandiculations deviennent surtout salutaires dans les maladies nerveuses, dans les phlegmasies internes, et toutes les fois que l'on a à craindre une vicieuse concentration des mouvemens et des forces sur un des points de l'économie.

Les pandiculations, dans le principe des fièvres malignes, diminuent singulièrement les craintes attachées à ces maladies.

SIGNES TIRÉS DE LA CARPHOLOGIE ET DU CROCIDISME.

On observe souvent, durant le cours des maladies aiguës, des mouvemens insolites de la part des extrémités inférieures. Tantôt ces mouvemens paraissent volontaires; ce sont la carphologie, le crocidisme et leurs diverses modifications: tantôt, au contraire, ils ont lieu involontairement; et alors ce sont les tremblemens, les soubresauts des tendons, les convulsions (1).

---

(1) A. El. Büchner. Dissert. inaugur. de variâ manuum

Si, dans les maladies aiguës, les malades ayant perdu connaissance, portent sans cesse la main à leur front, on peut assurer qu'il existe une céphalalgie violente, et prédire un délire plus ou moins prochain.

Si, dans des circonstances semblables, ils offrent sans cesse le bras au médecin pour se faire tâter le pouls, ou si, après l'avoir présenté, ils le retirent comme avec effort et avant le temps, le délire a déjà commencé.

Si le malade tire sans cesse à lui les couvertures, ou si au contraire il les écarte continuellement et comme sans but, le pronostic est encore le même.

La carphologie ou le mouvement singulier des mains, qui fait que les malades s'agitent jusqu'à la fatigue, comme s'ils ramassaient des brins d'herbe ou de paille ; le crocidisme, autre espèce de mouvement par lequel ils semblent détacher des portions de leurs couvertures ou de leurs

---

gesticulatione in morbis ominosâ, in-4°. Halæ Magdeburgi, 1755.

Boehmer. dissert. inaug. de crocidismo et carphologiâ, signo in morbis acutis plerumque letali, in-4°. Witeb. 1757.

Trilleri opuscula medica, in-4°, t. I, p. 508. Exercitatio nona in difficilem Plinii locum, lib. 7, c. 50. De morbo per sapientiam mori.

habits ; ce genre particulier de travail, dans lequel ils cherchent à arracher avec effort des
fragmens des murs ou des meubles qui les avoisinent; ces gesticulations vagues où les mains
élevées dans l'air paraissent courir après des
objets déterminés pour les saisir, et où, comme
on le dit, les malades chassent aux mouches ou
ramassent des flocons, toutes ces agitations gar-
dent des significations semblables. Compagnes
inséparables du délire, elles n'arrivent guère
qu'à la fin des maladies, dans les temps des
crises. J'ai vu plusieurs malades guérir après
avoir été quelques jours en proie à ces accidens;
j'en ai vu d'autres succomber; en sorte que j'ai
posé en principe que la valeur séméiologique de
ces symptômes était entièrement subordonnée à
l'état général du malade, à l'ensemble des signes
sur lesquels l'observation s'exerce.

Je remarquerai toutefois que ces accidens
m'ont paru fréquemment mortels lorsque je les
ai vu liés à des mouvemens convulsifs des épaules, du bras ou de l'avant-bras.

Ajoutons aussi que ces divers mouvemens ont
une signification bien différente lorsqu'ils conservent quelques rapports avec les habitudes
ordinaires de l'état de santé, soit que ces habitudes aient été vicieusement contractées, soit
qu'elles tiennent au genre de vie, ainsi que je

J'ai remarqué, par exemple, chez des tisserands, chez des conteurs d'argent, etc.

Aux approches d'une hémorragie nasale abondante et critique, j'ai vu le malade avoir sans cesse les doigts dans le nez.

A la fin des fièvres malignes et même avant la crise de ces maladies, il n'est pas rare de voir les malades, les enfans surtout, porter continuellement les mains au nez et aux lèvres, qu'ils arrachent et qu'ils écorchent au point de les faire saigner.

On a regardé depuis long-temps comme un signe de la présence des vers l'habitude que prennent quelquefois les enfans de frotter ou de gratter leur nez.

Les femmes atteintes de nymphomanie ou de fureur utérine oublient toute sorte de pudeur, et ont constamment leurs mains aux parties sexuelles, où elles éprouvent des démangeaisons insupportables.

Montrer le poing et menacer du geste est souvent, chez les individus atteints de folie, le prodrome d'une nouvelle attaque.

SIGNES TIRÉS DES TREMBLEMENS.

Les mouvemens vacillans et comme entre-coupés des extrémités appartiennent fréquemment à l'état de santé. Souvent aussi ils sont le produit de l'action de matières métalliques ou de substances narcotiques, de l'abus du vin ou des femmes, de l'âge avancé, etc. Les tremblemens de cette nature ne doivent pas nous occuper : nous parlerons seulement de ceux qui se lient comme signes aux diverses maladies, soit aiguës, soit chroniques.

L'action du bain ou très-froid, ou très-chaud, et particulièrement celle des bains fortement sulfureux, donne lieu à des tremblemens momentanés et comme à des oscillations de la fibre. Il en est de même de l'impression d'un froid rigoureux, de la frayeur, de la colère.

Pendant le frisson fébrile, quand il est intense, toute la surface extérieure de la peau se grippe ; il y a un tremblement général et tel, que les dents claquent, que les deux mâchoires frappent l'une contre l'autre ; on éprouve un froid pénible, etc. De là la jolie expression, le mot heureux de greloter, qui appartient exclusivement à la langue française, laquelle l'a ingénieusement formé de *gelu, gelare.*

Un état nerveux bien prononcé dans les maladies aiguës comme dans les affections chroniques, cause des tremblemens fréquens et qui annoncent toujours une concentration vicieuse des mouvemens et des forces.

A la fin des maladies aiguës, les tremblemens annoncent la suppuration, s'il y a eu phlegmasie interne, ou même la gangrène ; et dans les cas

contraires, le délire et les convulsions. J'ai vu,
aux approches d'une crise complétement heureuse, des tremblemens comme fébriles assez
long-temps prolongés.

Les tremblemens unis aux sueurs et aux convulsions vers la fin des maladies, laissent craindre
une rechute grave.

Le tremblement est quelquefois la suite de
grandes évacuations : quelquefois aussi il est le
produit du travail de la nature à l'occasion des
métastases et des mutations des maladies, salutaires
ou nuisibles.

Les individus atteints de scorbut, ceux qui
sont en proie à une affection organique du cœur,
éprouvent des tremblemens fréquens qui ne
changent en rien l'état général de la maladie.

Des tremblemens insolites précèdent souvent
les attaques d'épilepsie, de paralysie, et quelquefois
aussi l'invasion de l'apoplexie. D'un autre côté,
la guérison de la paralysie est, dans quelques
cas, prcédée de tremblemens semblables.

Les tremblemens des mains, de la mâchoire
inférieure, des lèvres, de la langue, et quelquefois aussi des paupières, sont un signe de malignité. Cela s'observe particulièrement dans le
typhus.

Les tremblemens partiels qui arrivent à la fin
des maladies, et qui n'annoncent ni des convul-

sions, ni une crise avantageuse, sont un signe mortel (1).

Dans le principe des maladies graves, les tremblemens sont l'indice ou d'une complication vermineuse à laquelle il faut promptement porter remède, ainsi que l'a observé Van-den-Bosch dans l'épidémie qu'il a décrite, ou d'une congestion gastrique, que l'on doit aussitôt combattre, comme l'a vu Sarcone dans la maladie dont il nous a transmis l'histoire. Trois symptômes, dit ce dernier, nous indiquaient sûrement l'existence de matières nuisibles dans l'estomac : 1° le tremblement continu des mains avec la propension de les porter au front et à l'estomac, comme pour s'efforcer d'en ôter quelque chose ; 2° une rougeur vague de la face précédant le mouvement des mains ou qui se déclarait simultanément ; 3° le tremblement de la mâchoire ou de la lèvre inférieure avec le sentiment d'un frisson général qui se manifestait en même temps que les deux autres symptômes. Les vomitifs employés à propos en faisaient heureusement justice (2).

Les tremblemens suivis de convulsions violentes sont ordinairement fâcheux.

Les tremblemens à la suite des couches pé-

____

(1) Kloekhof l. c. p. 166—7.
(2) Sarcone l. c. § 569.

nibles, et qui offrent des accidens graves, laissent de grandes craintes.

Des affections nerveuses profondes des viscères, de la tête, par exemple, se guérissent par des tremblemens habituels.

SIGNES TIRÉS DES SOUBRESAUTS DES TENDONS ET DES MUSCLES.

Les tendons et les muscles de toutes les parties du corps, et spécialement du carpe, ou poignet, éprouvent des tressaillemens involontaires qui n'ont pas échappé au séméïologiste.

Cette source de signes avait aussi été connue d'Hippocrate, s'il faut en croire Daniel Leclerc (1), qui ne cite d'ailleurs aucun passage pour justifier son assertion. Je dois dire cependant que je n'ai rien trouvé dans le père de la médecine qui ait rapport au tressaillement des tendons; nulle part il ne distingue ces parties de l'organisation, des artères, des veines, des nerfs ou des ligamens, dont il désigne les mouvemens insolites par l'expression générale de *palpitations des artères* ou seulement de *palpitations*.

Les soubresauts des tendons sont assez communs, même dans l'état de santé parfaite; ils

----

(1) Histoire de la Médecine, première partie, liv. 3, chap. 6, siècle 36, p. 158.

sont également fréquens chez les personnes très-irritables, chez les hystériques et les hypocondriaques, par exemple.

Les soubresauts des tendons se rencontrent assez fréquemment avec les convulsions générales des enfans. Jusqu'à ce que ces mouvemens des tendons aient cessé, on ne saurait être tranquille sur l'issue des convulsions.

Dans les maladies aiguës, les soubresauts des tendons tirent leur signification de l'état général du malade: cependant tant que ces mouvemens ont lieu, il faut craindre les convulsions et le délire.

On trouve les soubresauts des tendons unis tantôt à la période critique des maladies aiguës graves, tantôt à la période nerveuse de ces mêmes maladies, quelquefois aux éruptions fébriles symptomatiques de mauvais caractère, et souvent aussi aux approches de la mort.

Lorsque les soubresauts des tendons se manifestent au milieu des symptômes nerveux d'une maladie grave, ils disparaissent presque toujours quand, par les secours de l'art ou les heureux efforts de la nature, la maladie prend un caractère sensible d'amélioration.

L'observation a encore beaucoup à faire pour établir les significations de ce symptôme ; mais, en général, les signes n'en sont pas aussi fâcheux que l'indiquent ceux des auteurs de séméïotique

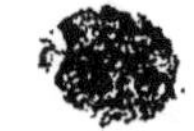

qui en ont parlé : on voit souvent les tressaillemens des tendons se déclarer dans les maladies
graves, et disparaître ensuite sans introduire des
changemens notables quant au pronostic.

Lorsque ces tressaillemens sont universels, et
qu'ils se joignent aux convulsions, le délire est
certain et la mort fort à craindre. On en trouve
plusieurs exemples dans les Epidémies d'Hippocrate : contentons-nous de citer le quatrième
malade de la section troisième du livre trois. Dès
le premier jour il se manifesta des symptômes
fâcheux qui allèrent toujours croissant, le délire
entr'autres. Le second jour les tressaillemens se
déclarèrent dans tout le corps, et la nuit les convulsions survinrent. La mort arriva le quatrième
jour.

SIGNES DÉDUITS DES CONVULSIONS.

Quelqu'effrayans que soient dans tous les cas,
au premier aspect, les mouvemens convulsifs,
on ne doit cependant pas toujours en déduire un
fâcheux pronostic. Nous allons en trouver plusieurs fois la preuve.

Déjà, dans le cours de cet ouvrage, j'ai eu
souvent à détailler les signes qui précèdent les
convulsions. Donnons-en ici comme une réca-
pitulation.

Le sentiment d'un frisson désagréable qui se
propage tout le long du dos et jusqu'au cou ; une

céphalalgie violente; une douleur vive au creux de l'estomac et à la poitrine; des picotemens sur divers points de la peau, à la paume des mains et à la plante des pieds surtout; le ballonnement de l'abdomen; la respiration difficile et entre-coupée; la voix aiguë; les bâillemens; les pandiculations; le pouls serré et inégal; les yeux hagards; le bourdonnement des oreilles; les veilles prolongées; le sommeil agité; les frayeurs nocturnes; l'anxiété; les tremblemens; les soubresauts des tendons; l'urine claire et limpide: tels sont les principaux prodromes des convulsions.

Les convulsions se lient comme symptôme concomitant, ou plutôt comme effet aux emportemens violens de la colère, aux émotions véhémentes de la frayeur, aux congestions saburrales acides des enfans, aux affections vermineuses, aux travaux difficiles et pénibles de la dentition.

On les retrouve également comme symptôme concomitant dans l'épilepsie, dans l'apoplexie, dans la paralysie, dans la syncope, dans les maladies vaporeuses du sexe, dans les accès d'hystérie, d'hypocondrie, et quelquefois aussi dans les violentes attaques d'asthme.

Mais c'est surtout dans les maladies aiguës qu'il nous importe de suivre ces mouvemens insolites du système musculaire.

Dès le principe des maladies, il est rare de

voir des convulsions de quelque durée; et quand elles ont lieu alors, on doit s'attendre à une maladie grave. Les convulsions qui se déclarent dans la troisième période de la fièvre et sans aucun signe de coction, sont plus à redouter.

Les convulsions sont bien moins à craindre dans les fièvres des enfans que dans les maladies aiguës des adultes.

Les convulsions, à la suite des affections comateuses, dans les fièvres, sont de mauvais augure, surtout si les malades ont éprouvé de grandes frayeurs nocturnes. Elles sont encore de plus mauvais augure, si elles se joignent à d'autres symptômes nerveux, et, par exemple, au délire, sans en diminuer ni l'intensité, ni la durée; aux soubresauts des tendons; aux tremblemens des extrémités; à des veilles prolongées, etc.

A la suite de fortes évacuations ou de réplétions considérables, les convulsions sont fâcheuses; elles le sont bien davantage dans le premier cas, surtout s'il s'y joint une grande faiblesse.

Les convulsions dans les fièvres précèdent trop souvent le délire, et le délire est fréquemment suivi de la mort.

Zimmermann a cependant vu des convulsions dans le délire sans que la mort s'ensuivît (1).

____

(1) Zimmermann exper. t. 2, p. 118.

Les convulsions accompagnent presque toujours les fièvres malignes.

Les affections tétaniques dans les maladies aiguës sont mortelles.

Les convulsions à la suite de plaies deviennent constamment fâcheuses, tantôt par leurs propres suites, et tantôt par la nature des secours qu'elles nécessitent. Hippocrate les a vues se terminer par la mort dans les observations du fils de Carpas, dans Herpage, et dans la jolie fille de Nérée.

Les convulsions qui se déclarent dans les fièvres éruptives, dans la variole entr'autres, au moment où l'éruption va se faire, cessent ordinairement avec l'éruption ; et alors elles sont d'un augure favorable pour l'ensemble et l'issue de la maladie. Mais si les convulsions persistent après l'éruption faite, ou bien si elles se déclarent alors, on a tout à craindre pour les jours du malade.

Les convulsions qui se lient à des douleurs profondes et durables des viscères sont mortelles.

Dans les maladies des femmes en couches, les convulsions sont toujours d'un augure défavorable.

Les convulsions jointes à des sueurs froides sont mortelles. On en a vu un exemple dans le

huitième malade du troisième livre des Epidémies d'Hippocrate.

Quoiqu'en général les convulsions soient un
accident fâcheux dans les fièvres, et qu'au contraire la fièvre devienne un mouvement salutaire dans les convulsions, on voit cependant des
convulsions se mêler aux mouvemens critiques
de la nature, et faire partie du travail salutaire
qu'elle développe si souvent pour l'heureuse dé-
livrance du malade; et, d'un autre côté, on
rencontre également dans la pratique des faits
où la fièvre vient former une complication fâcheuse des convulsions habituelles. L'ensemble
des signes au milieu desquels se manifestent ces
divers actes de la maladie et de la nature servent
à en fixer les différences.

Un bon sommeil est constamment salutaire
dans les convulsions.

Les convulsions partielles sont ordinairement
plus fâcheuses que les convulsions de tout le
corps.

Les mouvemens irréguliers et involontaires
des paupières et des yeux, des lèvres, de la
langue, de la mâchoire inférieure, des ailes du
nez, chez les enfans, sont peu à craindre; ils le
sont au contraire beaucoup dans les maladies aiguës des adultes. Il faut cependant s'assurer que
ces mouvemens ne soient pas produits par une
métastase arthritique ou rhumatismale; ce qui

arrive quelquefois. Alors le pronostic est peu
fâcheux (1). Il l'est également peu si la nature
détermine des vomissemens ou d'autres évacuations salutaires. Hermophiles, malade du cinquième livre des Epidémies d'Hippocrate, quoiqu'il eût éprouvé de violentes convulsions aux
yeux, fut guéri par des vomissemens et des évacuations alvines.

Les mouvemens convulsifs partiels des extrémités, dans les maladies aiguës, deviennent sans
cesse redoutables ; ils le sont encore davantage
lorsqu'ils se manifestent à la fin de la maladie,
et sans que les autres signes viennent infirmer
ce premier pronostic.

Les mouvemens convulsifs de la tête et du cou
dans les maladies aiguës, sont promptement suivis de la mort. Hippocrate, qui notait avec beaucoup de soin les diverses manières de mourir
dans les différentes maladies, s'exprime ainsi
dans l'histoire de la maladie et de la mort du onzième malade du troisième livre des Epidémies :
*Paulò post, convulsionibus a capite subortis,
celeriter defuncta est.*

Les convulsions qui sont causées par une maladie du système cérébral, celles qui se mani-

---

(1) Klein. l. c. p. 77.

festent à l'occasion d'une phlegmasie des viscères, sont les plus graves (1).

SIGNES TIRÉS DU RIRE.

Le rire, dans l'état maladif comme dans l'état sain, est tantôt volontaire et tantôt involontaire. Il y a cette grande différence entre le rire qui a trait à la maladie et le rire qui appartient à la santé, que celui-ci, justifié par quelque motif, se communique facilement et par imitation aux assistans, tandis que l'autre ayant lieu sans raison, inspire au contraire les sentimens pénibles de la pitié ou de la frayeur.

En général, dans les maladies, le rire involontaire est un mouvement convulsif des muscles de la face, et le rire volontaire un mouvement déréglé des facultés intellectuelles. On trouve de grandes analogies entre ces deux sortes de rire, et le rire de la santé. Le rire qu'on provoque par le chatouillement, et même celui qu'on nous arrache par force et sans que nous puissions y résister, par des images ou par des discours si fortement risibles, qu'ils nous font, comme on dit, *mourir de rire*, *pâmer de rire*, *étouffer de rire*, *pouffer de rire*, *se tenir les côtes de rire*, sont des ris en quelque sorte convulsifs.

____

(1) On ne consultera pas sans fruit ce que Sarcone a observé relativement aux convulsions durant l'épidémie qu'il a décrite.

Le rire volontaire, dans les maladies, partage toutes les significations du délire auquel il s'associe presque constamment. Le rire involontaire suit les mêmes lois et les mêmes conditions que les convulsions, dont il n'est guère qu'une modification.

Dans l'état maladif comme dans l'état de santé, le rire est ou silencieux ou bruyant, c'est-à-dire qu'il se fait sans éclater, seulement par un léger mouvement de la bouche et des yeux, et comme par une simple grimace; ou bien qu'il a lieu avec des éclats de voix plus ou moins grands, plus ou moins prolongés. Que le rire se manifeste par un simple sourire, ou qu'il se fasse par éclats, le pronostic ne prend pas de cette différence des caractères décidés. Souvent, dans des états très-graves, au milieu d'un délire violent et aux approches de la plus fatale terminaison des maladies, le rire se compose d'un simple sourire; tandis qu'un chagrin violent et subit, ou une joie extrême et soudaine, produisent un rire convulsif avec des éclats immodérés. L'orgueilleux sourire que l'on remarque chez plusieurs maniaques, ainsi que le sourire stupide de certains idiots, se font indifféremment, tantôt avec des éclats de voix, et tantôt d'une manière silencieuse.

Il ne faudrait pas confondre avec le rire de l'état maladif la grimace particulière que font

faire aux muscles de la bouche la paralysie, l'hémiplégie, la luxation de la mâchoire inférieure,
et d'autres spasmes partiels et locaux. Dans ces
différentes circonstances, l'altération est bornée
aux lèvres et à la mâchoire inférieure; les yeux,
par exemple, restent étrangers à ces mouvemens; tandis que, dans le rire morbifique volontaire ou involontaire, l'action se partage entre
la bouche et les yeux.

J'ai fait connaître ailleurs les signes qui appartiennent aux simples mouvemens convulsifs des
muscles de la face, connus sous les noms de *tic*,
de *trisme :* il n'en doit pas être question ici.

On retrouve le rire involontaire ou convulsif
dans les maladies vermineuses, durant les travaux
difficiles d'une longue dentition, pendant les accès violens d'hystéricie et de manie, et même au
milieu des mouvemens convulsifs qui viennent
se mêler trop souvent aux symptômes alarmans
des maladies fébriles graves, quelle que soit leur
nature.

Le rire convulsif ou involontaire précède les
éruptions lentes ou difficiles, surtout dans les
fièvres éruptives graves.

Le rire volontaire est presque toujours joint
au délire, ou du moins il en est un des pro-
chains prodromes. On le rencontre surtout dans
l'état malin des diverses maladies, dans les fièvres
intermittentes ou rémittentes pernicieuses, dans

les phlegmasies malignes, dans les fièvres bilieuses malignes, inflammatoires malignes, muqueuses malignes, et dans les fièvres malignes
essentielles. Les annales de la science fourmillent
de faits de ce genre.

En calculant rigoureusement la valeur séméïologique de ce signe dans ces maladies, on voit
d'abord qu'il n'y a aucun rapport entre la durée
ni l'intensité du rire et les dangers qu'il a présentés; et l'on trouve ensuite un assez grand
nombre de cas de ce même rire où la maladie s'est
heureusement jugée, tandis qu'il y en a beaucoup d'autres qui ont été terminés par la mort.

Si je joins à présent mon expérience particulière à l'expérience générale, et si je les résume
l'une par l'autre, je dirai que la valeur du rire,
dans les maladies, ne peut être déterminée que
d'après l'ensemble des signes concomitans (1).

SIGNES DÉDUITS DU SOMMEIL ET DE LA VEILLE.

Le sommeil, cette fonction importante, si digne
sous tous les rapports de fixer les méditations du
médecin, est un état déterminé de la vie, dans
lequel la nature, en se repliant en quelque sorte

---

(1) On consultera avec avantage, sur ce sujet, les savantes recherches contenues dans la dissertation médico-
chirurgicale sur le rire, par M. Roy, in-4°, 100 pages.
Paris, 1812.

sur elle-même, suspend l'appareil des mouvemens vitaux nécessaires pour coordonner l'individu avec les objets qui l'environnent : *Somnus omninò nihil aliud est quam receptio spiritûs vivi in se* (1).

Cette manière d'envisager le sommeil suppose, ainsi qu'on le voit, dans la fonction qui nous occupe, une activité bien évidente ; et ce serait commettre une grande erreur en physiologie, que de considérer le sommeil comme un état passif de la vie : *Somnus est functio activa principii vitalis* (2).

Vallésius s'exprime ainsi à ce sujet : *Non enim per somnum omninò feriatur facultas animalis, neque somnus integra actionum privatio* (3).

La fiction poétique dans laquelle on compare le sommeil à la mort, est peu conforme à la vérité. Elle serait, ce me semble, avantageusement remplacée par une idée plus médicale, et par cela même plus exacte. Ne pourrait-on pas dire en effet que le sommeil est l'image ou l'expression de la santé et de la maladie ?

Il paraît démontré que le sommeil, chez les hommes comme chez les animaux, est déterminé

----

(1) Bacon, Hist. vit. et mort.
(2) Barthez, Nova doctrina de functionibus.
(3) Comment. in Progn. Hipp.

par la diminution de l'excitabilité portée jusqu'à un certain degré. Tous les moyens qui tendent à émousser ou à user l'excitabilité, sont sédatifs et soporifiques; et tous les phénomènes prouvent cette diminution de l'excitabilité pendant la durée du sommeil. « On observe, dit le célèbre Barthez, dans le sommeil une diminution considérable des forces sensitives et des forces motrices de tous les organes, et un affaiblissement général des sympathies ou des communications de ces forces. »

En effet, pendant le sommeil il se produit, à la périphérie du corps surtout, un affaiblissement, une détente remarquables par la nécessité où l'on est de relâcher des ligatures qui n'incommodaient nullement durant la veille. La chaleur de l'habitude du corps est moindre; ce qui nous oblige à nous couvrir plus la nuit que le jour : *Cùm somnus invaserit, corpus frigescit* (1). Alors l'action des muscles est abandonnée à leur propre force; et l'on sait que celle des fléchisseurs l'emporte de beaucoup, lorsque ni la volonté, ni les impressions des corps extérieurs n'apportent aucune modification à leur état : aussi, dans le sommeil naturel, la tête est penchée en avant, les poings se trouvent fermés, les cuisses restent fléchies sur le bassin, et les jambes sur

---

(1) Hipp.

les cuisses, etc. La respiration est moins active, et la circulation plus languissante. Galien avait remarqué que des deux mouvemens artériels, la systole et la diastole, celui de systole ou de contraction l'emporte sur celui de diastole ou de dilatation. Je pense que ceci n'est vrai que de la première période du sommeil ; j'ai remarqué dans plusieurs circonstances que le pouls est concentré, petit et rare dans les premiers momens du sommeil ; mais qu'il se développe peu à peu, et qu'il devient alors d'autant plus fort, que l'individu est plus avancé dans la période d'expansion et plus près du réveil.

Tout indique que, pendant le sommeil, les mouvemens toniques se portent à l'intérieur : *Motus in somno intrò vergunt*, dit Hippocrate. C'est par cette tendance des mouvemens et par leur concentration que l'on doit rendre raison du sommeil que détermine l'action des purgatifs et des émétiques, de l'oppression portée souvent jusqu'à l'étouffement qu'éprouvent les malades attaqués d'hydropisie de poitrine ; ce qui fait qu'ils se réveillent en sursaut, etc. Cette tendance des mouvemens est encore prouvée par l'observation de Lancisi, qui a vu que les vapeurs qui s'élèvent des marais donnent presque toujours des fièvres de mauvais caractère à ceux qui s'y exposent pendant le sommeil. Elle l'est enfin par une juste appréciation de

l'influence du sommeil sur les actes de la digestion et de la nutrition.

On est assez peu d'accord sur le mode d'action
du sommeil dans la coction et l'assimilation des
substances alimentaires. Pour se faire une idée
claire et véritable de ce mode d'action, il faut,
ce semble, avoir égard aux deux périodes
bien distinctes du sommeil : la période de concentration, et la période d'expansion. Alors
on voit que les fonctions digestives proprement
dites ou concoctrices se trouvent favorisées par
la première période caractérisée d'ailleurs par
des phénomènes bien marqués; tandis que les
fonctions nutritives ou assimilatrices sont augmentées par la deuxième période, par l'expansion qui a lieu vers la fin du sommeil, et qui
s'annonce par la moiteur de la peau, par les
sueurs, etc.

On trouve la solution de cette question dans
le passage suivant de Bacon, auquel on n'avait
pas encore donné une extension suffisante :
*Actus ipse assimilationis perficitur, præcipuè
in somno et quiete, præsertim versus auro-
ram, factá jam distributione.*

A tous ces effets qui résultent du sommeil, joignons son action réparatrice. Le délassement et
la restauration des forces qu'il procure en faisant
cesser l'éréthisme du système entier de l'économie, donne à tous les organes un bien-être qu'il

est plus aisé de sentir que d'exprimer ; cela est surtout vrai du sommeil naturel : *Ut somnus ad prolongationem vitœ facit, ità multò magis si sit placidus et non turbidus* (1).

Après ces considérations préliminaires sur le sommeil en général, passons aux inductions particulières que le médecin peut en déduire dans les maladies. Ces inductions se trouvent, pour ainsi dire, toutes renfermées dans le bel aphorisme du père de la médecine : *In quo morbo somnus laborem facit lethale ; si verò somnus juvet, non est lethale.*

Il nous suffira de commenter en quelque sorte ce passage d'Hippocrate, pour assigner successivement les signes funestes ou favorables que le praticien peut puiser dans l'observation du sommeil des malades.

Le sommeil péchant par excès ou par défaut est d'un mauvais augure : *Somnus et vigilia utraque modum excedentia, malum.* L'assoupissement presque continuel est un signe comme assuré de pléthore, soit humorale, soit sanguine, il peut par cela même faire craindre l'apoplexie ; surtout si le malade éprouve ce qu'Hippocrate appelle *somni cum pavore.*

Les insomnies empêchent la coction des alimens ; le sommeil trop prolongé donne lieu à

____

(1) Bacon, aphor. 77.

une excessive assimilation : *Vigilia vehemens potûs et cibos crudos et incoctiores facit. Et quæ in contraria fit mutatio, dissolvit corpus et excoctionem et capitis gravitatem inducit.* Ce qu'Hippocrate dit ici de l'influence du sommeil et de la veille sur la coction des alimens, on peut l'appliquer également à la coction de l'humeur morbifique dans les maladies ; ces deux actes de la nature offrent plus d'un point d'analogie, ainsi que l'a fait remarquer, le premier, le père de la médecine.

Les individus attaqués de manie, d'hypocondrie ou de mélancolie, supportent facilement des veilles excessivement prolongées. Ces veilles annoncent l'invasion de la maladie ; et le retour du sommeil, en présage la guérison.

Si, dans les cas d'œdématie générale ou partielle, le malade s'éveille souvent en sursaut avec un sentiment d'anxiété plus ou moins forte, on a à craindre l'engorgement de la poitrine qui ne tarde pas à se déclarer, ainsi que je l'ai plusieurs fois observé.

Lorsque, dans les maladies aiguës, on ne dort ni la nuit ni le jour, si ces insomnies ne sont pas causées par de violentes douleurs, c'est un signe de délire imminent, et, par suite, de mort : témoin le malade Silenus d'Hippocrate, qui mourut le onzième jour de sa maladie, ayant eu un délire furieux à la suite d'insomnies prolongées.

L'assoupissement, dit Piquer, est un des symptômes les plus communs des fièvres ardentes et malignes. Mais, pour que cet assoupissement soit un signe de malignité, il faut qu'il soit accompagné d'autres symptômes également mortels. C'est ainsi que, dans les Epidémies d'Hippocrate, on voit qu'Hermocrate fut pris d'un assoupissement qui devint mortel le onzième jour de sa maladie : tous les autres symptômes restant d'un très-mauvais augure. Au contraire, le fils de Pythion fut délivré de sa maladie, quoiqu'il se trouvât fort assoupi, les symptômes concomitans n'étant point d'un fâcheux pronostic.

Un assoupissement profond dans l'invasion des fièvres intermittentes est toujours à redouter. Il faut craindre la fièvre pernicieuse soporeuse, dont les caractères sont bien déterminés et les dangers non moins évidens.

Le sommeil prolongé, accompagné du refroidissement des extrémités, de la faiblesse du pouls, de sueurs froides et d'une extrême prostration des forces, est mortel.

Le sommeil excessif, en concentrant vicieusement les mouvemens et les forces à l'intérieur, est très-nuisible dans les inflammations internes : *Quod si ex visceris phlegmone quis febricitans corripiatur*, dit Galien, *intempestivus iste somnus phlegmonem augens unà cum ipsá et fe-*

brim magis accendit. Galien observe encore que le sommeil, surtout excessif, est contraire dans les maladies muqueuses, qui supposent toujours l'affaiblissement de l'action du système vasculaire.

Assez souvent le délire est appaisé par le sommeil, et c'est alors un très-bon signe : *Ubi somnus delirium sedat bonum.* Ce qui se confirma bien sensiblement chez le malade qui demeurait dans le jardin de Dealces.

Un sommeil agité, accompagné de sons plaintifs, troublé par des rêves fatigans et à la suite duquel le malade, loin de se sentir mieux, se trouve plus accablé, est d'un mauvais augure. Le danger augmente, si à ce sommeil il se joint des grincemens de dents non habituels.

Si, pendant un sommeil profond, le malade ne peut être éveillé qu'avec plus ou moins de peine, et qu'alors son regard reste indécis, stupide; s'il paraît concevoir avec peine les questions qu'on lui fait; s'il n'y répond pas ou qu'il y réponde mal; et si enfin le sommeil l'accable toujours malgré les moyens d'excitation, c'est un très-mauvais signe.

Le sommeil excessif qui arrive au moment où la nature prépare une crise, en suspend ou en arrête le cours ; c'est alors le cas d'employer les excitans appropriés pour s'opposer au sommeil.

L'agitation et l'anxiété pendant le sommeil indiquent une irritation interne, des exacerbations prochaines dans les maladies fébriles, les convulsions et la présence des vers dans les intestins, surtout chez les enfans, une maladie organique du cœur ou l'hydrothorax, si le malade est souvent réveillé en sursaut, etc.

Il n'est pas rare de voir à la fin des maladies aiguës, et pendant la convalescence, des accès plus ou moins longs de sommeil profond ou de veilles prolongées et d'insomnies, tourmenter cruellement les malades. Le plus souvent ces deux états opposés tiennent à la même cause, à la perte des forces vitales.

Le sommeil qui appartient aux diverses affections soporeuses, connues sous le nom de *léthargie*, d'*apoplexie*, de *carus*, de *catalepsie*, de *coma*, etc., est toujours de mauvais augure par le danger attaché à chacune de ces maladies, dont il est le principal symptôme.

Ces diverses affections soporeuses se rencontrent assez fréquemment, dans le cours des maladies aiguës, toujours avec des significations plus ou moins fâcheuses.

Il faut avoir la plus grande attention à la manière dont les yeux se comportent pendant le sommeil ; car si les paupières à demi-fermées laissent voir une partie du blanc de l'œil, sans qu'on puisse attribuer ce pénomène ni à de fortes évacuations alvines qui auraient précédé, ni à l'action de quelque médicament ; c'est d'un très-mauvais augure : *Similiter oculi demissi , dit Hippocrate, ad infernam palpebram magis inclinantes, rigidè ac stupidè intuentes, albœ oculorum partes pallidœ, mortales.* Mais ici, tout comme pour la durée du sommeil, on doit beaucoup avoir égard aux influences de l'habitude : *Sed maximè,* dit Prosper Alpin , *dormiendi spectanda erit consuetudo, cùm sit altera natura.*

Le sommeil excessif en santé, particulièrement celui qu'on fait dans le jour, et qui est connu sous le nom de *méridienne* en France et de *siesta* en Espagne, où il est en très-grand usage, rend le corps lourd et l'esprit lent et paresseux ; toutes les parties tombent dans une sorte d'inertie. Il a, outre les inconvéniens qu'on lui connaît, celui d'augmenter les besoins du sommeil, d'en rendre les retours plus fréquens, et d'en prolonger la durée, parce que plus on dort et plus on a besoin de dormir.

On pourrait presque dire que le sommeil est un léger état apoplectique ; cela est, jusqu'à un certain point, littéralement vrai du sommeil trop prolongé ou trop fréquemment répété.

Un sommeil naturel, modéré, ayant lieu surtout la nuit, peut être regardé comme un signe de santé. Il favorise également et la coction des alimens et la coction de la matière morbifique, ainsi que nous l'avons déjà dit.

C'est un signe très-salutaire dans les maladies, si après le sommeil le malade se sent soulagé et plus fort.

Le sommeil, lorsqu'il est bon, a une influence bien remarquable sur le rétablissement des forces vitales, et par la même raison sur leur entretien.

Le sommeil tranquille (*placidus*) qui a lieu à la suite des convulsions ou même du délire, fait cesser l'un et l'autre accident et en empêche le retour.

Le sommeil qui arrive immédiatement après une crise, assure les bons effets de ce mouvement de la nature, et indique que la crise sera complète; sans compter que souvent le sommeil est lui-même une crise : cela est particulièrement vrai pour les maladies des enfans et des vieillards en général, pour les affections nerveuses, maladies dans lesquelles on a nié l'existence des crises parce qu'on ne les avait pas assez fidèlement observées. Un grand nombre de faits viennent à l'appui de cette observation, qui avait échappé jusqu'à présent à la sagacité des praticiens. Il est remarquable que le sommeil sert de crise, soit partielle, soit complète, aux accès ou paroxismes des maladies vaporeuses, lorsque le cours de ces accès n'a pas été troublé, interverti par une foule de soins ou de remèdes mal entendus. Nous avons vu un grand nombre d'accès épileptiques se terminer aussi par le sommeil, de la même manière que les accès des fièvres intermittentes se jugent partiellement par les sueurs.

Lorsqu'à la fin d'une maladie le sommeil se rétablit, et qu'il a lieu comme dans l'état naturel, on doit s'attendre que la maladie se jugera favorablement, surtout lorsque le pouls est plein et égal, que la respiration paraît facile, et que la transpiration et même les sueurs commencent à se manifester.

Il faut considérer comme un bon sommeil celui qui se rapproche le plus du sommeil naturel, et qui présente les divers phénomènes que nous avons assignés à celui-ci ; celui qui a lieu la nuit ou le matin, et dont la durée se trouve en rapport avec l'irritabilité du sujet et ses besoins de réparation ; enfin, celui après lequel l'individu éprouve le délassement et le bien-être qui suivent toujours le sommeil tranquille. Dans des circonstances différentes ou opposées, le sommeil doit être considéré comme mauvais.

SIGNES TIRÉS DES SONGES.

Par une suite naturelle de la concentration des facultés vitales qui a lieu durant le sommeil, il se passe dans le système intellectuel une opération aussi remarquable en médecine qu'en psychologie. Indépendamment de toute influence actuelle de la part des sens externes, si l'on en excepte toutefois le tact, il se produit dans l'organe pensant une ou plusieurs séries d'idées et de mouvemens que l'on connaît sous le nom de *songes* ou de *rêves*.

Ces idées ou ces mouvemens sont déterminés alors par plusieurs circonstances : 1° par la réaction du système des sensations sur lui-même, indépendamment de toute influence actuelle de la part des sens, le toucher excepté (1); 2° par l'action des sensations extérieures reçues et transmises d'autant plus fidèlement par l'organe du toucher, que rien ne peut alors occasionner aucune sorte de distraction (2); 3° par l'association des idées qui, en liant dans notre esprit telle idée

-----

(1) Il est certain qu'un très-grand nombre de rêves ne sont que le résultat de la réaction du système des sensations sur lui-même. Cette réaction, qui est bien constatée, dans l'état de veille, par les différens efforts de mémoire, et par l'influence manifeste de la volonté sur cet acte des facultés intellectuelles, est prouvée, pour le sommeil, par tous les songes, qui ne sont qu'une continuation des opérations de l'esprit pendant la veille, et la réminiscence de telles ou telles affections antérieurement éprouvées.

(2) Verduc a remarqué, avec juste raison, que pendant le sommeil la moindre sensation, fournie par le tact, fait une impression très-forte sur l'organe pensant, et donne naissance à des idées proportionnées à la sensation

à telle autre par une suite de l'habitude, explique
le disparate que l'on observe si fréquemment
dans les songes ou dans les images, et les affections dont ils se composent (1) ; 4° enfin, par
l'influence que reçoit l'organe de la pensée, des
mouvemens internes des fonctions animales, et
particulièrement de la digestion, de la circulation, de la respiration et de la génération (2).

Jusque-là on a bien plus étudié les songes sous
le rapport de l'onirocritie, c'est-à-dire, dans
l'intention d'expliquer et de prédire les événemens de la vie, que sous le point de vue médical ; et cette prétendue science, comme toutes
celles qui s'adressent à la crédulité de l'esprit

---

transmise, et bien supérieures par conséquent à la sensation réellement éprouvée. Cette différence tient à l'accroissement d'activité du centre des sensations qui se
trouve alors essentiellement isolé.

(1) Il est impossible d'expliquer comment il arrive que
dans notre esprit une idée en appelle une autre ; mais le
fait n'en existe pas moins ; et, dans la psychologie, l'association des idées a été rédigée en un principe que personne aujourd'hui n'ose contester. Cette association des
idées a lieu pendant les songes comme pendant la veille ;
et si la plupart des rêves ne conservent plus, du moment
où l'on s'éveille, aucune liaison avec les idées ou les
images habituelles, c'est que, par l'association des idées,
l'esprit a transformé les affections primitives du rêve, et
leur a fait succéder des objets qui ne présentent plus aucune relation avec ces affections premières.

(2) V. plus haut, p. 111.

humain pour la flatter, compte beaucoup de partisans, et quelques auteurs célèbres, parmi ceux qui s'en sont occupés. Cependant il est aisé de voir que les songes, d'après les circonstances même qui les déterminent, doivent bien plus contribuer à la connaissance de l'état de la santé qu'à l'indication des événemens passés, présens ou futurs de la vie morale.

L'onirocritie *judiciaire* a toujours été, avec juste raison, un sujet de réprobation parmi les philosophes et les théologiens d'un jugement solide. On lit dans le Deutéron. XVIII : *Non invenietur in te qui observet somnia;* et en Jérém. XXXVII : *Nolite audire somnia*, etc.; tandis que l'onirocritie médicale, quoique peu avancée, comparativement aux autres signes séméïologiques, peut fournir des données très-précieuses. Cette assertion, aux yeux des médecins surtout, n'a pas besoin de preuves; elle est constatée à la fois et par le raisonnement et par l'expérience.

On trouve dans les œuvres d'Hippocrate un *Traité sur les Songes;* traité que l'on ne fera aucune difficulté de ranger au nombre des ouvrages faussement attribués au père de la médecine, si l'on a égard à l'esprit suivant lequel il est rédigé, aux faux raisonnemens qu'il contient, et à la proxilité avec laquelle les idées y sont présentées.

Galien, Ant. Brentius et Jul. Cæs. Scaliger, ont commenté plus ou moins longuement le livre d'Hippocrate, mais ils n'ont rien ou presque rien ajouté à la doctrine médicale des songes.

Aristote, sans entrer dans les détails des signes que peuvent fournir les songes, a cependant constaté la vérité de leur importance pour la séméiotique, dans le passage suivant : *Qui deteriùs vel animo vel corpore sunt affecti deteriora somnia concipiunt; quippe cum etiam affectio corporis faciat ad somnii visionem. Hominis enim morbo laborantis præposita quoque animi vitiosa sunt; atque etiam, propter corporis perturbationem, animus quiescere nequit.*

Hippocrate a dit dans le même sens : *De judiciis eorum quæ in somnis* VISUNTUR *quisquis recte cognoscit is ea ad omnia magnam habere vim comperiet.* Galien ajoute, en commentant ce passage : *Insomnium verò corporis affectionem nobis indicat* (1).

____

(1) Malgré tous ces avis sur l'importance des signes tirés des songes, on ne trouve rien de ce sujet dans nos séméiologistes les plus célèbres. Fernel, Boerhaave, Fienus, Aubry, Vater, Baglivi, Dehaen, Piquer, Zimmermann, n'en ont point parlé; et Prosper Alpin, aussi bien que Gruner, dont les ouvrages de séméiologie sont les plus complets et les meilleurs que nous connaissions, n'en ont presque rien dit.

On peut diviser les songes suivant la nature des circonstances qui les déterminent. Ainsi, d'après ce que nous avons dit plus haut, on devra distinguer, 1° ceux qui dépendent exclusivement de la réaction de l'organe pensant sur lui-même, sans que cette réaction soit déterminée par aucune cause accessoire connue. C'est à cette classe de songes que se rapporteront ceux qui ont une relation plus ou moins intime avec les idées ou les actions qui avaient antérieurement occupé l'individu. Ajoutons toutefois que, par suite de l'influence de l'association des idées, ces songes eux-mêmes peuvent changer de nature, sans perdre pour cela leur caractère primitif. Cet ordre de songes ne peut pas fournir de grandes données séméïotiques. C'est cependant un très-bon signe quand ils se présentent, sous un rapport, tel que l'on soit autorisé à présumer que les fonctions animales se trouvent dans l'état sain : *Quibus in somniis diurnas actiones mens humana vesperi sub noctem somniat, et eodem modo reddit quo per diem in re justâ gesta aut consulta sunt, hæc homini bona sunt ; sanitatem enim portendunt.* Hippoc. Ainsi, il n'est pas rare que des savans, fortement occupés pendant la veille du sujet de leurs méditations, en rêvent encore durant la nuit ; et que l'esprit, qui en est plus fortement et exclusivement occupé, y découvre alors quelque

nouveau point de vue. Il arrive assez ordinairement que l'homme épris d'amour voie en songe
l'objet de ses désirs ; que l'artisan rêve avec plus
ou moins de suite aux occupations auxquelles il
est livré, etc. Les songes de cette nature ont lieu
vers le matin, peu de temps avant le réveil, et
lorsque le sommeil est peu profond.

On doit encore rapporter à ce premier ordre
de songes ceux qui sont déterminés par l'influence de l'habitude d'une sensation pendant la
veille, laquelle sensation se continue encore durant le sommeil. L'on sait que, lorsqu'on dort
immédiatement après avoir voyagé pendant long-
temps, soit à pied, soit à cheval, soit en voi-
ture, on éprouve encore, en songe, les sensations des mouvemens qu'exige l'une ou l'autre
de ces deux manières de se transporter d'un
lieu à un autre.

2° Il est un second ordre de songes qui ne
doivent être comptés que pour peu de choses
dans les inductions séméïotiques : ce sont ceux
qui dépendent de l'action des sensations extérieures, reçues et transmises d'autant plus fidèlement par les organes, que rien ne peut occasionner alors aucune sorte de distraction. C'est ainsi
qu'une simple piqûre d'épingle ou même de
puce donne lieu à des rêves de coups d'épée
reçus ; qu'une position un peu gênante fait songer à des montagnes à gravir, à des précipices à

éviter, etc. L'homme qui n'est point habitué à être couché sur le ventre, s'il prend par hasard cette position en dormant, rêvera qu'il est obligé de courir péniblement à plat ventre pour éviter quelque danger. C'est aussi à cet ordre de songes qu'il faut rapporter les rêves de cuisse et de jambe amputées, à l'occasion d'une crampe, même légère, survenue à ces extrémités pendant le sommeil, etc.

3° A la troisième classe se rapportent les songes qui tiennent à l'association des idées. Ceux-ci suivent toujours l'une ou l'autre des trois autres espèces; mais il était nécessaire de les mentionner, d'abord pour présenter le tableau complet de l'origine des songes, et puis à cause du degré d'importance qu'ils peuvent avoir dans la doctrine des signes. Cette importance est constamment proportionnée à l'ordre des songes primitifs auxquels ils se lient. Ils sont d'un grand secours pour la médecine pratique, s'ils appartiennent aux fonctions animales; au contraire ils ne sont d'aucune valeur médicale, si, comme il arrive le plus souvent, ils dépendent des sensations externes, ou s'ils résultent d'idées et d'affections habituelles pendant la veille.

Cette association d'idées est liée non-seulement aux idées elles-mêmes, mais aussi aux impressions. Ainsi telle ou telle impression, soit externe, soit interne, sera toujours suivie de cer-

taines idées et d'affections constantes dans tel ou
tel autre individu. Or, il faut que le médecin
sache prendre en considération chacune de ces
circonstances, pour n'attribuer aux songes que
la valeur qu'ils ont réellement; car les idées les
plus décousues en apparence, ou même les plus
opposées, peuvent présenter des rapports assez
intimes chez tel ou tel individu, par l'habitude
qu'il a de les lier ensemble.

4° Enfin, le quatrième et dernier ordre de
songes comprend ceux qui résultent de l'influence que reçoit l'organe de la pensée, des
mouvemens internes des fonctions animales, et
particulièrement de la digestion, de la circulation, de la respiration et de la génération.

L'homme qui a faim ou soif, celui qui éprouve
des besoins d'uriner ou d'aller à la selle, celui
qui, par habitude ou par tempérament, a contracté le besoin des femmes et qui en a été privé,
ressent fréquemment, pendant le sommeil, des
mouvemens qui se rapportent à ces fonctions;
quelquefois même il est sollicité dans ces songes
à des mouvemens dont l'objet est de satisfaire
ces mêmes besoins : presque tout le monde l'a
éprouvé.

C'est surtout cet ordre de songes qui fournit à
la doctrine des signes, et qui mérite toute l'attention des médecins, puisque les affections dont
ils se composent ne sont que le résultat d'une

affection ordinairement analogue dans quelqu'une des fonctions de l'économie; et l'on ne peut douter que tout ce qui, pendant le sommeil, affecte vivement le corps, ne porte sur le centre des sensations une impression semblable qui le met en action, et donne lieu aux divers actes qui constituent les songes (1).

On doit considérer cette classe de songes, soit comme désignant une lésion actuellement existante dans une ou plusieurs des fonctions de l'économie, soit comme indiquant la formation plus ou moins prochaine de ces affections. Sous ce rapport, les signes qui en résultent se divisent naturellement en signes diagnostiques et en signes pronostiques.

----

(1) C'est particulièrement cet ordre de songes qui présente les plus grandes analogies avec le délire, analogies que quelques observateurs ont déjà assignées, et dont la première idée appartient à Tralles, et non à Cullen, comme l'avait avancé Cabanis. Dans ce cas, le délire constitue en quelque sorte le *summum* du songe : l'un et l'autre sont un acte des facultés intellectuelles, dont le jugement et les sensations se trouvent dérangés par des altérations semblables dans les organes ou les fonctions animales de l'économie. Il est inutile d'ajouter que, dans quelques circonstances, la cause du délire se trouve dans le cerveau lui-même ; mais il est aussi des songes qui sont produits par la seule réaction du centre des sensations ou de l'organe pensant ; et c'est là une nouvelle source d'analogie entre les songes et le délire.

Il est remarquable que les songes, susceptibles de servir au diagnostic des maladies, sont
en assez grand nombre, et que leur étude plus
approfondie n'augmenterait pas peu le domaine
des connaissances médicales.

Dans l'hydropisie de poitrine, les malades ne
peuvent point s'endormir sans éprouver des
rêves très-fatigans, pendant lesquels ils croient
toujours être étouffés ; et bientôt ils s'éveillent en
sursaut. Dans les affections gastriques, surtout
lorsque l'humeur est en turgescence, les malades sont à peine endormis, qu'ils rêvent à des
fantômes plus ou moins effrayans, et qu'ils ont
sous les yeux des tableaux hideux : les sensations
et les idées dans ces rêves changent rapidement
de nature ; ce qui rend le sommeil extrêmement
pénible. Dans les hydropisies en général, et
particulièrement dans les engorgemens séreux
du cerveau, on voit en songe des étangs, des
fleuves et des marais. Aussi Hippocrate a-t-il dit :
Quod si in stagno aut mari aut fluminibus
quis natare videatur, bonum non est ; nam
humiditatis exuberantiam indicat : huic autem
victûs ratione siccâ et laboribus uti confert.
Chez les enfans, les songes qui sont accompagnés de frayeurs ou de tremblemens convulsifs,
sont le symptôme de l'existence des vers ou du
travail pénible de la dentition.

Quant aux signes pronostiques que l'on peut

déduire de l'étude des songes, on doit les con‑
sidérer suivant qu'ils sont favorables ou fâ‑
cheux.

Et d'abord l'homme parfaitement bien portant
n'a guère d'autres songes que ceux qui sont
fournis par la réaction du système pensant sur
lui ‑ même (et ces songes ont toujours plus
ou moins de rapport avec les sensations habi‑
tuelles de l'individu) ; ou bien que ceux qui
résultent, soit de l'action des sensations ex‑
térieures, soit de l'association des idées. En
outre, ces songes de la santé, si l'on peut s'ex‑
primer ainsi, n'arrivent jamais que le matin aux
approches du réveil : le premier sommeil de
l'homme bien portant étant trop profond pour
que les rêves puissent avoir lieu. Aussi les indi‑
vidus les plus sujets à rêver sont‑ils les oisifs;
ceux qui mènent une vie voluptueuse et qui
prennent plus de sommeil qu'il ne leur en fau‑
drait pour la réparation des forces. En général,
les rêves qui se rapportent aux désirs de manger
ou de boire n'indiquent guère que le besoin de
la faim ou de la soif : *Per somnum verò si quis
solitos cibos aut potús sibi edere aut bibere vi‑
deatur, alimenti inopiam animique mœrorem
significat.* Hipp. Ces rêves sont d'un très‑bon
augure dans la convalescence; ils sont moins fa‑
vorables lorsqu'ils se montrent dès le principe des
maladies. Je les ai vu accompagner le symp‑

tôme des goûts pervertis des malades, et les faux
appétits qui arrivent quelquefois dans le principe des fièvres gastriques bilieuses ou même
putrides. Je les ai également observés et éprou-
vés pendant le sommeil qu'accompagne une digestion laborieuse.

Les songes de cette nature, ceux qui naissent pendant le sommeil qu'accompagne une
digestion pénible, ont presque toujours rapport au désir ou au besoin de manger ; et ce
sont le plus souvent les substances qui se di-
gèrent difficilement que l'on croit ou que l'on
désire savourer. Ici la sensibilité spéciale de l'estomac se trouve fortement excitée par le travail
insolite de la digestion difficile. L'impression reçue est transmise par les nerfs de la vie organique au cerveau, au système intellectuel, lequel, par une vicieuse association d'idées, juge
faussement et apprécie mal la sensation qui lui
a été communiquée.

En général, les rêves gais, agréables, sont de
bon augure; ils récréent l'imagination et contribuent au délassement du corps. Les rêves tran-
quilles, et dont les idées conservent plus ou
moins de suite, sont d'un très-bon augure dans
la phrénésie.

C'est souvent un signe de sueurs critiques prochaines que de rêver qu'on se baigne dans l'eau
chaude : *Nonnulli verò cum criticè sudaturi*

essent, dit Galien, *in calidarum aquarum in-*
ternis lavari arbitrabantur.

On pourrait en quelque sorte assigner à
chaque tempérament une série particulière de
songes. Les rêves de chants, de repas et de
danses, de feux brillans, de rixes, de disputes,
de combats, appartiennent aux tempéramens
sanguins. Les rêves tristes de spectres, d'antres,
de souterrains, de solitudes, de mort, etc., sont
le propre du tempérament mélancolique. Le
phlegmatique voit en songe des fantômes blancs,
des lieux humides, de l'eau; il a le sentiment de
poids, de charges et d'embarras qu'il ne peut
éviter. Le bilieux voit des corps noirs, rêve as-
sassinats, emportemens, incendies, etc. Et il est
remarquable que ces songes, répétés et poussés
jusqu'à un certain point, indiquent la prédominance vicieuse ou même morbifique de l'humeur
dont ils sont le signe. On connaît la belle observation de Galien, qui prédisit une hémorragie
et le besoin des évacuations sanguines, d'après
l'apparition de serpens enflammés que le malade avait eue en songe : *Biliosus enim aquam*
calidam videbit tangetque in somniis, Scaliger.
Bile infectatur, a dit aussi Galien, *qui incen-*
dium aut caliginem aut fumum aut tenebras
profundas per somnium videt.

Chaque âge a aussi, jusqu'à un certain point,

des rêves qui lui sont propres; et l'on doit avoir égard à toutes ces considérations dans l'appréciation médicale des songes et dans l'application qu'on en fait à la doctrine des signes (1).

Les songes supposent quelquefois une augmentation vicieuse du mouvement du sang vers la tête; aussi sont-ils déterminés par toutes les circonstances qui contribuent à faire naître cette direction du sang : telles sont, par exemple, la chaleur de la chambre à coucher, trop de couvertures, la tête penchée pendant le sommeil, les excès du boire ou du manger au souper surtout, la constipation, la fièvre, etc. Dans ce nombre on doit encore compter les songes particuliers que détermine l'emploi des narcotiques, des stupéfians et des liqueurs enivrantes ; songes dont la cause n'existe point et n'agit pas seulement dans l'estomac ou dans les intestins, ainsi que l'avait pensé Cabanis, mais encore, et plus spécialement, dans le système des vaisseaux sanguins du cerveau. Ces sortes de songes se composent ordinairement d'idées fantastiques et d'i-

______

(1) Aristote, Pline, Dioscoride, et d'après eux Scaliger, ont beaucoup discuté pour savoir si les enfans avaient des songes. On ne conçoit pas comment ils ont pu seulement mettre ce point de fait en question. Il est même remarquable qu'en général les rêves des enfans bien portans sont gais et agréables.

mages singulières qui varient avec une rapidité surprenante, et dont les affections deviennent ou pénibles ou agréables, suivant l'état des forces digestives et des facultés vitales de l'individu, et suivant aussi la disposition actuelle du système sanguin. J'ai remarqué que, chez les personnes dont les forces vitales sont exaltées, dont les facultés digestives sont dérangées par une surcharge gastrique, et qui se trouvent affectées de pléthore sanguine plus ou moins prononcée, l'opium, par exemple, produit des rêves fatigans, inquiétans; tandis que chez les individus dont les facultés digestives et les forces vitales ne présentent que le caractère de la faiblesse, et dont les vaisseaux sanguins n'ont qu'une action médiocre, l'opium, qui les excite modérément, donne lieu à des rêves agréables, pendant lesquels le malade éprouve un bien-être singulier. Il faut rapporter à cette observation ce que P. Alpin a dit des Egyptiens (1); savoir : que la plupart d'entr'eux, lorsqu'ils prennent de l'opium, voient en songe des images extrêmement agréables ; souvent même ils croient se trouver avec l'objet de leurs tendres affections. Du reste, les médecins qui ont fait attention à l'influence de l'opium et des narcotiques sur les songes, ont vu, les uns, que ces substances produisaient des effets agréa-

---

(1) Med. ægypt. lib. 4, c. 1.

bles ; les autres, qu'elles en faisaient naître de
funestes. Charas, Vanswieten, Geoffroy, The-
venot, et d'autres, ont dit que l'opium donnait
presque toujours lieu à des songes gais et rians.
Baillou, Schelammer et Hoffmann, ont avancé
le contraire : *Quid frequentiùs est*, dit Hoffmann (1), *quàm quod usui opiatorum superveniat somnus laboriosus, terriculamentorum et
phantasmatum plenus.* Plus bas il ajoute :
*Opiata torporem, somnolentiam, et insomnia
terrore et phantasmatibus plena causantur.*

Les songes qui ont lieu dans les premiers momens du sommeil sont en général de mauvais
augure ; ils indiquent toujours un dérangement
quelconque dans les fonctions de l'économie.

Les rêves tristes, pénibles, inquiétans, constituent toujours un mauvais signe ; ils tour-
mentent l'imagination et fatiguent le corps. Il
est bien rare que le sommeil accompagné de ces
sortes de rêves, soit un sommeil réparateur. Ces
songes se lient presque toujours aux maladies
dont la solution devient difficile.

L'agitation extrême pendant les rêves, la
frayeur et les anxiétés dans les fièvres intermittentes, annoncent la durée de la maladie. Ces
rêves, dans les fièvres continues, sont le signe
d'une irritation plus ou moins forte. Ils pré-

---

(1) Med. Syst. II, pars II, c. 7.

cèdent aussi quelquefois ou même accompagnent le délire et la phrénésie.

Les songes pendant lesquels on croit éprouver de violentes douleurs, ou toute autre sensation extraordinaire dans telle ou telle autre partie du corps, soit extérieure, soit intérieure, soit locale, soit générale, annoncent une lésion quelconque, une forte inflammation de la partie, ou même la gangrène ; à moins que ces douleurs ne soient le résultat d'un agent mécanique. *Conspexerat quidam*, dit Galien, *altarum crus sibi lapidem evasisse ; judicaruntque plerique, qui in hisce rebus periti habebantur, ad servos hoc insomnium pertinere : at ille eo crure resolutus est cum nemo id nostrum expectasset.*

Suppressione perfectâ urinœ laborantibus, perpetuum fuisse, ut aliquot diebus ab initiò morbi somniarent se aquâ perfusos, aut in aquam delapsos esse, indicio inundati à sero cerebri (1).

Conrad Gesner, médecin suisse, a prédit sur lui-même la formation d'un anthrax au côté gauche de la poitrine, d'après un songe dans lequel il crut avoir été fortement mordu à cet endroit par un serpent. Camerarius, qui a recueilli cette observation, ajoute que Gesner en mourut au bout de cinq jours.

______

(1) Boerhaave dans ses préleçons sur les Institut. de Médecine, n. 384.

Arnauld de Villeneuve, ayant rêvé qu'il avait été mordu au pied, fut pris le jour suivant d'un ulcère cancereux au même endroit.

Galien raconte qu'un lutteur rêva qu'il était plongé dans une fosse remplie de sang, de laquelle il ne pouvait point s'arracher. Les médecins en augurèrent l'existence d'une pléthore sanguine fortement prononcée; et ils firent saigner le malade avec beaucoup de succès.

On rapporte qu'Hippocrate avait consacré aux dieux, dans le temple de Delphes, la statue d'airain d'un phthisique réduit, par les effets de la maladie, à la dernière maigreur; et l'on ajoute que, dans la guerre sacrée, Phayllus, général des Phocéens, songea qu'il était devenu semblable à cette statue, et qu'il mourut phthisique bientôt après (1).

Pline dit d'un qui, songeant estre aveugle en dormant, se le trouva le lendemain sans aucune maladie précédente. La force de l'imagination peut bien ayder à cela, comme j'ay dit ailleurs, et semble que Pline soit de cet advis: mais il est plus vraysemblable que les mouvemens qui lui ostaient la veüe, et que le corps sentait au-dedans, desquels les médecins trouveront s'ils veulent la cause, furent occasion du songe (2).

---

(1) V. Plutarque et Pausanias.
(2) Montaigne, liv. 2ᵉ, p. 540, in-fol., ch. 25.

Les faits que nous venons de rapporter suf-
fisent pour prouver les avantages que l'on peut
retirer de la considération des songes, et pour
indiquer par cela même la nécessité de les étudier avec plus de soin qu'on ne l'a fait jusqu'à
présent. Mais, dans leur étude, il est quelques
considérations à garder pour les apprécier à leur
juste valeur.

Il deviendrait ridicule de vouloir rendre applicable à la médecine l'interprétation de tous les
songes; ce serait tomber encore une fois dans
tous les ridicules de l'onirocritie *judiciaire*. Au
surplus, remarquons, en passant, que les songes
ne sont pas la seule source des signes dont on ait
abusé. On connaît toutes les absurdités de l'uro-
mantie; et cependant la considération des urines
et la juste appréciation des signes qu'elles fournissent sont d'un très-grand secours en médecine.

L'étude des songes ne doit point exclure celle
des autres signes dans les maladies : c'est toujours
de l'ensemble ou de la réunion de tous les signes
que le médecin doit composer ses indications,
attendu que souvent les signes se détruisent mu-
tuellement. Les faits de pratique qui attestent la
vérité de ce précepte sont très-nombreux ; je me
contenterai de citer le suivant : Un phthisique
(dont parle Galien) ayant rêvé dans la nuit qu'il

nageait dans son sang, fut saigné le lendemain, d'après l'interprétation que les médecins firent de ce songe, et le malade mourut : *Cum sanguine animam exhalavit.*

La connaissance plus approfondie des songes, et un plus ample recueil d'observations à ce sujet, ne peuvent manquer d'augmenter les avantages qui résultent déjà de l'appréciation de ce signe pour la pratique.

Je ne terminerai point cet article sans parler des songes surnaturels et qui, par leur caractère, sont de vrais pressentimens. L'histoire ancienne et moderne, sacrée et profane, nous en fournit de nombreux et de célèbres exemples : tels sont les songes d'Agamemnon, d'Enée, de Didon, d'Ariane ; ceux de Joseph, de Pharaon, de Daniel, etc. Les anciens appelaient ces songes divins, parce qu'ils croyaient qu'ils étaient envoyés par les dieux. En parlant du songe d'Enée, dans lequel les dieux lui ordonnent de quitter Didon, Virgile dit :

> . . . . *Nunc augur Apollo*
> *Nunc Liciæ sortes, nunc et jove missus ab ipso*
> *Interpres divûm fert horrida jussa per auras :*
> *Scilicet is superis labor est, ea cura quietos*
> *Sollicitat* (1).

-----

(1) Je ne peux m'empêcher de céder au plaisir de citer

Cette même idée se trouve aussi exprimée d'une manière bien poétique dans Homère (1), lorsqu'il dit que la voix divine du songe envoyé par Jupiter était répandue tout autour d'Agamemnon, et retentissait encore à ses oreilles au moment où il fut éveillé.

La médecine offre également des faits étonnans de ces songes surnaturels, dans lesquels les malades présagent leur prompte mort ; la perte d'un parent, d'un ami même absent ; une maladie plus ou moins éloignée avec ses symptômes, ses douleurs et jusqu'aux remèdes qui doivent la guérir, etc.

La plupart de ces songes, dont les détails offrent rarement la seule vérité, se dépouilleraient facilement de tout leur merveilleux, si on les étudiait avec plus d'attention. Ils se montrent d'ailleurs presque toujours comme le résultat d'une imagination frappée, et se rattachent par conséquent aux songes, dont les images ne sont qu'une répétition ou une suite des affections ha-

---

ici les beaux vers dans lesquels Virgile a peint le moment où Didon voit d'avance en songe le départ d'Enée :

> .... *Agit ipse furentem*
> *In somnis ferus Æneas ? semperque reliqui*
> *Solas sibi, semper longam incomitata videtur*
> *Ire viam, et Tyros desertá quærere terrá.*

(1) Iliad. t. II, v. 41.

bituelles pendant la veille. Ils ont été déterminés par de fortes craintes, le plus ordinairement vaines, mais que le hasard réalise quelquefois, et l'on n'en tient compte que dans cette dernière circonstance.

Le trait suivant, qui prendrait en médecine de si fréquentes et de si justes applications, ne sera pas, je pense, déplacé ici. Un voyageur auquel on montrait, en les lui vantant, les figures variées, les tableaux nombreux appendus dans un temple, en mémoire d'un péril dont on était heureusement sorti, d'une maladie à laquelle on avait miraculeusement échappé, après avoir contemplé tous ces *ex-voto*, demanda à voir, pour les comparer, les listes sur lesquelles se trouvaient les noms des personnes dont les vœux n'avaient pas été accomplis.

FIN DU TOME SECOND.

TABLE

DES ARTCLES

CONTENUS DANS CE VOLUME.

SIGNES TIRÉS DES FONCTIONS ET DES FACULTÉS.

*

FIN DE LA TABLE DU TOME SECOND.

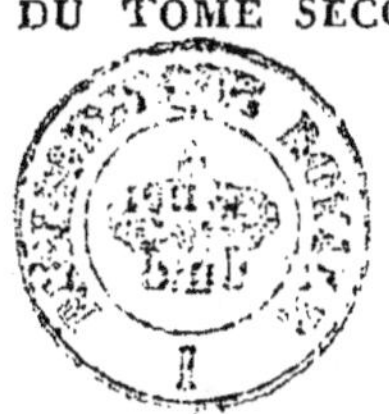